U0140362

彩色图解

金匮要略

寇吉友 ◎ 主编

黑龙江科学技术出版社

图书在版编目（ＣＩＰ）数据

彩色图解金匮要略 / 寇吉友主编 . —— 哈尔滨：黑龙江科学技术出版社，2024.3

ISBN 978-7-5719-2316-7

Ⅰ . ①彩… Ⅱ . ①寇… Ⅲ . ①《金匮要略方论》－图解 Ⅳ . ① R222.3-64

中国国家版本馆 CIP 数据核字 (2024) 第 051890 号

彩色图解金匮要略
CAISE TUJIE JINGUIYAOLÜE

寇吉友　主编

策划编辑	沈福威　吕玉萍
责任编辑	赵雪莹
封面设计	韩海静
出　　版	黑龙江科学技术出版社
地　　址	哈尔滨市南岗区公安街 70-2 号
邮　　编	150007
电　　话	(0451) 53642106
传　　真	(0451) 53642143
网　　址	www.lkcbs.cn
发　　行	全国新华书店
印　　刷	德富泰（唐山）印务有限公司
开　　本	670 mm × 960 mm　1/16
印　　张	16
字　　数	260 千字
版　　次	2024 年 3 月第 1 版
印　　次	2024 年 3 月第 1 次印刷
书　　号	ISBN 978-7-5719-2316-7
定　　价	69.00 元

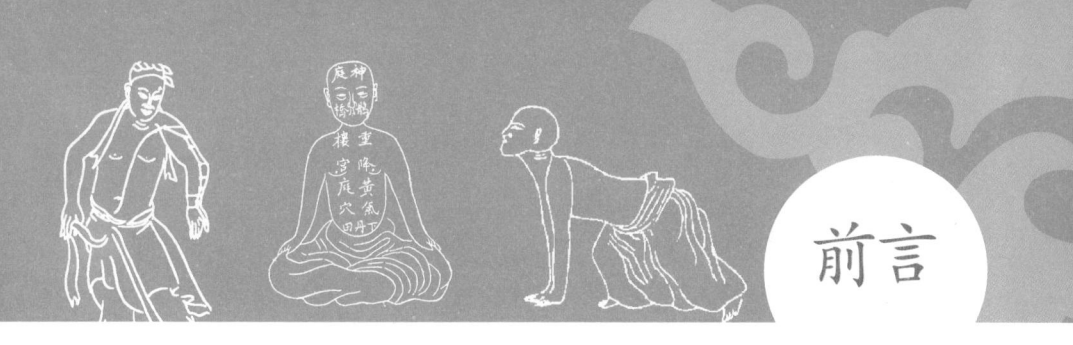

前言

《金匮要略》是我国东汉著名医学家张仲景所著《伤寒杂病论》中的杂病部分，也是我国现存最早的一部论述杂病诊治的专书，原名《金匮要略方论》。

"金匮"是存放古代帝王圣训和实录的地方，意指本书内容之珍贵。书中所述病证以内科杂病为主，同时兼及外科、妇科疾病及饮食禁忌等内容，被后世誉为"方书之祖"。

《伤寒杂病论》问世后，因战乱而散佚。西晋王叔和经过广泛搜集，将原书伤寒部分编成《伤寒论》十卷，而未见杂病部分。到北宋仁宗时，一位叫王洙的翰林学士在馆阁残旧书籍里发现了一部《伤寒杂病论》的节略本，叫作《金匮玉函要略方》，一共有三卷。上卷讲伤寒病，中卷讲杂病，下卷记载方剂及妇科病的治疗。至宋神宗熙宁年间，朝廷召集林亿等人对此节略本进行校订。因为《伤寒论》已有比较完整的王叔和编次的单行本，于是就把上卷删去，而只保留中、下卷。为了临床方便，又把下卷的方剂部分分别列在各种证候之下，仍编为上、中、下三卷。

此外，该书还采集各家方书中转载张仲景治疗杂病的医方及后世一些医家的良方，分类附在每篇之末，题名为《金匮要略方论》。后人将《金匮要略方论》简称为《金匮要略》或《金匮》。

《金匮要略》是传统中医宝库中一颗璀璨的明珠，是我国现存最早的杂病学专著。它奠定了杂病的理论基础和临床规范，具有很高的指导意义和实用价值，对后世临床医学的发展有着重大贡献和深远影响，所以它属于我国中医学的四大经典著作之一，被历代推崇为"方书之祖"和治疗杂病的典范，可谓"施之于人，其效果若神"。

另外，《金匮要略》中还包含了许多宝贵的养生学理论，如饮食卫生、饮食禁忌、饮食疗法等。这些古老的养生理论经过历史的沉淀，已成为我国传统养生文化中的精粹，时至今日仍然熠熠生辉。

为了更完美地呈现这部医学经典，书中添加了注释、精解导读、名典评注等板块，层次分明，图文并茂。全书结构严谨，条理清晰，内容翔实，不仅可以作为中医学者的必备工具书，而且是现代人生活养生的居家典籍。

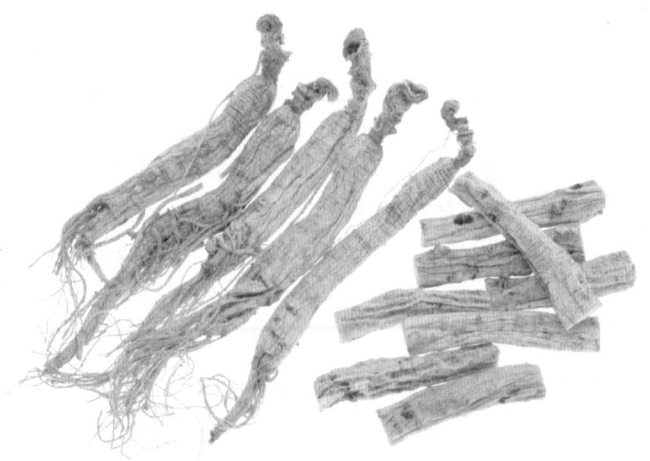

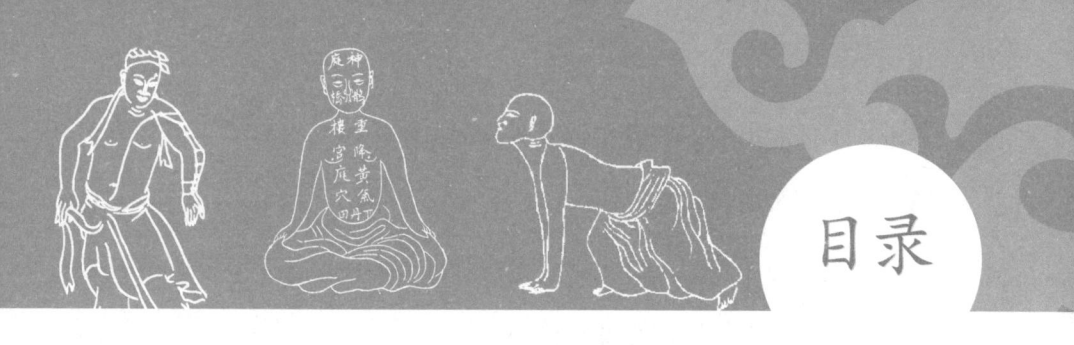

目录

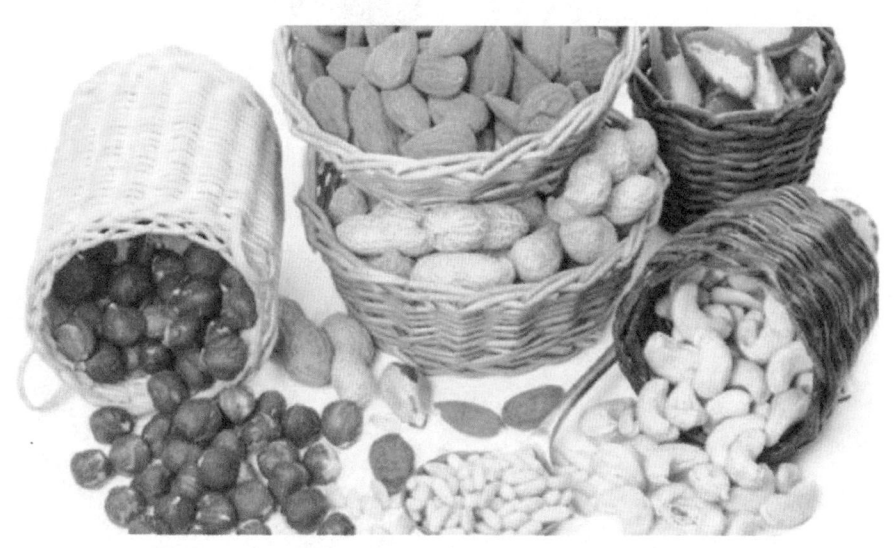

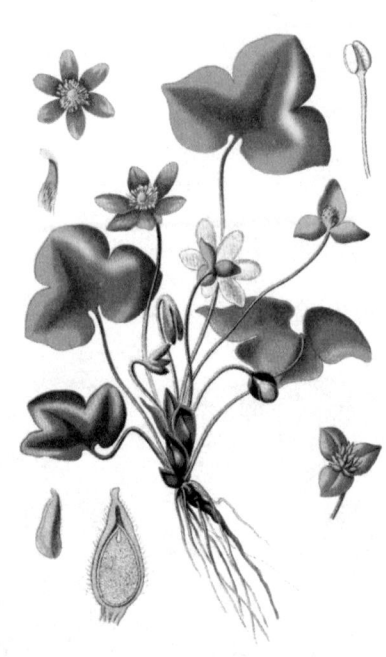

第一章　脏腑经络先后病脉证

【导读】

1. 论述了疾病的病因、病机、诊断、治疗、预防，以及季节、气候对人体脏腑的影响。

2. 提出了"不治已病治未病"的观点。

3. 阐述了望诊与闻诊在诊断疾病上的各种方法。

4. 阐述了通过脉诊判断各种疾病的性质、部位、转归的方法。

5. 阐述了各种疾病总的治疗原则和方法。

6. 介绍了五邪侵袭人体的规律及治疗不同病证应采用的对策。

7. 强调了预防疾病重于治疗疾病的思想。

【品评】

本章为全书的总论，内容很广泛，着重说明了因脏腑经络病理变化而引起的证候状况，又根据疾病发展的过程规划治疗思路，是全书的主要精神和指导思想所在。

1. 问曰：上工治未病，何也？师曰：夫治未病者，见肝之病，知肝传脾，当先实脾，四季脾旺不受邪，即勿补之。中工不晓相传，见肝之病，不解实脾，惟治肝也。夫肝之病，补用酸，助用焦苦，益用甘味之药调之。酸入肝，焦苦入心，甘入脾。脾能伤肾，肾气微弱，则水不行；水不行，则心火气盛，则伤肺；肺被伤，则金气不行；金气不行，则肝气盛，则肝自愈。此治肝补脾之要妙也。肝虚则用此法，实则不在用之。经曰：虚虚实实，补不足，损有余，是其义也。余脏准此。

【注释】

上工：指高明的医生。

中工：指普通的医生。

治未病：治未病的脏腑，如见肝之病，当先实脾之例。

实脾：补脾。

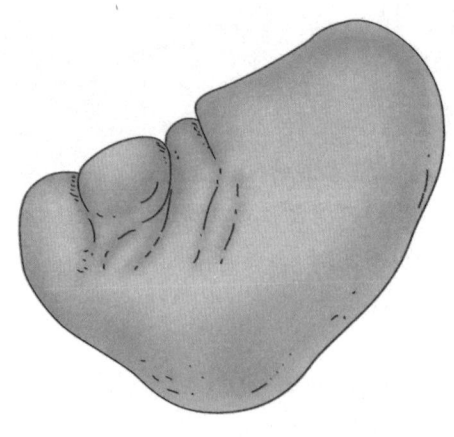

四季脾旺：指春、夏、秋、冬每季的最后 18 天为脾土旺时，脾气得旺时而不虚，这样就不要先实脾。

伤：在这里有制伏的意思。

【精解导读】

本条以整体观念论述疾病的治疗法则。人体五脏六腑之间存在着生克制化的关系，在正常情况下有相互资生的一面，发病时又有相互克制的一面。如一脏有病，并不局限于本脏，还可以引起其他的脏腑发病，而且有一定的传变规律。为此，我们治病时，就不能只看已病的脏腑，还应注意未病之脏腑。那么，怎样去辨知未病的脏腑，以防止疾病的传变呢？张仲景提出了脏腑经络疾病传变的规律，解决了这一问题。如见肝之病，便知肝病最易传于脾。所以，在治病时当先实脾，先治未病之脾，以防止疾病传至脾，这样考虑问题是高明医生的水平。但是，如果在四季脾旺的时候，脾不受肝邪，则勿用补脾之法。另一种说法是，凡是一年四季脾脏、正气充实而不受邪侵的，则可不必拘泥治肝实脾之说，至于一般的医生，他们不解治肝实脾之理，见到肝病，只知一味去治肝，不了解实脾的意义，就不能杜绝疾病的传变。只有知道疾病相传的规律，才能胸怀治未病的要略，才可以取得满意的疗效。

以上为肝伤脾后肝实证的治疗规律，而肝虚证又分三种治法，即肝虚病要补用酸，助用焦苦，益用甘味之药调之。夫酸味入肝，可补肝之体，此其一。焦苦入心，使心气旺，而有助于肝，此其二。益用甘味之药，则有实脾以制肾的思想，而使肾水弱则心火旺；心火旺则肺气亦衰，而肝木不受其制，则肝旺而自愈，此其三。这种治肝补脾的方法具有微妙的哲理，归纳起来讲，肝虚用酸补之，此为正治法；助用焦苦，补心气，"子能令母实"，此为旁治法；甘药入脾，益脾所以胜肾，而使火旺以刑金，则使肺金不伤肝木，此为反治法。凡临床治病，以此为例，必须明确上述的三治方法，才能提高医疗水平。

最后，作者引用了《黄帝内经》之文，指出对虚实之证如果不是这样的治法，那就难免虚证而反用泻法、实证而反用补法，成为治疗之逆。应当是虚者补之，实者泻之，补其不足，损其有余，这才是虚实两证的正确治疗方法。肝病如此，心、肺、脾、肾等脏，以此类推，所以说"余脏准此"。

【名典评注】

《金匮要略方论本义》："肝病必传于脾，上工必先实脾，使肝病不得传而可愈也。然脏气之衰旺，与时令相流通。四季之月，每季土旺十八日，合算畸零，以应五行各旺七十二日之数，若适当其际，则脾旺自不受邪，即勿补之，而肝自不得肆其侮也。设过补脾，又犯实实之戒矣。但此衰旺消息之理，上工方知之，若中工以下，即不能晓义。不晓相传之义，见肝之病不解实脾，唯治肝也……夫肝之病，必肝虚者多，虚者补之，补必用酸，正治也。若夫助其子势，即以助母之势也。焦苦入心，助心必用焦苦，此旁治也。更有益其所胜之势，即以衰其病之势矣。甘入脾，益脾必用甘味以调剂之，此又反治也。明乎三治之治，而预图之，何病不已乎。所以然者，脾能伤肾，肾气微弱则水不行，此水为阴寒之水气，足以入厥阴而伤及少阳者，故水不行而心火气足，不食肝母之气，而肝自安，故心火足而肝阳畅达，木得火而欣欣向荣必也。且于是而肺金畏火制而不敢来侮肝，故曰伤，然非真伤肺也。使顽燥之气不伐厥阴生意，而肺金常得温，故云和，金气乃不行也。金气不行，则肝木畅茂条达而病自愈矣。一治肝之法，而辗转顾虑于五行之理，盖如是之周详缜密，而后可善其治肝之用也。此治肝必补脾之要妙也，非上工庸易明哉。肝之虚者必用此法……肝实者则不在此例，用此治。然实邪易泄，虚病难调，知补虚之法，而泻实之法自能类推矣。师又引经以总结之，经曰虚虚实实，补不足，损有余。盖虚者复攻之是犯虚虚之禁也，实者复补之是犯实实之禁也。唯虚而不足者补之，实而有余者损之。方合于经言之义也乎。学者再能邪正标本之间，辨虚实而为补损，则于师神明之旨方有契焉。师更明余脏准此，举一隅而可以三隅反矣。"

2. 夫人禀五常，因风气而生长，风气虽能生万物，亦能害万物，如水能浮舟，亦能覆舟。若五脏元真通畅，人即安和。客气邪风，中人多死。千般疢难，不越三条：一者，经络受邪，入脏腑，为内所因也；二者，四肢九窍，血脉相传，壅塞不通，为外皮肤所中也；三者，房室、金刃、虫兽所伤。以此详之，病由都尽。若人能养慎，不令邪风干忤经络，适中经络，未流传脏腑，即医治之。四肢才觉重滞，即导引、吐纳、针灸、膏摩，勿令九窍闭塞；更能无犯王法，禽兽灾伤，房室勿令竭乏；服食节其冷、热、苦、酸、辛、甘，不遗形体有衰，病则无由入其腠理。腠者，是三焦通会元真之处，为血气所注；理者，是皮肤脏腑之纹理也。

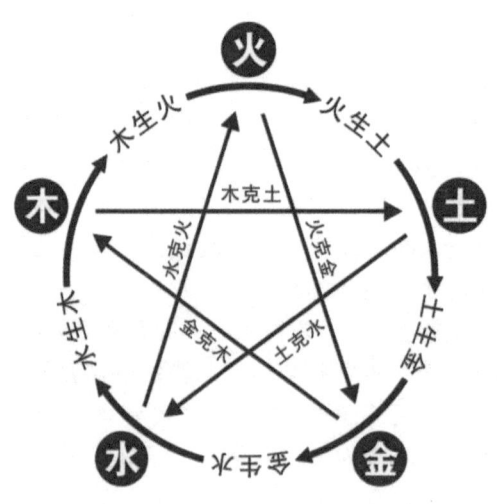

【注释】

五常：即水火金木土五行，五行上应天之五气，下应地之五味，中应人之五脏。

风气：狭义的风气，指春天的风气。广义的风气，指自然界的气候，本文当以后者为是。

元真：指五脏的元气和真气。

客气邪风：对主气而叫客气，对正气而叫邪气，总的指致病的不正常气候而言。

疢难：疢音趁。疢难即疾病。

导引吐纳：用意识引导呼吸吐故纳新的方法，使五脏元真通畅。

膏摩：用药膏贴敷或以手按摩等外治之法。

服食：服，指衣服。食，指饮食。

【精解导读】

　　本条论述人与自然环境是一个统一的整体，"人禀五常"是说人禀五行之常，而其生长存活，则有赖于风气。所以，"因风气而生长"这句话，指出了生命的条件离不开空气。空气，也就是风气。四时风气流行，适于自然界气候的要求，便能生长万物；若是不正常的自然气候，则能毒害万物，对人来说，就将变为一种致病因素。虽然如此，致病因素能否导致疾病的发生，还取决于人体的正气抗邪能力。只要五脏的元真之气充实，营卫通畅，抗病力强，就能适应反常气候，而不受邪气影响。反之，邪气病毒才能乘虚而入，侵害人的机体，甚至造成死亡。致病原因有三：一是正气已虚，经络受邪传入脏腑；二是正气未虚，客气邪风中于皮肤，传于血脉，使四肢九窍脉络壅塞不通；三是由于房事过度，内损其精。另外，金刃、虫兽外伤其形，这是另一种致病因素，与上述的原因不同。

　　若人能内养正气，使得正气充实，风寒邪气不致侵犯经络。若有不慎，外邪中于经络，要在其尚未内传脏腑之时，就及早治疗。比如中经络，四肢才觉重滞，即用导引、吐纳、针灸、膏摩等方法治疗，邪气不能内传，不使九窍闭塞不通。平时更要遵守国法，要避免禽兽灾伤，不要房事过度，耗损精液。饮食要寒热适中，不伤脾胃；五味不偏，营养得宜，使身体强壮，则使致病因素不能侵入腠理。什么是腠理？"腠"，是三焦通会元真之处；"理"，是皮肤、脏腑之纹理也。腠理有防御疾病的功能而为人体之外藩。

【名典评注】

《医宗金鉴》："五常者，五行也。五行之气——风、暑、湿、燥、寒也；五行之味——酸、苦、甘、辛、咸也。夫人禀此而有其形，则脏腑日与气味相通，不曰五气，而曰风气者，该他气而言也。盖风贯四气，犹仁贯四德，故曰：因风气而生长也。然风气虽能生万物，亦能害万物者，盖主气正风，从其所居之乡而来，主长养万物者也。客气邪风，从其冲后而来，主杀害万物者也。人在气交之中，其生其害，犹水能浮舟亦能覆舟也。天之五气，人得之则为五脏真元之气，若通畅相生，虽有客气邪风，勿之能害，人自安和；如不通畅，则客气邪风，乘隙而入，中人多死……若人能慎养形气，不令客气邪风干忤经络，即适中经络，未传脏腑，遂医治之，自可愈也。四肢九窍，才觉重滞，尚未闭塞，即导引、吐纳、针灸、按摩，亦可愈也。更能无犯王法、禽兽、灾伤，房室勿令竭乏，服食节其冷热，五味各得其宜，不使形气有衰，万病疢难无由而入其腠理矣。腠者，一身空隙，血气往来之处，三焦通会真元之道路也。理者，皮肤脏腑，内外井然，不乱之条理也。"

3.问曰：病人有气色见于面部，愿闻其说。师曰：鼻头色青，腹中痛，苦冷者死一云腹中冷，苦痛者死；鼻头色微黑者，有水气；色黄者，胸上有寒；色白者，亡血也。设微赤，非时者死。其目正圆者痉，不治。又色青为痛，色黑为劳，色赤为风，色黄者便难，色鲜明者有留饮。

【精解导读】

本条论述上工望诊之法。医师通过观察患者的面部气色，可以判断患者所患疾病的部位和性质，因为精血藏于五脏，通过经络血脉而外荣于面。如果面部相应部位的光泽与颜色发生变化，则可反映五脏六腑的疾病。如鼻部内应于脾，鼻部出现青色，又见腹中痛的，则为肝邪乘脾；如再见腹中拘急疼痛而又苦冷的，则属脾阳衰败、寒凝水聚的重证。若鼻部色现微黑，水色为黑，此属肾阳衰弱、寒水凝聚不化之象，所以主水气之病。黄为土色，内应于脾，若面色黄暗，主脾气衰弱，谷精不能四布，水饮停于胸膈之间，所以主胸上有寒。若面色白者，主亡血。如亡血之人面色反见微赤，而时在冬令，则是"非其时而有其色"，为阴阳两伤，虚阳外浮之色，故预后不良。还有失血更多，阴绝血亡，不能滋润眼睛和肌肉，先见两眼正圆，直视不瞑，如鱼眼不闭，同时发"痉"的，为肝阴内竭，证属不治。"色青为痛"，因青为血脉凝涩不通之象，所以青色主痛。"色黑为劳"，黑为水色，内应于肾，肾精不足，阳衰不温，阴寒重布，所以黑色主肾劳之病。"色赤为风"，风为阳邪，多从火化，阳热上浮，故面赤主风。"色黄者便难"，面黄为脾虚不运、津液不布，不能滋润大肠，故主便难。"色鲜明者有留饮"，面色鲜明为水饮内停，溢于皮表，面部水肿，故见面部明亮光泽之色。

【名典评注】

《金匮要略心典》："此气色之辨，所谓望而知之者也。鼻头，脾之部；青，肝之色；腹中痛者，土受木贼也；冷则阳亡而寒水助邪，故死。肾者主水，黑，水之色，脾负而肾气胜之，故有水气。色黄者，面黄也，其病在脾，脾病则生饮，故胸上有寒。寒，寒饮也。色白，亦面白也，亡血者，不华于色，故白；血亡则阳不可更越，设微赤而非火令之时，其为虚阳上泛无疑，故死。目正圆者，阴之绝也；痉为风强病，阴绝阳强，故不治。痛则血凝泣而不流，故色青。劳则伤肾，故色黑。经云：肾虚者，面如漆柴也。风为阳邪，故色赤。脾病则不运，故便难。色鲜明者，有留饮。经云：水病患目下有卧蚕，面目鲜泽也。"

4.师曰：病人语声寂然，喜惊呼者，骨节间病；语声喑喑然不彻者，心膈间病；语声啾啾然细而长者，头中病一作痛。

【注释】

寂然：谓寂然不语，声低而不可闻。

喑喑然：指语声不响亮，不清楚。

啾啾然：谓唧唧哝哝，语声小而悠长。

【精解导读】

本条论述闻诊在临床上的应用。病人寒凝血滞在骨节，关节不利，安静不动则病轻，故语声寂然，若动而疼痛则喜惊呼；若痰湿浊邪窒塞心膈而气机不畅，则患者发声喑喑然而不彻；若病人语声啾啾然细而悠长，则为头中有病，因高声则震动头部，痛必愈甚，所以声不敢扬也。

【名典评注】

《金匮要略发微》："无病之人，语声如平时，虽高下疾徐不同，决无特异之处。寒湿在骨节间，发为疼痛，故急于语言而声寂寂，转则剧痛，故喜惊呼。心膈则为肺，湿痰阻于肺窍，故语声喑喑然不彻。头痛者，出方大则脑痛欲裂，故语声啾啾然细而长，不敢高声也。"

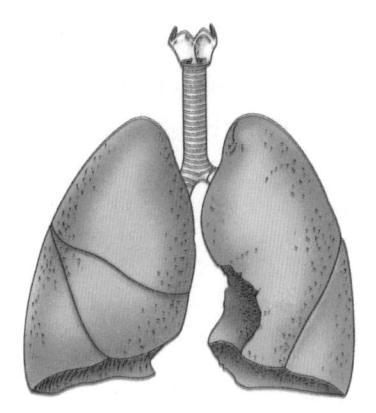

5.师曰：息摇肩者，心中坚；息引胸中上气者，咳；息张口短气者，肺痿唾沫。

【精解导读】

　　本条论述通过呼吸形态的变化诊察疾病的方法。息指呼吸。呼吸而摇肩，是呼吸发生困难，故有抬肩举肋的状态。"心中坚"，指心胸中有邪气壅满而坚实，故使人喘也。若呼吸引胸中之气上逆而作咳，则为咳病，乃邪气阻肺之病；若呼吸张口短气的，乃上焦有热，肺叶痿弱，肺气不足。肺痿则津液不行，所以常吐涎沫。

【名典评注】

　　《金匮要略心典》："心中坚者，气实而出入阻，故息则摇肩；咳者气逆而肺失降，则息引胸中上气。肺痿吐沫者，气伤而布息难，则张口短气，此因病而害于气者也。"

6.师曰：吸而微数，其病在中焦，实也，当下之即愈，虚者不治。在上焦者，其吸促，在下焦者，其吸远，此皆难治。呼吸动摇振振者，不治。

【精解导读】

　　本条从呼吸形态的不同辨别病位之上下，以判断病势之轻重。吸而微数，是吸气短促，多由于中焦阻滞，气不得降，故吸而微数。若下其中实，则脾胃气利，呼吸自可恢复正常。若吸而微数，由于宗气衰竭，肾不纳气，为游息无根，则属不治。"在上焦者，其吸促"，指心肺宗气衰竭，气不得入则还，吸气浅而短。"在下焦者，其吸远"，指肝肾元气衰微，肾不纳气，气欲归而不骤及，则吸气长而远。在上焦和下焦的吸而微数乃正气不支之象，属于难治的证候。在呼吸时，全身动摇振振，为极端衰弱，形衰气弱，不能擎身之象，故曰不治。

【名典评注】

《金匮要略心典》："息兼呼吸而言，吸则专言入气也。中焦实，则气之入者不得下行，故吸微数。数，犹促也。下之则实去气通而愈。若不系实而系虚，则为无根失守之气，顷将自散，故曰不治。或云：中焦实而元气虚者，既不任受攻下，而又不能自和，故不治，亦通。其实在上焦者，气不得入而辄还，则吸促。促，犹短也。实在下焦者，气欲归而不骤及，则吸远。远，犹长也。上下二病，并关脏气，非若中焦之实，可从下而去者，故曰难治。呼吸动摇振振者，气盛而形衰，不能居矣，故亦不治。"

7.师曰：寸口脉动者，因其旺时而动，假令肝旺色青，四时各随其色。肝色青而反色白，非其时色脉，皆当病。

【精解导读】

本条论述色、脉合于四时，却有当时和非时的不同。四时气候的变化，可以影响人体五脏的生理变化，从而面部的气色和寸口的脉象也有变化。如在春季，气候温和，一阳之气上升，为木气当令之时，故脉弦而面色青；盛夏气候炎热，火气当令之时，故脉洪而面色赤；秋季气候凉燥，金气当令之时，故脉浮而面色白；冬季气候寒冷，水气当令之时，故脉沉而面色黑，此为应时五脏之正常色脉。假如春令而面色反白，脉反浮涩而短，是春令反见秋之色脉，而为异常表现，这是属于异常的病理反应，故曰："非其时色脉，皆当病。"

【名典评注】

《医宗金鉴》："寸口者，统言左右三部脉也。脉动法乎四时，命乎五脏，然必因其旺时而动，则为平脉也。假令肝旺于春，随其时，色当青，脉当弦，此不病之色脉也。若色反白，脉反浮，此非其时，乃病之色脉也。四时准此。"

8.问曰：有未至而至，有至而不至，有至而不去，有至而太过，何谓也？师曰：冬至之后，甲子夜半，少阳起，少阳之时，阳始生，天得温和。以未得甲子，天因温和，此为未至而至也；以得甲子，而天未温和，此为至而不至也；以得甲子，而天大寒不解，此为至而不去也；以得甲子，而天温如盛夏五六月时，此为至而太过也。

【注释】

未至而至：时令未至，而气候已至。前"至"字指时令，后"至"字指气候。

甲子：指冬至之后，经过六十天的第一个甲子日。

少阳之时：三阴三阳各旺六十日，共三百六十日。冬至之后，正是少阳当令之时。

【精解导读】

本条指出气候与节气应该相适应，气候太过或不及，都会影响人体而发生疾病。一年有二十四个节气，每个节气的气候各不相同。冬至之后的雨水节气（即第一个甲子日的夜半），正是少阳当令的时候，阳气开始生长，气候转为温和，这是正常的气候规律。如未到雨水节气，而气候已转温和，此为未至而至，是时令未到，气候先到；如已至雨水节气，而气候未转温和，此为至而不至，是时令已到，气候未到；如已至雨水节气，气候仍然很冷，此为至而不去，是时令已至雨水节气，而寒冬之气犹然不去；如已至雨水节气，气候变得太热，如盛夏之时，此为至而太过，是时令已超过雨水节气，则为至而太过。总之，凡是气候先至、不至、不去、太过皆属异常气候，都会影响人体的气血而发生疾病。

【名典评注】

《金匮要略心典》："少阳起者，阳方起而出地；阳始生者，阳始盛而生物，非冬至一阳初生之谓也，窃尝论之矣。夏至一阴生，而后有小暑、大暑；冬至一阳生，而后有小寒、大寒，非阴生而反热，阳生而反寒也。天地之道，否不极则不泰；阴阳之气，剥不极则不复。夏至六阴尽于地上，而后一阴生于地下，是阴生之时，正阳极之时也；冬至六阳尽于地上，而后一阳生于地下，是阳生之时，正阴极之时也。阳极而大热，阴极而大寒，自然之道也，则所谓阳始生天得温和者，其不得与冬至阳生同论也，审矣。至未得甲子而天已温，或已得甲子而天反未温，及已

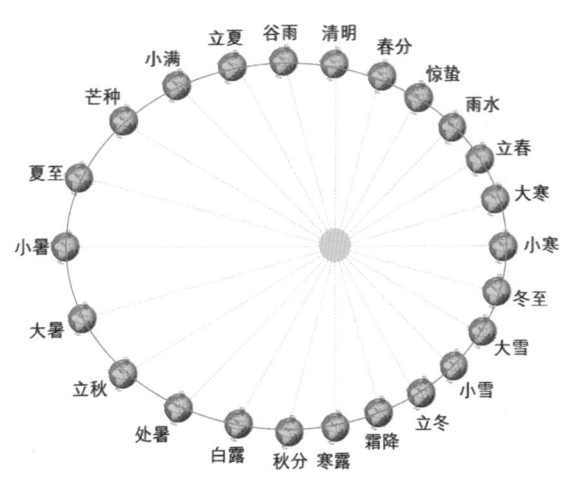

得甲子而天大寒不解，或如盛夏五六月时，则气之有盈有缩，为候之或后或先，而人在气交之中者，往往因之而病，惟至人为能与时消息而无忤耳？"

9. 师曰：病人脉浮者在前，其病在表；浮者在后，其病在里，腰痛背强不能行，必短气而极也。

【精解导读】

本条举例说明同一脉象出现的部位不同，主病也就不同。"病人脉浮者在前"，指浮在寸口，这是正气向外，抗病于表的现象。如外感表证，寸口脉浮而有力，又伴有恶寒发热、头疼身痛等表证。"浮者在后"，指浮在尺部，这是肾阴不足，虚阳外浮的现象。阴虚而阳张，脉浮而必无力，又伴有肾亏骨弱引起的腰疼背强、骨痿行走无力，以及肾不纳气引起的呼吸气短而甚等证候。总之，脉浮为气血向上向外之势，有外感表证和内伤虚证的不同，必须认清浮脉的部位、强弱以及其他症状，才能认识疾病的本质。

【名典评注】

《金匮要略心典》："前谓关前，后谓关后；关前为阳，关后为阴，关前脉浮者，以阳居阳，故病在表；关后脉浮者，以阳居阴，故病在里，然虽在里而系阳脉，则为表之里，而非里之里，故其病不在肠肾，而在腰背膝胫，而及其至，则必短气而极。所以然者，形伤不去，穷必及气；表病不除，久必归里也。"

10. 问曰：经云："厥阳独行"，何谓也？师曰：此为有阳无阴，故称厥阳。

【精解导读】

本条论述厥阳的病机。"厥阳独行"，指人体肝肾之阴血枯竭，而阳气失去依附，则阳气偏盛。有阳无阴，有升无降，故厥阳独行，症见面赤眩晕、神昏不语等。

【名典评注】

《医宗金鉴》："阴阳偕行，顺也；阴阳独行，逆也。厥，逆也，逆阳独行，此为有阳无阴，故称厥阳也。"

11.问曰：寸脉沉大而滑，沉则为实，滑则为气，实气相搏，血气入脏即死，入腑即愈，此为卒厥，何谓也？师曰：唇口青，身冷，为入脏即死；如身和，汗自出，为入腑即愈。

【注释】

卒厥：突然昏倒。

【精解导读】

本条举"卒厥"证为例，说明疾病传变的规律，预判疾病发展的方法。两手的寸部脉沉大而滑，沉大为里实，滑为痰气郁滞。若邪随血气内入于心，血瘀气滞而不流通，则神去机息，故唇口青，身冷，忽然昏倒而死。若邪气入腑，则传而不藏，气还血行，阳气外达，则身和，汗自出，故愈。

【名典评注】

《金匮要略编注》："邪气入脏，神明昏愦，卒倒无知，谓之卒厥。若唇口青，身冷，即是邪气入脏，堵塞血气，神机不能出入，脏气垂绝，所以主死；若身和汗出，乃邪气入腑，闭塞腑气，不得出入，一时卒倒，非脏绝之比，顷时阳机外达，邪气随之外泄，故知入腑即愈。"

12.问曰：脉脱入脏即死，入腑即愈，何谓也？师曰：非为一病，百病皆然。譬如浸淫疮，从口起流向四肢者可治；从四肢流来入口者不可治。病在外者可治；入里者即死。

【注释】

脉脱：邪气乍加，气血不通，脉绝似脱。

浸淫疮：指皮肤之黄水疮，能从局部波及全身。

【精解导读】

本条举例论述疾病传变有顺逆的不同。"脉脱"为正邪相争，邪气逼于经脉，正气被遏，经脉不通，故脉绝似脱。若邪气入脏者，则深而难出，故气竭不复则死；邪气入腑者，浅而易通，故气行脉出即愈。

浸淫疮为湿热火毒之邪浸淫肌表，发为皮肤湿疮。若正气衰弱，从四肢流入口者，为毒邪从外入里，故不可治；若从口而流向四肢者，则为毒邪从里达表，故为可治。总之，病由外传内者难治，由内传外者易治。这是诊断疾病的普遍规律，所以说："非为一病，百病皆然。"

彩色图解金匮要略

【名典评注】

《金匮要略正义》："脏为阴，腑为阳，阴主里，阳主外。凡病以出阳为浅，入阴为深，故即死、即愈之机所由别也。浸淫疮显而易见，可知非独卒中为然，内外百病，皆作如是论治耳。"

13. 问曰：阳病十八，何谓也？师曰：头痛，项、腰、脊、臂、脚掣痛。阴病十八，何谓也？师曰：咳、上气、喘、哕、咽、肠鸣、胀满、心痛、拘急。五脏病各有十八，合为九十病；人又有六微，微有十八病，合为一百八病，五劳、七伤、六极、妇人三十六病，不在其中。清邪居上，浊邪居下，大邪中表，小邪中里，馨饪之邪，从口入者，宿食也。五邪中人，各有法度，风中于前，寒中于暮，湿伤于下，雾伤于上，风令脉浮，寒令脉急，雾伤皮腠，湿流关节，食伤脾胃，极寒伤经，极热伤络。

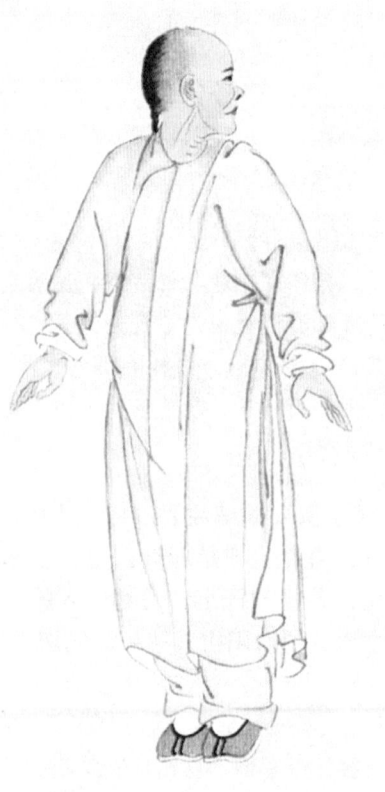

【注释】

饪：音拖。即馎饪，是属于汤饼一类的食物。

【精解导读】

本条论述病证的分类方法，以及邪气伤人的规律。阳病是指外表经络的病证，包括头、项、腰、脊、臂、脚等六个部位，每个部位又有营病、卫病、营卫交病三种性质，三乘六得一十八，故曰阳病十八。阴病是指内部脏腑的病证，包括咳、上气、喘、哕、咽、肠鸣、胀满、心痛、拘急等九种病，每个病又分虚病、实病两种，二乘九得一十八，故曰阴病十八。五脏病各有十八，合为九十病，谓五脏受风寒暑湿燥火六淫之邪而为病，有在气分、血分、气血兼病三者之别，三乘六为五脏各有十八病，十八乘五为九十病。"六微"指六腑病，有六淫之邪中于六腑，又有气分、血分以及气血兼病三者之别，三乘六为微有十八病。综上所述，六个十八，合为一百零八病。五劳，为五脏劳伤之病，如久视伤血、久卧伤气、久坐伤肉、久立伤骨、久行伤筋；又指心劳、肺劳、脾劳、肾劳、肝劳，叫五脏劳伤。七伤，即食伤、忧伤、饮伤、房室伤、饥伤、劳伤、经络营卫气伤。六极（极，是极度劳损的意思）即气极、血极、筋极、骨极、肌极、精极。妇人三十六病，据《备急千金要方》所载，为十二瘕、九痛、七害、五伤、三痼等，均是妇科杂病。"清邪居上""雾伤于上""雾伤皮腠"，谓雾露轻清之邪，伤于上部皮腠为病。"浊邪居下""湿伤于下""湿流关节"，谓水湿重浊之邪，伤于下部、流入关节为病。"大邪中表""风中于前""风令脉浮"，谓风为阳邪，午前伤人，引起伤风、脉浮缓等表证。"小邪中里""寒中于暮""寒令脉急"，谓寒为阴邪，旦暮伤人，引起寒邪外中、脉紧急等表证。"馨饪之邪，从口入者，宿食也"，谓饮食不节，则伤脾胃，引起腹痛胀满等症。"极寒伤经"，谓寒邪归于阴经而主静，引起经脉不通、疼痛等症。"极热伤络"，谓热邪入于脉络主动，引起脉络血奔、出血等症。"五邪中人，各有法度"，谓所伤之部位、受伤之时间、所表现之脉证，都有一定的客观规律性。

【名典评注】

《医宗金鉴》："头痛、项、腰、脊、臂、脚掣痛，病皆在外，故为阳病也；咳、上气、喘、哕、咽、肠鸣、胀满、心痛、拘急，病皆在内，故为阴病也。清邪居上，谓雾邪本乎天也；浊邪居下，谓湿邪本乎地也。六淫天邪，故名大邪，六淫伤外，故曰中表也；七情人邪，故名小邪，七情伤内，故曰中里也。馨饪者，饮食也。饮食之邪，从口而入，食伤隔夜不化，故名曰宿食也。五邪，谓风、寒、湿、雾、饮食也。夫五邪之中人，莫不各以类而相从。前者早也，风中于早，从阳类也。寒中于暮，从阴类也。雾邪清轻，故伤皮肤。湿邪浊重，故流关节。饮食失节，故伤脾胃。极寒之食伤经，以经属阴也；极热之食伤络，以络属阳也。"

14. 问曰：病有急当救里救表者，何谓也？师曰：病，医下之，续得下利清谷不止，身体疼痛者，急当救里；后身体疼痛，清便自调者，急当救表也。

【精解导读】

本条论述表里同病，急则先治的原则。病，而医误下之，损伤脾胃，续发下利清谷不止，此时虽有身体疼痛等表证不解，也要急当救里。因为下利清谷不止，则阳气虚惫可知，故急当救里，宜四逆汤。如服药后，大便调和，脾胃恢复正常，此时则应急当救表，以免表邪传里，宜桂枝汤。前者先救里，在于护正为急，后者急当救表，则在于祛邪以防其变也。

【名典评注】

《金匮要略心典》："治实证者，以逐邪为急；治虚证者，以养正为急。盖正气不固，则无以御邪而却疾，故虽身体疼痛，而急当救里。表邪不去，势必入里而增患，故即清便自调，则仍当救表也。"

15. 夫病痼疾，加以卒病，当先治其卒病，后乃治其痼疾也。

【精解导读】

本条论述久病、新病同时存在，要以先治新病为原则。痼疾是难治的久病，病势已经缓和，治已不易，更难除根，不能急治；卒病是新得之病，病势急迫，变化多端，但是容易治愈，故以先治为妙。

【名典评注】

《金匮玉函经二注》："痼疾，谓病已沉痼，非旦夕可取效者。卒病，谓猝然而来，新感而可取效于旦夕者，乘其所入未深，急去其邪，不使稽留而为患也。且痼疾之人，正气素虚，邪尤易传，设多瞻顾，致令两邪相合，为患不浅。故仲景立言于此，使后之学者，知所先后也。"

16. 师曰：五脏病各有得者愈，五脏病各有所恶，各随其所不喜者为病。病者素不应食，而反暴思之，必发热也。

【注释】

有得：指五脏得其所宜之气、之味、之时，则以助脏气而祛病。

所恶：指五脏所厌恶之气，如心恶热，肺恶寒，肝恶风，脾恶湿，肾恶燥。

所不喜：指五脏之所禁，如心病禁温食热衣，脾病禁温食饱食、湿地濡衣，肺病禁寒饮、寒衣，肾病禁热食、温灸。

【精解导读】

本条论述护理原则。五脏疾病的性质是不同的，因而适应病情的饮食居处也是不同的。病人的所得、所恶、所不喜，要随疾病的性质不同而变化。如病人脾胃虚寒，适合病人的饮食是以热、熟、易消化的食物为好，温暖的居处，

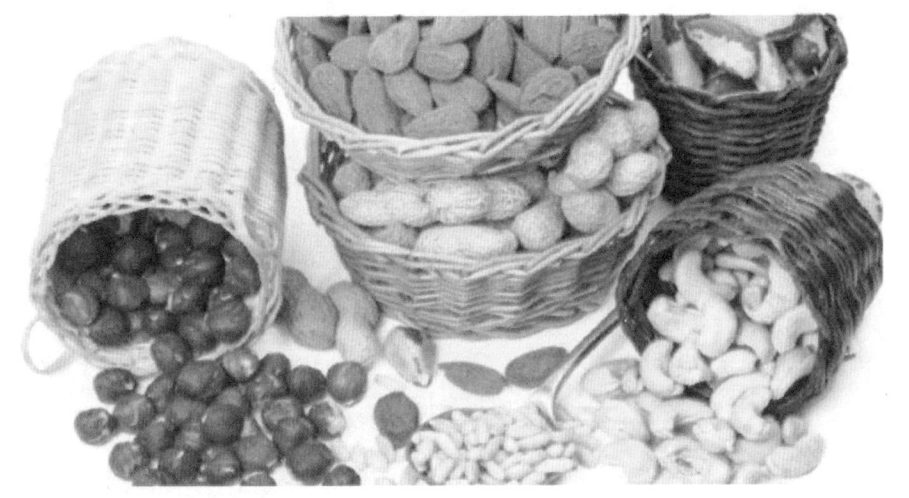

又服温补脾胃的药物，脾胃虚寒则能够治愈。反之，给病人以生冷黏滑、不易消化的食物，寒冷潮湿不良的居处，加以苦寒伤胃气的药物，有此所恶和所不喜则使疾病发生异常变化，医生亦不可不加注意。如病人素不应食，而突然反暴思之，是乃病邪之气，变其脏气使然，故食之则适以助病气而增发热。

【名典评注】

《金匮要略方论本义》："五脏病各有所得，如其喜者而与之，能助其正而息其邪，其病可愈也；五脏病又各有所恶，各随其所不喜者而为病，犯其所忌而与之，能伤其正而益其邪，其病益增也。此病之性情，亦因人之性情为性情，而人之性情各有嗜好，百事皆然，食物又易于观辨。病者素不应食者，不喜食之物也，因病而复暴思欲食，此病为饥渴所以害也，因与食之，其脏与之不相宜，食之必发热，无益于气血，而徒长其病邪。可见所喜者应与之，而所恶者应远远之理矣。"

17.夫诸病在脏，欲攻之，当随其所得而攻之，如渴者，与猪苓汤，余皆仿此。

【注释】

所得：指无形之邪，入结于脏必有所得之物。

【精解导读】

本条举例说明随其所得而攻之的道理。病在脏腑，如水、血、痰、食之实邪皆可攻下以去。然当随其所得之邪，如渴者，水与热得，而热结在水，故用猪苓汤利其水而热亦除矣。

【名典评注】

《金匮要略心典》："无形之邪入结于脏，必有所据，水、血、痰、食，皆邪薮也。如渴者，水与热得，而热结在水，故与猪苓汤利其水，而热亦除；若有食者，食与热得，而热结在食，则宜承气汤下其食，而热亦去。若无所得，则无形之邪，岂攻法所能去哉。"

本章评析

本章论述了疾病的预防、病因、病机、诊断以及治疗等内容，首先提出的重要治疗思想就是"治未病"。治未病的关键是要掌握疾病相传的规律，如能掌握这一规律，就可以控制病势的传变。另外，还要掌握治疗虚证的"补""助""调"三个方法和"补不足，损有余"的治病大法。

本章科学地论述了构成生命的基本元素是五常，生命存在的条件是风气。因此说，人与自然是息息相关的。不正常的气候会影响人体的健康，使其发生疾病，正气的强弱在此起决定性作用。如五脏元真通畅，人即安和，病则无由入其腠理。关于病因分类方面，可分为内生、外中和其他方面。

本章还论述了诊断疾病、预防疾病和护理原则等内容。

本章在治疗方面，提出了表里同病，治疗原则是急者先治；久病、新病同时存在，治疗原则是先治新病；以及"随其所得而攻之"的灵活辨证论治思想。

本章所含条文虽不多，但都是一些原则性的提示，在全书中具有纲领性的意义。

第二章　痉湿暍病脉证

【导读】

1. 论述了痉、湿、暍三病的治疗方法。
2. 说明了痉病的病因、病理、脉证、分类以及治疗方法。
3. 阐述了湿病的表现及治疗方法。

【品评】

本章阐明了痉、湿、暍三病的辨证论治。第 1 条至第 10 条为痉病的总论和各论，第 14 条至第 24 条为湿病的总论和各论，第 25 条到第 27 条阐述暍病的脉证、治疗法则和方证。由于痉、湿、暍三病都是感受风寒暑湿的邪而与太阳表证有关，所以都在本章做了论述。

1. 太阳病，发热无汗，反恶寒者，名曰刚痉。

【精解导读】

本条论述刚痉的辨证。"刚痉"由太阳中风重感于寒，外寒闭塞营卫，故出现恶寒、无汗、头疼、发热、脉浮而紧等症。风寒之邪滞郁经脉，经脉气血不利，则出现筋脉紧急的项背强急、口噤不开等症。因其无汗，故称"刚痉"。考《甲乙经·卷七》无"反"字为是。

【名典评注】

《注解伤寒论》："《千金》曰：太阳中风，重感寒湿，则变痉。太阳病，发热无汗，为表实，则不当恶寒，今反恶寒者，则太阳中风，重感于寒，为病也。以表实感寒，故名刚。"

2. 太阳病，发热汗出，而不恶寒，名曰柔痉。

【精解导读】

本条论述柔痉的辨证。"柔痉"由太阳中风，风邪化热，热伤血脉，筋无所荣，故颈项强急，甚则反张。太阳中风，卫强荣弱，正邪相争，表气不固，出现发热、汗出、头疼，而不恶寒，脉浮缓等症。刚、柔二痉的区别，"刚痉"为表实无汗，"柔痉"为表虚有汗。外感风寒引起痉病，一方面为风寒邪气客于太阳经脉，另一方面为平素阴血虚少，感邪之后容易化燥伤阴，阴血不濡，筋脉拘急则成痉。

【名典评注】

《注解伤寒论》："太阳病，发热汗出为表虚，则当恶寒，其不恶寒者，为阳明病。今发热汗出，而不恶寒者，非阳明证，则是太阳中风，重感于湿，为柔也。表虚感湿，故曰柔。"

3. 太阳病，发热，脉沉而细者，名曰痉，为难治。

【精解导读】

本条论述痉病的预后。太阳病为表证，表证则发热，其脉浮，方为应病。今脉沉而细，是太阳证而见少阴之脉。此时，如见项背强直的证候则名曰痉。因正虚不能胜邪，故为难治。何哉？此证若发散在表之邪气，可损伤少阴精血；若补养精血之虚，又恐碍太阳之表，而恐有留邪之弊。

【名典评注】

《医门棒喝·伤寒论本旨》："太阳伤风寒，其脉浮，以邪浅在营卫也。痉

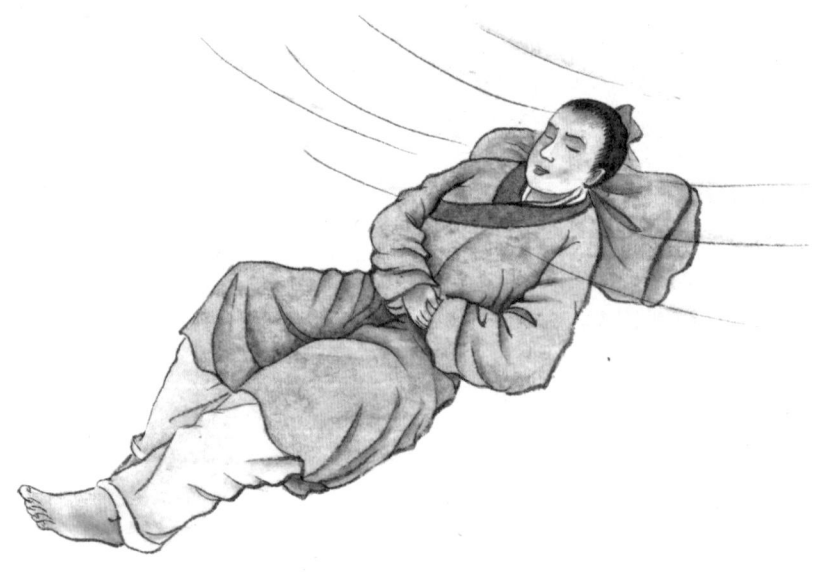

病邪深伤筋，故脉沉紧弦，直上下行也；其不紧弦而沉细，则邪入深，而气血大虚，正不胜邪，邪何能出，故为难治。"

4. 太阳病，发汗太多，因致痉。

【精解导读】

本条论述误汗成痉。太阳病属于表证，应发汗解表，而以微似汗出者为得法。若太阳病发汗太多，则必耗伤阴血，阴血先虚，不能濡养筋脉，则可发生项背强直的痉病。

【名典评注】

《医宗金鉴》："太阳病当发汗，若发汗太过，腠理大开，表气不固，邪风乘虚而入，因成痉者，乃内虚所召入也，宜以桂枝加附子汤主之，固表温经也。由此推之，凡病出汗过多，新产，金疮破伤出血过多，而变生此证者，皆其类也。"

5. 夫风病，下之则痉，复发汗，必拘急。

【精解导读】

本条论述误下成痉。因外感风邪，入里化热，热蒸汗出，津液已伤，又误下伤阴，营血更弱，不能濡养筋脉，则使筋脉拘急，形成痉病。复发汗，更伤阴血阳气，阴阳两虚，则更不能温润，引起四肢筋脉拘挛强急而成痉。

【名典评注】

《医宗金鉴》："因风邪为病，不应下而下之伤液，不应汗而汗之伤津，以致津液枯燥，筋失所养而病痉者，故曰：风病下之则痉，复发汗必拘急。此不可以外感痉病治之，当以专养津液为务也。"

6. 疮家，虽身疼痛，不可发汗，汗出则痉。

【精解导读】

本条论述久患疮疡的人气血已伤，误汗成痉之理。患疮疡的人虽有表证，亦不可发汗解表。因为疮家津血已经亏损，此时虽有身体疼痛的表证，为伤寒挟虚，故不能发汗。如发汗解表，则重伤津液，筋脉失去津血的濡养，则发生痉病。

【名典评注】

《医宗金鉴》："疮家初起，毒热未成，法当汗散。已经溃后，血气被伤，虽有身痛表证，亦不可发汗，恐汗出血液愈竭，筋失所养，因而成痉，或邪风乘之，亦令痉也。"

7.病者，身热足寒，颈项强急，恶寒，时头热，面赤，目赤，独头动摇，卒口噤，背反张者，痉病也。若发其汗者，寒湿相得，其表益虚，即恶寒甚。

【精解导读】

本条论述痉病的主证及汗后的脉证反应。痉病不离乎表，故身热恶寒。痉为风强病，而筋脉受之，故口噤，头项强，背反张而筋脉拘急。《黄帝内经》说"诸暴强直，皆属于风"，故头热、足寒、面目赤、头动摇，反映了风阳上行而又掉动，此痉病之主证，不可不知也。此证若发其汗，汗沾衣被变化为湿，又与外寒之气，相搏不解，则卫阳以汗出而益虚，寒邪得湿而转增，故恶寒为甚。

【名典评注】

《金匮要略直解》："身热头热，邪在太阳也；面赤目赤，邪在阳明也。

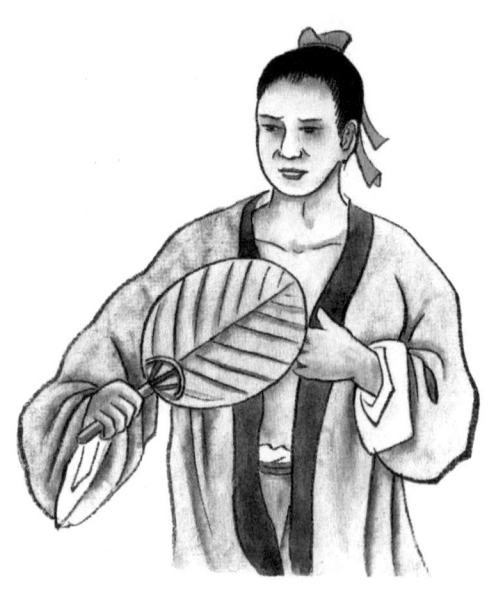

颈属阳明，项属太阳，邪在二经，则颈项强急恶寒也。阳明之脉挟口，故卒口噤；太阳之脉循背上头，故头独摇，背反张也。此其人必汗下亡血之后，正气虚，而邪气但胜于上，其足则寒，此痉病之证俱见也。"

8.发其汗已，其脉如蛇一云其脉浛。暴腹胀大者，为欲解，脉如故，反伏弦者，痉。

【精解导读】

本条继上文言痉脉本直，汗后则风解而湿仍存，故脉不直而曲如蛇行之状。魏荔彤云："风去不与湿相丽，则湿邪无所依着，必顺其下坠之性，而入腹作胀矣。风寒外解，而湿下行，所以为欲解也。如是诊之，其脉必浮而不沉，缓而不弦矣。乃其脉如故，而反加伏弦，知其邪内连太阴，里病转增，而表病不除，乃痉病诸证中之一变也。"

【名典评注】

《医宗金鉴》："发寒湿汗后，其脉不直紧，如蛇之曲缓，则为邪退，不成痉病，为欲解也。若脉仍直紧不缓，或不直紧、反伏坚弦急者，为邪不退，成痉病矣。"

9.夫痉脉，按之紧如弦，直上下行一作筑筑而弦。《脉经》云：痉家其脉伏坚，直上下。

【精解导读】

本条论述痉病的主脉。痉病是重感风寒湿邪，邪气外束，筋脉强急，气血由内向外而抵抗有力，故见脉弦紧劲急，直上下行。

【名典评注】

《金匮要略心典》："紧如弦，即坚直之象。李氏曰：上下行者，自寸至尺，皆见紧直之脉也。《脉经》亦云：痉病脉坚伏，直上下行。"

10.痉病有灸疮，难治。

【精解导读】

本条论述痉病有灸疮的预后情况。病人灸后成疮，一则流失脓液，津血已经亏损；二则火热内盛，经穴不闭，再感风寒，成为痉病。本病若用发汗解表，又恐热伤阴血，更助风燥；若用泻下实热之法，更虑内伤阴液，汗下皆不可为，故曰难治。

【名典评注】

《金匮要略心典》："有灸疮者，脓血久溃，穴俞不闭。楼全善云：即破伤风之意。盖阴伤而不胜风热，阳伤而不任攻伐也。故曰难治。"

11. 太阳病，其证备，身体强，几几然，脉反沉迟，此为痉，栝楼桂枝汤主之。

栝楼桂枝汤方

栝楼根二两　桂枝三两　芍药三两　甘草二两　生姜三两　大枣十二枚

上六味，以水九升，煮取三升，分温三服，取微汗。汗不出，食顷，啜热粥发之。

【注释】

几几然：背强连颈，拘急不伸之状。

【精解导读】

本条论述痉病的辨证论治。太阳病，其证备，指太阳之脉，自足上行，循背至头顶，凡所过之处，而为拘紧强急以成痉。如风邪居表，则脉必浮数。此证虽身体强几几，而脉反沉迟，沉迟之脉，乃津液不足而营卫不利，故筋脉失于濡润，是以作痉。

治用栝楼桂枝汤。方中栝楼根清热生津，柔润筋脉，通行经气；桂枝利卫通阳，芍药和营敛阴；甘草、生姜、大枣则能健脾气，和营卫，使经气流畅、筋燥得润，而痉病自愈。

【名典评注】

《金匮要略心典》："沉本痉之脉，迟非内寒，乃津液少而营卫之行不利也。伤寒项背强几几，汗出恶风者，脉必浮数，为邪风盛于表；此证身体强几几然，脉反沉迟者，为风淫于外而津伤于内，故用桂枝则同，而一加葛根以助其散，一加栝楼根兼滋其内，则不同也。"

12.太阳病，无汗而小便反少，气上冲胸，口噤不得语，欲作刚痉；葛根汤主之。

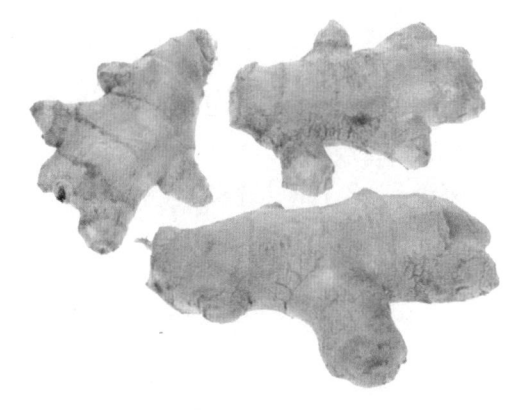

葛根汤方

葛根四两　麻黄三两（去节）　桂枝二两（去皮）　芍药二两　甘草二两（炙）　生姜三两　大枣十二枚

上七味，㕮咀，以水七升，先煮麻黄、葛根，减二升，去沫，内诸药，煮取三升，去滓，温服一升，覆取微似汗，不须啜粥。余如桂枝汤法将息及禁忌。

【精解导读】

本条论述刚痉的辨证论治。刚痉是重感风寒湿邪，卫阳闭郁，营阴郁滞，正邪交争，故见发热、恶寒、无汗、头疼、身疼、脉浮紧等症。太阳病无汗，湿邪闭郁胸中，气机不得通利，故小便反少。里气既不能外达，又不能下行，势必逆上冲胸，故胸满。湿热闭郁胸中，损伤津液，不能滋润筋脉，故口噤不得语，如斯则可知刚痉即将发作。

治以葛根汤开泄腠理，发汗祛邪，滋养津液，舒缓筋脉。方中葛根能透达表邪，启胃气而生津液，滋润筋脉，舒缓强急；麻黄配桂枝、生姜外散风寒，以开玄府之闭塞；芍药、甘草、大枣和营生津，以缓拘急。

【名典评注】

《金匮要略心典》："无汗而小便反少者，风寒湿甚，与气相持，不得外达，亦并不下行也。不外达，不下行，势必逆而上冲，为胸满，为口噤不得语，驯至面赤头摇，项背强直，所不待言，故曰欲作刚痉。葛根汤，即桂枝汤加麻黄、葛根，乃刚痉无汗者之正法也。"

【病例与诊治】

张某，13岁。1977年9月13日初诊：起初偶有外感症状，身体不适，两天后猝然抽搐，先口噤，继而项背强急，角弓反张，无汗，神清，自觉憋气，困倦酸重，舌苔薄白，脉紧数。检查：体温37.5℃，血压110/70mmHg，生理反射正常，无病理反射。化验血常规：白细胞15.2×10^9/L。诊断：刚痉，由风寒壅阻脉络，气血滞阻，故筋脉挛急，项背强直，治以祛风散寒，解肌和营。

处方：葛根 1 克，麻黄 3 克，桂枝 5 克，白芍 12 克，天花粉 12 克，甘草 3 克，生姜 3 片，大枣 4 枚（擘），送服解痉散 3 克（全蝎、蜈蚣各等分，共研细末，每服 1.5 ～ 3 克），覆被取汗。

复诊：服药 1 剂，遍身絷絷微似有汗，痉止，嘱其再进 1 剂而愈。

[摘自《江苏医药》（中医分册），1979 年]

13. 痉为病一本痉字上有刚字，胸满口噤，卧不着席，脚挛急，必齘齿，可与大承气汤。

大承气汤方

大黄四两（酒洗） 厚朴半斤（炙，去皮） 枳实五枚（炙） 芒硝三合

上四味，以水一斗，先煮二物，取五升，去滓，内大黄，煮取二升，去滓；内芒硝，更上火微一二沸，分温再服，得下止服。

【注释】

齘齿：齘，音 xiè，齿相切，俗称咬牙。

【精解导读】

本条论述实热痉的辨证施治。肠胃实热积滞，壅盛郁塞，所以胸腹胀满。燥热劫烁津液，不能濡养筋脉，筋脉强急，故角弓反张，卧不着席，四肢挛急。阳明热盛，变燥化风，掣动筋脉，故口噤，齘齿。

本证为痉病实热重证，可与大承气汤，急下存阴，通腑泄热。方中大黄、芒硝泄其实热；枳实、厚朴破其壅塞。本方峻泻肠胃实热积滞，则阴可复，而津液可存，痉强之证可以缓解。

【名典评注】

《医宗金鉴》："此申痉病入里，以明其治也。痉病而更胸满，里气壅也；卧不着席，反张甚也；脚挛急，劲急甚也；必齘齿，牙紧甚也。此皆阳明热盛灼筋，筋急而甚之象，故以大承气汤直攻其热，非攻阳明之实也。其曰可与，非尽言可与，有慎重之意。"

【病例与诊治】

某医院一破伤风患儿，病起迄四日，曾用祛风镇痉之玉真散，不效，邀余会诊。热不退，便不通，痉不止，舌燥苔黄，脉见数实。证属热结阳明，

热极生风，法当下。即予大承气汤：大黄 15 克（后下），芒硝 12 克（冲），厚朴 24 克，枳实 12 克。越日再诊，证情未减。硝黄当显效，何迟迟未下？心疑不解。询知乃病家恐前方过峻，自行减半以进。由于病重药轻，服后便结如故，当此风热正盛，燥结如石，非借将军之力下之不为功，遂照方急煎迭进，药后四五个小时，肠中辘辘，先排出石硬色黑如鸡卵大粪块，随下秽物半便盆，如鼓之腹得平，再剂又畅行 3 次，痉止身凉，病痊。继用养血舒肝剂调理巩固。

（摘自《新中医》，1980 年）

14. 太阳病，关节疼痛而烦，脉沉而细一作缓者，此名湿痹《玉函》云中湿。湿痹之候，小便不利，大便反快，但当利其小便。

【注释】

疼痛而烦：烦，疼得很重的意思。

【精解导读】

本条论述湿痹的证治原则。湿邪伤于太阳之表，而见一身关节烦疼；若脉浮细者，为湿在于外，应当用汗解之。若其人小便不利，而大便反痛快，脉又沉细者，病名叫"湿痹"，湿痹忌汗，而应利其小便，以使湿邪得去。

【名典评注】

《医门法律》："湿流关节之痛，脉见沉细者，则非有外风与之相搏，只名湿痹。湿痹者，湿邪痹其身中之阳气也。利其小便，则阳气通行无碍，而关节之痹并解矣。"

15. 湿家之为病，一身尽疼一云疼烦，发热，身色如熏黄也。

【精解导读】

本条论述湿郁发黄的辨证。湿家之为病，湿盛于外者，阳必郁于内，湿盛于外，则一身尽疼，阳郁于内，则发热，湿热郁于肌肉之间，则身色如烟之熏黄而带黑。

【名典评注】

《医宗金鉴》："湿家，谓病湿之人。湿之为病，或因外受湿气，则一

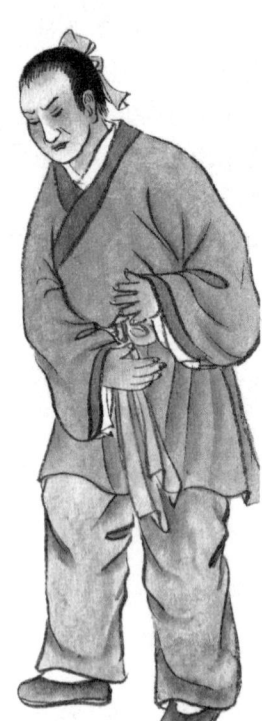

身尽痛，或因内生湿病，则发热身黄。若内外同病，则一身尽痛发热，身色如熏黄也；湿家之身痛发黄，不似伤寒之身痛发黄者，以无六经之形证也。"

16. 湿家，其人但头汗出，背强，欲得被覆向火，若下之早则哕，或胸满，小便不利一云利，舌上如胎者，以丹田有热，胸上有寒，渴欲得饮而不能饮，则口燥烦也。

【精解导读】

本条论述湿家误下的变证。湿家头汗出，为上有湿下有热，蒸而使然，非阳明内实之热，蒸而上越之比。背强者，乃湿家重着之强，非风寒拘急之强。欲覆被向火，乃湿盛伤阳，阳受伤则恶寒。此证如误以阳旺内热上越之头汗而误下之，则湿从寒化，如寒邪入于肺，则胸满；寒邪入于胃，则为哕；寒邪入于膀胱，则气化不行，而小便不利。至于舌上白滑之苔，乃误下而热陷于下，寒聚于上之故。胸中有寒，则不欲饮，下有热，而口中干燥，此为津液不化之咎。

【名典评注】

《金匮要略心典》："寒湿居表，阳气不得外通而但上越为头汗出，为背强，欲得被覆向火，是宜驱寒湿以通其阳。乃反下之，则阳更被抑，而哕乃作矣，或上焦之阳不布，而胸中满，或下焦之阳不化，而小便不利，随其所伤之处而为病也。舌上如胎者，本非胃热，而舌上津液燥聚如胎之状，实非胎也。盖下后阳气反陷于下，而寒湿仍聚于上，于是丹田有热而渴，欲得饮，胸上有寒而复不能饮，则口舌躁烦而津液乃聚耳。"

17. 湿家下之，额上汗出，微喘，小便利一云不利者，死；若下利不止者，亦死。

【精解导读】

本条论述湿家误下的死证。湿家误下变证百出，至其甚者，而又有死证，医者亦不可不知。湿家如邪在表当发汗，邪在里当利小便，苟非湿热蕴结成实，则未可用之。如误用，则无的放矢，必先伤正气，额上汗出微喘，乃重伤阳气，孤阳上越，故额上汗出而微喘；若脾阳大伤，清阳不升，则下利不止，此乃阴阳离决之象，其预后不抱乐观。若其人小便利者，而见于下后额汗而喘，反映了阳离而上行，阴孤而下走，故亦主死。

《金匮要略浅注补正》："此总言湿证无下法也。上节言误下变证，为寒热郁结。此节言误下伤肾，则小便自利、气喘而死。误下伤脾，则大便下利不止而死。观仲景方，皆是补土以治湿，则知湿家断无下法也。"

18.风湿相搏，一身尽疼痛，法当汗出而解，值天阴雨不止，医云此可发汗，汗之病不愈者，何也？盖发其汗，汗大出者，但风气去，湿气在，是故不愈也。若治风湿者，发其汗，但微微似欲出汗者，风湿俱去也。

【注释】

似欲出汗：似，当续字解，微续汗出之意。

【精解导读】

本条论述风湿病的治疗原则。外感风湿，困于肌肤，流走关节，气血运行不畅，故一身疼痛。此证当以汗法而散风湿之邪，则其病可愈。假如正值天气阴雨不止、湿气较盛之时，则发汗法便无效，为什么？由于天气阴雨不止，天、人之湿必重。风为阳邪，容易表散，而湿为阴邪，难以骤除，故发汗风气虽去而湿邪仍在，其病不愈。治风湿之法，应该温阳解表，使阳气伸展，营卫流行，微似汗出，则散漫黏滞之邪，方能缓缓排出体外。

【名典评注】

《医门棒喝·伤寒论本旨》："若治风湿者，必通其阳气，调其营卫，和其经络，使阴阳表里之气周流，则其内湿随三焦气化，由小便而去，表湿随营卫流行，化微汗而解，阴湿之邪既解，风邪未有不去者。此治风湿与治风寒不同者。虽寒湿同为阴邪，而寒清湿浊，清者易散，浊者黏滞，故发汗大有区别也。"

19.湿家病身疼发热，面黄而喘，头痛鼻塞而烦，其脉大，自能饮食，腹中和无病，病在头中寒湿，故鼻塞，内药鼻中则愈。《脉经》云：病人喘。而无

"湿家病"以下至"而喘"十一字。

【注释】

内药：内，音 nà。

【精解导读】

本条论述头中寒湿的证治。雾露之湿为清邪，伤于身半之上，湿邪外束，故头疼、鼻塞、上半身疼。寒湿外束，肺气上逆则喘；湿邪弥漫，扰于心中，故发心烦；其人面黄而身不黄，为湿在上之候。正邪相争，阳气向外，故发热，脉大。腹中和为无病，故自能饮食，可知湿邪此时并未传里。治宜宣散寒湿，通利气机。如用瓜蒂为细末，搐鼻流出黄水，可使阳气宣利，透出在上寒湿，则诸症可愈。

【名典评注】

《金匮要略心典》："寒湿在上，则清阳被郁。身疼、头痛、鼻塞者，湿上甚也；发热、面黄、烦、喘者，阳上郁也；而脉大，则非沉细之比；腹和无病，则非小便不利，大便反快之比，是其病不在腹中而在头。疗之者宜但治其头而毋犯其腹。纳药鼻中，如瓜蒂散之属，使黄水出则寒湿去而愈，不必服药以伤其和也。"

20. 湿家身烦疼，可与麻黄加术汤发其汗为宜，慎不可以火攻之。

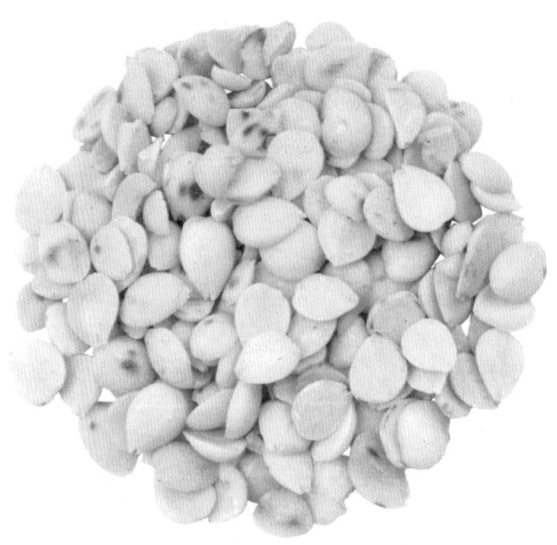

麻黄加术汤方

麻黄三两（去节）桂枝二两（去皮） 甘草一两（炙） 杏仁七十个（去皮尖） 白术四两

上五味，以水九升，先煮麻黄，减二升，去上沫，内诸药，煮取二升半，去滓，温服八合，覆取微似汗。

【精解导读】

本条论述寒湿在表的证治。平素湿盛的人又外感风寒湿邪，邪留肌肉，卫阳被郁，故见恶寒、发热、无汗、身体疼痛剧烈，不得安静等。

治以麻黄加术汤。麻黄汤散风寒湿邪；麻黄得白术，虽发汗而不致过汗，白术得麻黄，能行表里之湿，适合病情，取其微微汗出而解。如用火攻发汗，则大汗淋漓，风寒虽去，湿邪仍在，病不能除。或火热内攻，湿热相合，可能引起湿热内郁之黄疸。或火热内盛，迫血妄行，而为衄血等变证，应加注意。

【名典评注】

《医宗金鉴》："湿家外证，身痛甚者，羌活胜湿汤；内证发黄甚者，茵陈五苓散。若惟身烦痛而不发黄者，则为外感寒湿，与麻黄加术汤发其汗，寒湿两解也。慎不可以火攻之者，谓不可以火劫大发其汗，必致变也。"

【病例与诊治】

单姓，女，37岁。时值初冬，因雨淋透衣襟，归后即发热恶寒，周身疼痛而重，少汗，头痛如裹。脉浮而紧，苔白而滑。证属风寒夹湿外侵，邪在太阳。治宜发汗解表，除湿散寒。方拟麻黄加术汤加味：麻黄6克，桂枝6克，杏仁10克，甘草4克，苍术12克，生姜3片，大枣3枚。

服药4剂，汗出表解，身痛解除，症状消失。治用原方去麻黄，调和脾胃，注意饮食起居。

（摘自《辽宁中医杂志》，1980年）

21. 病者一身尽疼，发热，日晡所剧者，名风湿。此病伤于汗出当风，或久伤取冷所致也，可与麻黄杏仁薏苡甘草汤。

🥣 麻黄杏仁薏苡甘草汤方

麻黄（半两去节，汤泡） 甘草一两（炙） 薏苡仁半两 杏仁十个（去皮尖，炒）

上剉麻豆大，每服四钱匕，水盏半，煮八分，去滓，温服。有微汗，避风。

【注释】

日晡：指下午三点到五点的时间。

【精解导读】

本条论述风湿在表的证治。病人出汗时受了风寒，或长时间贪凉感受寒湿，汗液留于皮内，变成湿邪，留着肌腠，以致全身疼痛发热。在日晡时，为阳明主气，当其旺时，正邪相搏则症状加剧。

治以麻黄杏仁薏苡甘草汤。方中麻黄散寒湿，杏仁利肺气以助治节；薏苡仁利湿健脾，甘草和中胜湿。

【名典评注】

《金匮玉函经二注》："《内经·太阴阳明篇》论曰：太阴阳明为表里，脾胃脉也，外合肌肉，故阳受风气，阴受湿气，所以风湿客之，则一身肌肉尽痛。夫阳气者，一日而主外，平旦阳气生，属少阳，日中阳气隆，属太阳，日西气门内闭，属阳明，是故阳明之气主乎申酉，所以日晡所剧也。"

22. 风湿，脉浮身重，汗出恶风者，防己黄芪汤主之。

防己黄芪汤方

防己一两　甘草半两（炒）　白术七钱半　黄芪一两一分（去芦）

上锉麻豆大，每抄五钱匕，生姜四片，大枣一枚，水盏半，煎八分，去

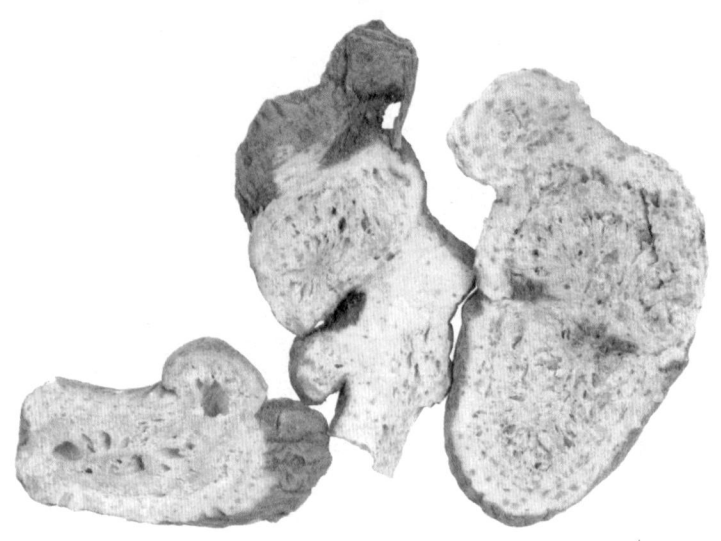

滓，温服，良久再服。喘者，加麻黄半两；胃中不和者，加芍药三分；气上冲者，加桂枝三分；下有陈寒者，加细辛三分。服后当如虫行皮中，从腰下如冰，后坐被上，又以一被绕腰下，温令微汗，瘥。

【精解导读】

本条论述风湿表虚的辨证论治。风湿伤于肌表，故脉浮身重；卫阳素虚，而不固表，故汗出恶风。

治以防己黄芪汤，益卫气以祛湿邪。方中防己宣肺散风，通行经络，驱散湿滞；黄芪甘温扶虚，固秘卫阳止汗。黄芪合防己，又能善行肌表之水气；白术、甘草健脾化湿，扶正祛邪；生姜、大枣调和营卫，以胜湿邪。方后自注有风湿闭塞肺气之喘者，加麻黄宣散风湿；湿邪困于脾胃作痛者，加芍药和脾气利血脉，止痛；水湿聚于下焦而又上冲者，加桂枝下气温化水湿之邪；寒湿凝聚而痹不通者，加细辛以散陈寒与痼冷。

【名典评注】

《金匮要略心典》："风湿在表，法当从汗而解，乃汗不待发而自出，表尚未解而已虚，汗解之法，不可守矣。故不用麻黄出之皮毛之表，而用防己驱之肌肤之里。服后如虫行皮中，及从腰下如冰，皆湿下行之征也。然非芪、术、甘草，焉能使卫阳复振，而驱湿下行哉？"

【病例与诊治】

张某，男，35 岁，农民，于 1978 年 4 月 8 日诊治。

患者近期多次冒雨劳动，以致发热，关节酸痛，经服复方阿司匹林片，抗生素治疗，热退，余症依然。面色萎黄，头重神疲，倦怠嗜卧，骨节酸楚，重滞难移，肘膝关节尤甚，汗出恶风，胃纳欠佳，舌苔白腻，脉濡涩。检查：肘、膝关节肿胀，活动受限，血沉 134 毫米 / 小时，抗链 "O" 测定 1 250 单位，诊断为风湿性关节炎。此属表虚夹湿之着痹，治以防己黄芪汤加减：黄芪、白术、宣木瓜各 10 克，汉防己 15 克，薏苡仁、徐长卿、茯苓各 20 克，滑石 30 克，通草 5 克，水煎服。

服五剂后，诸症均减，连服一个月后，血沉、抗链 "O" 均已正常。

（摘自《吉林中医药》，1981 年）

23. 伤寒八九日，风湿相搏，身体疼烦，不能自转侧，不呕不渴，脉浮虚而涩者，桂枝附子汤主之；若大便坚，小便自利者，去桂加白术汤主之。

桂枝附子汤方

桂枝四两（去皮） 生姜三两（切） 附子三枚（炮，去皮，破八片） 甘草二两（炙） 大枣十二枚（擘）

上五味，以水六升，煮取二升，去滓，分温三服。

 白术附子汤方

白术二两 附子一枚半（炮，去皮） 甘草一两（炙） 生姜一两半（切） 大枣六枚

上五味，以水三升，煮取一升，去滓，分温三服。一服觉身痹，半日许再服，三服都尽，其人如冒状，勿怪，即是术、附并走皮中，逐水气未得除故耳。

【注释】

其人如冒状：冒，眩冒，即头晕。

【精解导读】

本条论述风湿兼阳虚的证治。外感风寒湿邪，八九日不解，邪仍在表，故脉浮；其人不呕不渴，反映邪未传少阳，阳明而未入里。风寒湿三气杂至合而为病，如留于肌表，风湿邪胜，表阳复虚，故脉浮而按之虚；湿盛痹着气血不利，故脉又涩；身体疼烦，不能自转侧，湿留关节之候。

治宜桂枝附子汤，温经助阳，以散寒湿。方中桂枝散风寒，温通经络，温化湿邪；附子温阳化湿，温经通痹；生姜散风寒湿邪；甘草、大枣补脾胃，而调和营卫。

服桂枝附子汤后，阳气通达，气化已行，湿邪减少，故见大便已实，小便通利。宜用白术附子汤，即桂枝附子汤去桂枝加白术而成，以奏温经复阳，行化表湿之功。服白术附子汤第一服时，可出现周身如痹，反映药力已行，再服，以至三服都尽，其人头目如冒而似眩瞑，不用责怪，这是附子与白术的药力逐除水湿之邪未尽的表现。

【名典评注】

《金匮要略心典》："身体疼烦不能自转侧者，邪在表也。不呕不渴，里无热也。脉浮虚而涩，知其风湿外持，而卫阳不正，故以桂枝汤去芍药之酸收，加附子之辛温，以振阳气而敌阴邪。若大便坚，小便自利，知其在表之阳虽弱，而在里之气犹治。则皮中之湿，自可驱之于里。使从水道而出，不必更发其表，以危久弱之阳矣。故于前方去桂枝之辛散，加

白术之苦燥，合附子之大力健行者，于以并走皮中而逐水气，亦因势利导之法也。"

【病例与诊治 1】

　　梁某，男，成年。素易感冒，1975 年 8 月，忽觉恶风，微汗出，周身筋肉酸痛沉重，卧而难以转侧，四肢关节屈伸不利，无头痛项强、口渴呕吐等症，二便调，口淡，舌淡苔白，脉浮虚，体温 38.5℃，前医以三仁汤加减治疗未效而转诊。笔者认为，此证为阳虚之体，感受风寒湿，为痹证之初。正如《伤寒杂病论》所说："风湿相搏，身体疼烦，不能自转侧，不呕不渴，脉浮虚而涩者，桂枝附子汤主之。"故投以桂枝 10 克，熟附子 12 克，生姜 3 片，大枣 6 枚，炙甘草 6 克，服 3 剂，诸症消失而愈。

　　按语：桂枝附子汤，源出《伤寒杂病论》和《金匮要略》，属辛温之剂，原药物为桂枝、炮附子、生姜、大枣、炙甘草。它的作用：桂枝祛风，配附子温阳行湿，甘草、生姜、大枣有祛风除湿、和中养胃之效，而风寒湿邪侵袭体表，卫阳与之抗争，必见发热，一般多因此而不敢用桂、附。家属因顾虑病情加重，在煎药时减少附子一半，不料病者服药后，诸症减轻，体温亦降。余下两剂，即放心使用，药完病愈。由此可见，发热并不是不能使用桂、附，只要谨守病机，求其根本是关键，如有阳虚脉证而用之，即能达到效果。

（摘自《新中医》，1980 年）

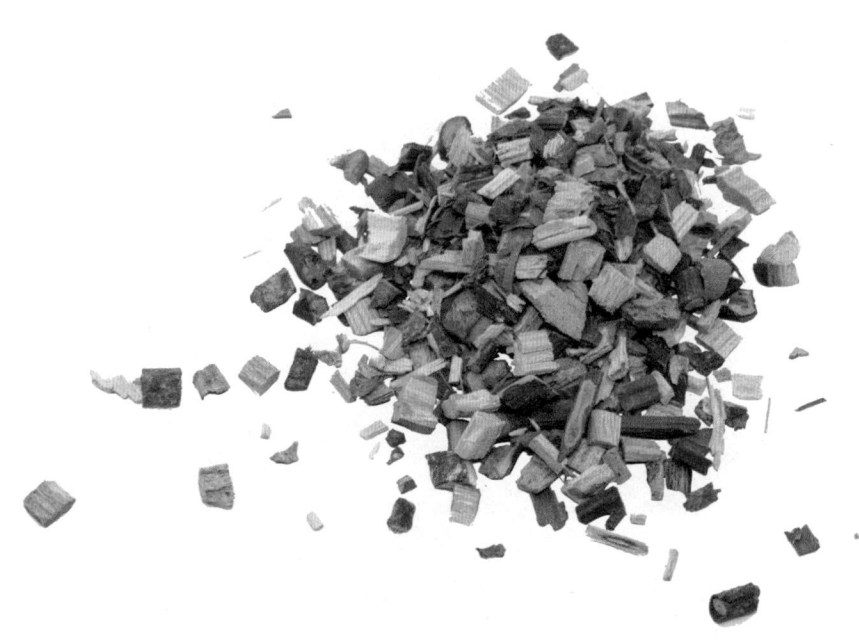

【病例与诊治 2】

　　黄某，男，62 岁，农民，1979 年 12 月 18 日初诊。患习惯性便秘已多年，平时四五天大便一次，稍吃辛辣刺激性食物，则大便干结如羊矢。但虽便秘，腹部常无所苦，故未坚持治疗。近因连日阴雨，气候寒冷，三天前因劳动不慎跌入水中，第二日开始恶寒发热，全身酸痛，经自服紫苏姜酒后，恶寒已瘥，但全身酸痛未减，特别腰以下肌肉骨节疼痛难忍，以致坐卧不安，因而来诊。诊得舌苔白厚而润，舌质淡红，脉弦缓。因询及二便情况，获知患有习惯性便秘，现已三日未通大便，小便稍黄，因而联想到《伤寒杂病论》桂枝附子去桂加白术汤证与此很相似，不妨一试，遂处该方 1 剂：白术 60 克，附子 10 克，炙甘草 6 克，生姜 10 克，红枣 5 克。第二日复诊，恶寒已罢，身痛减轻，大便通，量多，再 1 剂，痊愈。

（摘自《福建中医药》，1981 年）

　　24. 风湿相搏，骨节疼烦，掣痛不得伸屈，近之则痛剧，汗出短气，小便不利，恶风不欲去衣，或身微肿者，甘草附子汤主之。

甘草附子汤方

甘草二两（炙）　附子二枚（炮，去皮）　白术二两　桂枝四两（去皮）

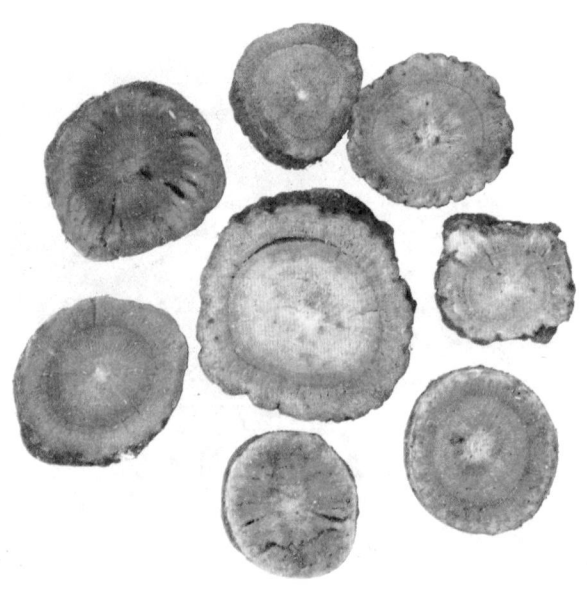

上四味，以水六升，煮取三升，去滓，温服一升，日三服，初服得微汗则解。能食，汗出复烦者，服五合。恐一升多者，服六七合为妙。

【精解导读】

本条论述风湿病阳气虚的辨证论治。病人感受风寒湿邪，三邪盛于关节体表，而阳气复虚，故见骨节疼痛，而又掣痛不得屈伸，近之则痛剧；阳虚不能固表则汗出短气；寒湿盛而阳不化，故又小便不利，恶风不欲去衣，或身微肿，此乃阳虚而邪气盛的反应。

治以甘草附子汤，助阳温经，益气化湿。方中甘草、白术健脾化湿；附子、桂枝温阳通气，化湿散风。本方扶正祛邪，补中有发，温阳益气，对风湿性心脏病起正邪兼顾的作用。

【名典评注】

《医宗金鉴》："风湿相搏，身体烦疼重着，不能转侧者，湿胜风也。今掣痛不可屈伸，风胜湿也。掣痛不可屈伸，近之则痛剧，汗出、短气、恶风不欲去衣，皆风邪壅盛也。小便不利，湿内蓄也。身微肿者，湿外搏也。以甘草附子汤微汗之，祛风为主，除湿次之也。此上二条，皆详风湿之义，以明风湿之治也。"

【病例与诊治】

宫某，女，47岁，1973年8月来诊。主诉：久病腰疼，两个月前继发功能性子宫流血，经刮宫血止。但身体逐渐虚弱多病，周身关节疼痛，初为走窜痛，近一个月痛有定处，手背及腕关节肿痛。继而肌肉隐有红色斑片，掣痛不得屈伸，触之则痛剧，夜重有碍睡眠，汗出渗透衬衣及被单，恶寒喜暖，头晕乏力，尿涩，尿道痛，面色晦暗，痛苦病容，舌苔薄白而燥，脉象弦。诊为气血不充，寒湿侵袭脉络，郁久化热。治法：补气养血，疏风散寒，清热利湿。

方药：党参40克，二术各15克，附子15克，桂枝20克，白芍20克，当归30克，芎藭15克，红花15克，防己15克，大艽20克，甘草15克，滑石20克，元柏15克，仙遗粮40克。水煎服。

上方连服4剂，手腕肿痛、尿涩减轻，但周身疼与夜汗不解，仍按上方加芪、龙、牡等品，连服数日不效。遂忆及甘草附子汤所主诸症与本症相似，遂改用本方：桂枝50克，附子15克，白术25克，甘草25克。水煎分两次服。一剂疼止得寐，汗出大减。连服8剂，痊愈出院。

（摘自《辽宁中医杂志》，1980年）

25. 太阳中暍，发热恶寒，身重而疼痛，其脉弦细芤迟。小便已，洒洒然毛耸，手足逆冷。小有劳，身即热，口开，前板齿燥。若发其汗，则其恶寒甚；加温针，则发热甚；数下之，则淋甚。

【注释】

中暍：即中暑。

【精解导读】

本条论述中暑的证治特点。中暑是有季节性的，古人说：先夏至为病温，后夏至为病暑。夏天伤于暑邪，暑热则耗阴伤气，故见口开喘息，门齿干燥、发热、心烦、口渴、汗出等。或者由于暑热而又乘凉饮冷，反使寒邪伤于外，湿伤于中，故又见发热，恶寒，呕吐，泄泻，身重而且疼痛等。卫阳不达于四肢，故手足厥冷。暑热伤气则脉芤；暑热伤阴则脉细；寒伤于外则脉弦紧，寒湿伤于中则脉迟，此证如言其脉则有弦细芤迟之变。本病既有寒伤于外，而又阳气内虚，若发其汗，则阳气外散，故恶寒更甚；本病寒湿伤中，而又有阴气虚，若更加温针则伤阴分而发热甚。本病湿伤于中，又有津液亏耗，若再下之，则津液内竭，必小便混浊涩痛。本病属于伤暑之病，阳气已虚，动则阳气浮于外，故小有劳，身即发热。小便已，膀胱之气不支，卫阳更感不足，故形寒毫毛耸立。

【名典评注】

《金匮要略方论本义》："太阳主表，六淫之邪，必先中之，故中暍亦为太阳病，虽所受之邪不同，而所感之分则同也……发热者，客邪在表；恶寒者，热甚于里；身重而疼痛者不自感，必有所挟；挟湿则身重，挟寒则疼痛也……诊之其脉弦细，弦者，紧之类，寒在表也；细者，湿之征，热挟湿也；再见芤迟，芤者，中气之虚；迟者，腹中之寒。合脉证而谛之，而中暍之病可识矣。再征之于余证：小便已，洒洒然毛耸，太阳之表有邪，则膀胱腑应之，小便时气动于膀胱，必连及皮毛，洒洒然，恶风寒之状也……再验之于手足厥冷，内热极而寒见于四末，且内热为寒湿所郁，其气阻而不宣，亦可逆见手足，皆内热外寒之象也。小有劳，身即热，热病阴虚，动则生阳也；口前开，板齿燥，热盛于内，欲开口以泄其气，气出而内热熏灼于板齿，则齿燥也。此为内热炽盛之证，若单感暍邪者，内外俱是阳邪；若兼感寒湿者，内为阳邪，而外为阴邪，非兼治其内外不为功也。"

26.太阳中热者，暍是也。汗出恶寒，身热而渴，白虎加人参汤主之。

白虎加人参汤方

知母六两　石膏一斤（碎）　甘草二两　粳米六合　　人参三两

上五味，以水一斗，煮米熟汤成，去滓，温服一升，日三服。

【精解导读】

本条论述中暑的证治。夏天感受暑热邪气，伤气耗阴，暑热炽盛，故身热，汗出，恶寒。暑热伤阴，故见口渴，心烦，尿赤。

治以白虎加人参汤，清热解暑，益气生津。方中石膏清表里之热，知母滋阴清热，甘草、粳米益胃生津，人参则补气生津、保元固本。

【名典评注】

《金匮要略心典》："中热亦即中暑，即暑之气也。恶寒者，热气入则皮肤缓，腠理开，开则洒然寒。与伤寒恶寒者不同，发热汗出而渴，表里热炽，胃阴待涸，求救于水。故与白虎加人参以清热生阴，为中暑而无湿者之法也。"

27.太阳中暍，身热疼重，而脉微弱，此以夏月伤冷水，水行皮中所致也。一物瓜蒂汤主之。

一物瓜蒂汤方

瓜蒂二七个

上剉，以水一升，煮取五合，去滓，顿服。

【精解导读】

本条论述暑病挟湿的辨证论治。病人中于暑热，邪在太阳之表，故身发热；又伤冷水（或饮或浴），水行皮中，故身疼；中暑伤气，气伤而虚，故脉微弱。治用瓜蒂汤，治身面四肢浮肿，散皮肤中水气，苦以泄之法也。

【名典评注】

《金匮要略心典》："暑之中人也，阴虚而多火者，暑即寓于火之中，为汗出而烦渴。阳虚而多湿者，暑即伏于湿之内，为身热而疼重，故暑病恒以湿为病。而治湿即所以治暑，瓜蒂苦寒，能吐能下，去身面四肢水气，水去而暑无所依，将不治而自解矣，此治中暑兼湿者之法也。"

◆◆ 本章评析 ◆◆

　　本章论述痉、湿、暍三病的辨证论治。痉病的成因，为外感风寒邪气，又津液不足，不能滋润筋脉所致。症状以项背强急，口噤不开，甚至角弓反张为主。脉象按之紧如弦，直上下行。痉病辨证应分刚痉、柔痉、实热痉三种：刚痉为表实无汗，故用葛根汤；柔痉为表虚有汗，则用桂枝加葛根汤，若脉反沉迟者则用栝楼桂枝汤；实热痉为阳明燥热伤津证，宜用大承气汤。

　　湿病成因，为外感风寒湿邪，症状以身体疼重，骨节烦疼为主。湿病的辨证，表实无汗者，用麻黄加术汤；日晡所剧疼痛者，用麻杏薏甘汤；表虚汗出者，用防己黄芪汤；如寒湿盛而阳气微者，当选用桂枝附子汤、白术附子汤、甘草附子汤以助阳气化寒湿，正邪兼顾为宜。总的来说，在治湿方中，有以发汗去邪为主；有以温通经络，利关节止痛为主；有以温阳利湿，开痹化凝等治法为主。如能结合临床实际，很有实践意义。

　　暍即暑病，暑病的辨证可分暑热和暑湿两类。本章对暑病的气阴两伤及暑中兼有寒湿等证进行了分析，并给出了治疗的方法，较为全面。

彩色图解金匮要略

第三章　百合狐惑阴阳毒病脉证治

【导读】

1. 论述了百合病的发病机制、脉证和转归。
2. 论述了狐惑病的辨证及治疗方法。
3. 论述了阴阳毒病的症状及治疗方法。

【品评】

本章论述百合、狐惑、阴阳毒三种病的辨证论治。这三种病都是由热病并发而得的，症状表现多有相似之处，因此三病合于一章来说明。

百合病可发生在温热病之后，或由情志疾病引起阴虚内热和精神恍惚等症状。

狐惑病是由于湿热之毒蕴结于里所引起的病症。有目赤、咽喉糜烂和前后阴发生溃疡等症状。本证古名狐惑病，后世医家则称为"疳"，又可以分为牙疳和下疳。

阴阳毒病是阴毒病和阳毒病的总称，需要说明的是，阴阳毒是感受疫疠毒邪，故有一定的传染性。

1. 论曰：百合病者，百脉一宗，悉致其病也。意欲食复不能食，常默默，欲卧不能卧，欲行不能行，饮食或有美时，或有不用闻食臭时，如寒无寒，如热无热，口苦，小便赤，诸药不能治，得药则剧吐利，如有神灵者，身形如和，其脉微数。每溺时头痛者，六十日乃愈；若溺时头不痛，淅然者，四十日愈；若溺快然，但头眩者，二十日愈。其证或未病而预见，或病四五日而出，或病二十日，或一月微见者，各随证治之。

【注释】

百脉一宗：指人之血脉，分之则为百脉，合之则为一宗。百脉朝宗于肺，故百脉不可注，而可注其肺。

如有神灵者：指百合病诸药不能治，得药则剧吐利，恍惚不定，去来不可凭，如有（似）神灵所为。

身形如和：从患者的身体上观察，也没有显著病态，好像没有什么病。

【精解导读】

本条论述百合病的病因、病机、症状和预后。百合病是由心血肺阴两虚，阴虚内热引起的疾病，是因热病之后，阴血未复，余热未尽，消烁津液，或因平素思虑伤心，情志不遂，郁结化火，耗津烁液，而使心血肺阴两伤，阴虚内热，则百脉俱受其累，以致百脉不和，症状百出，故曰："百脉一宗，悉致其病也。"

由于心血肺阴亏损，虚热内盛，热邪散漫，未归于一经，而游走于百脉。脉朝于肺而系于心，心神失慧，而有意欲食，复不能食，欲卧不能卧，欲行不能行等似是而非，全是恍惚去来，不可为凭之象。唯口苦，小便赤，脉微数三证，反映了内有邪热不解。若其人每溺时而头痛者，此乃热邪之甚者，必俟六十日之久，使阴气复而病则愈；若溺时头不痛，而淅淅然畏恶风寒者，则病势稍浅，必等四十日方愈；若溺时快然，但头眩者，则邪更浅，不过二十日即可愈。此证每见于热病之后，也有或未病而预见，或先见，或后见等不同，应各随其证而治之。

溺时而头痛等的病机：因肺有通调水道，下输膀胱的功用，膀胱经脉行于脊背，上行至头项，入络脑。溺时阳气下泄，不上充于头，故见头痛。此为阳气衰弱，病情较重，故曰：六十日乃愈；如溺时头不痛，淅然者，为阳气下泄，卫阳虚弱，不能温暖肌表，病情较轻，故曰：四十日愈；如溺时快然，头眩者，为阳气稍虚之头眩，乃病情之最轻者，故曰：二十日愈。如上所述，百合病因病情的轻重不同，症状也不相同，病愈亦长短不一。至于二十日、四十日、六十日，乃大约之数，不可拘泥。

【名典评注】

《金匮要略心典》："百脉一宗者，分之则为百脉，合之则为一宗。悉致其病，则无之非病矣。然详其证，意欲食矣，而复不能食；常默然静矣，而又躁不得卧；饮食或有时美矣，而复有不用闻食臭时；如有寒，如有热矣，而又不见为寒，不见为热；诸药不能治，得药则剧吐利矣，而又身形如和。全是恍惚去来，不可为凭之象。唯口苦、小便赤、脉微数，则其常也。所以者何？热邪散漫，未统于经，其气游走无定，故其病亦去来无定。而病之所以为热者，则征于脉，见于口与便，有不可掩然者矣。夫膀胱者，太阳之府，其脉上至巅顶，而外行皮肤。溺时头痛者，太阳乍虚，而热气乘之也；淅然、快然，则降序矣。夫乍虚之气，溺已即复；而热淫之气，得阴乃解。故其甚者，必六十日之久，诸阴尽集，而后邪退而愈；其次四十日；又其次二十日，热瘥减者，愈瘥速也。此病多于伤寒热病前后见之；其未病而预见者，热气先动也；其病后四五日，或二十日，或一月见者，遗热不去也。各随其证以治，具如下文。"

《医宗金鉴·订正仲景全书·金匮要略注》对百合病的病因做出新的补充，认为本病既有因"伤寒大病之后余热未解，百脉未和"而致病者，亦有因"平素多思不断，情志不遂，或偶触惊疑，卒临异遇"而"形神俱病"者。明确指出本病的发生与情志所伤有关。清代尤在泾认为本病见症虽多，"全是恍惚去来，不可为凭之象"，唯"口苦、小便赤、脉微数"为凭。

张璐《张氏医通》亦认为本病多由思虑伤脾，脾阴受困，厥阴之火尽归于心，扰及百脉而致病。

王孟英《温热经纬》则谓本病多系余热逗留肺经，但不一定皆在疫病之后，"凡温、暑、湿、热诸病之后皆有之"，其病理机制为"肺主魄，魄不安则如有神灵"。

张璐对病久气阴两伤者，于仲景治法之外，另立生脉散一方，并谓养心宁神之品，亦可斟酌病情进行加减，热盛者兼用左金丸以折之；王孟英则主张以平淡之剂清其余热。

2.百合病，发汗后者，百合知母汤主之。

🥣 百合知母汤方

百合七枚（擘） 知母三两（切）

上先以水洗百合，渍一宿，当白沫出，去其水，更以泉水二升，煎取一升，去滓；别以泉水二升煎知母，取一升后合和煎，取一升五合，分温再服。

【精解导读】

本条论述百合病误用汗法后的证治。百合病有如寒无寒、如热无热等证，医生误认为是表实证，而发其汗，汗后伤津，心血肺阴更虚，则虚热加重，故出现心烦、口渴等。

治以百合知母汤，养阴清热，润燥除烦。方中百合清心润肺，益气安神；知母清热除烦，养阴止渴；配泉水清热利尿，导热下行。三药相合，以奏养阴除热之功。

【名典评注】

《医宗金鉴》:"百合病不应汗而汗之,不解者,则致燥。以百合知母汤主之者,清而润之也。"

3. 百合病,下之后者,滑石代赭汤主之。

滑石代赭汤方

百合七枚(擘) 滑石三两(碎,绵裹) 代赭石如弹丸大一枚(碎,绵裹)

上先以水洗百合,渍一宿,当白沫出,去其水,更以泉水二升煎取一升,去滓;别以泉水二升煎滑石、代赭,取一升后合煎,取一升五合,分温服。

【精解导读】

本条论述百合病误用下法后的证治。百合病有意欲食、复不能食,口苦,尿赤,脉微数等证,医生误认为是里实证,而反下之,以致津液更伤,内热加重,故常见小便短赤而涩。又因苦寒泻下之品,伤其胃气,故胃气上逆而致哕。

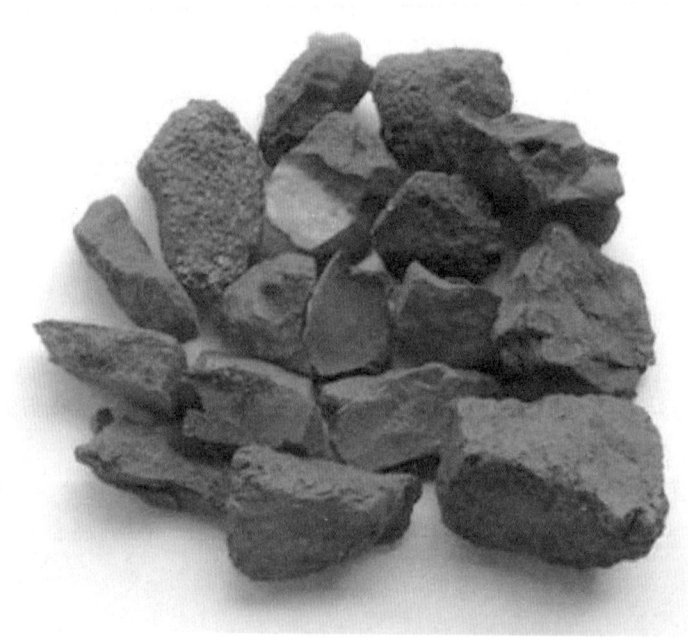

治以滑石代赭汤，滋阴清热，和胃降逆。方中百合滋润心肺，益气安神；滑石清热利尿，代赭石和胃降逆；配泉水引热下行。

【名典评注】

《金匮要略论注》："其在下后者，下多伤阴，阴虚火逆，故以百合同滑石之走窍，代赭之镇逆者以通阳气，加之泉水以泻阴火，而阴气自调也。"

4. 百合病，吐之后者，百合鸡子汤主之。

百合鸡子汤方

百合七枚（擘）　鸡子黄一枚

上先以水洗百合，渍一宿，当白沫出，去其水，更以泉水二升煎取一升，汤成去滓，内鸡子黄，搅匀，煎五分，温服。

【精解导读】

本条论述百合病误用吐法后的证治。百合病有不欲闻食臭等证，医生误认为宿食停滞，而用吐法，更损肺胃之阴，且扰胃之和降之气，则虚烦不安，而胃中不和。

治以百合鸡子汤，养阴润燥除烦。方中百合滋养肺胃之阴，清热除烦；鸡子黄养阴润燥，安五脏之气，能除虚烦；泉水养阴泄热。

【名典评注】

《金匮要略论注》："吐伤元气，而阴精不上奉，故百合病在吐后者，须以鸡子黄之养阴者同泉水以滋元阴，协百合以行肺气，则血气调而阴阳自平。"

5. 百合病，不经吐下发汗，病形如初者，百合地黄汤主之。

百合地黄汤方

百合七枚（擘）　生地黄汁一升

上以水洗百合，渍一宿，当白沫出，去其水，更以泉水二升，煎取一升，去滓，内地黄汁，煎取一升五合，分温再服，中病，勿更服，大便常如漆。

【精解导读】

本条论述百合病未经汗、吐、下的证治之法。由于心血肺阴两虚，阴虚内热，邪气流于百脉，而成百合病。

治以百合地黄汤，养心血，滋肺阴，凉血清热。方中百合养肺阴，清虚热；生地黄益营凉血，滋水降火，调和血脉；泉水利小便，泄虚热。三药相合，使阴气充，热邪去，百脉调和，病可自愈。

【名典评注】

《医宗金鉴》："百合一病，不经吐、下、发汗，病形如初者，是谓其病迁延日久，而不增减，形证如首章之初也。以百合地黄汤，通其百脉，凉其百脉。中病勿更服，恐过服生地黄，大便常如漆也。"

【病例与诊治】

连某，男，48岁，干部，于1980年10月14日来诊。一个月前因生气精神不好，性情急躁，少寐多梦，纳呆，口苦，小便短赤。近一周来坐卧不安，烦躁不宁，多疑，夜间尤甚。现症：神疲体倦，走路有欲倒之势，欲食不能食，欲卧不能卧，曾多次去医院诊治，投安神镇静之品和疏肝理气、豁痰清热之药均无效。既往史：患阳痿5年。查体：一般状态尚可，神清语明，舌质红，舌尖赤，苔微黄，脉沉细而数。综上脉证合参为肾虚累及心肺，阴虚生内热，百脉失其濡养所致。诊为百合病，治以滋阴清热，养心安神。方用百合地黄汤、知柏地黄汤加减。

处方：百合100克，生地黄15克，知母15克，山药15克，茯苓15克，炒枣仁20克，甘草10克。2剂，日1剂，水煎服。

10月16日二诊：服药后诸症减其大半，小便通畅，口中和，能进饮食但量少，能入睡，舌苔已退，药已应症，继用前法前方加龟板15克，3剂。

10月19日三诊：诸症基本消失，精神已恢复正常，饮食量增加，睡眠安适，仍感腰酸乏力。再守上方6剂。

10月25日四诊：诸症消失，已上班，阳痿亦有好转，改用新六味地黄丸以治本。

（摘自《吉林中医药》，1981年）

6. 百合病，一月不解，变成渴者，百合洗方主之。

百合洗方

上以百合一升，以水一斗，渍之一宿，以洗身，洗已，食煮饼，勿以盐豉也。

【注释】

煮饼：可能是面条一类食物。

【精解导读】

本条论述百合病变证的治法。由于心肺阴虚内热，一月不解，阴津亏损，虚火亢盛，故见口渴，只用百合地黄汤药力不足，配用百合洗方，以百合渍水洗身。外洗皮表，其气通肺，以清肺热。内服外洗，共收养阴清热之效。洗已汗出而胃知饥，则食以煮饼，益气养津，清热止渴。勿以盐豉佐食，恐其味咸伤血，耗津增热而变渴。

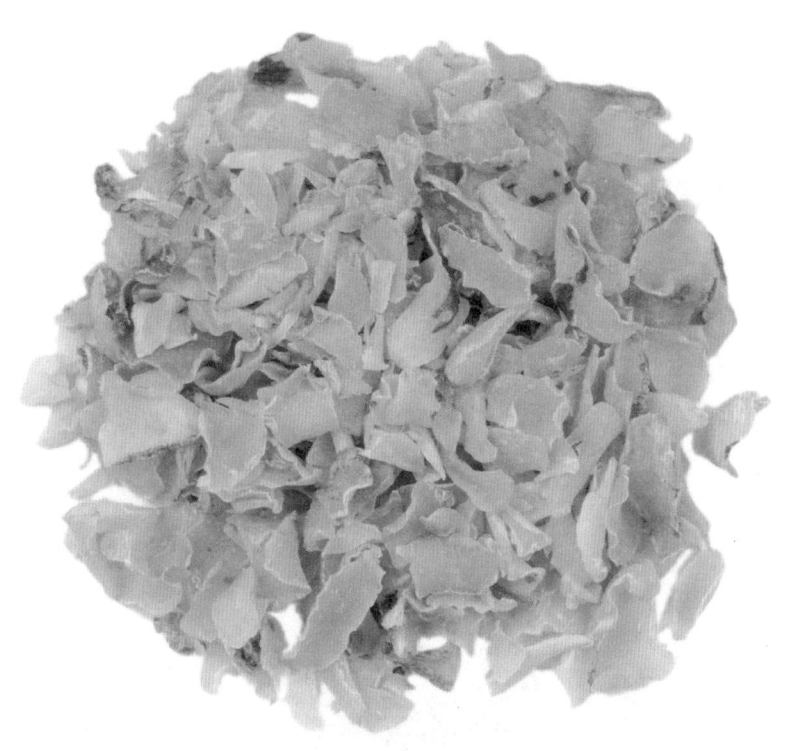

【名典评注】

《医宗金鉴》："百合病本不渴，今一月不解，变成渴者，外以百合汤浸洗其身，通表泻热；内食煮饼，勿以盐豉，不致引饮，而渴自止也。"

7. 百合病，渴不瘥者，栝楼牡蛎散主之。

栝楼牡蛎散方

栝楼根　牡蛎（熬）等分
上为细末，饮服方寸匕，日三服。

【精解导读】

本条又论述百合病渴而不瘥的治法。上述之百合病，若服百合地黄汤及百合洗方，而其渴仍不瘥者，此为热伤津液之所致，可用栝楼牡蛎散主之。

栝楼牡蛎散方，有生津止渴、收敛浮热的作用。方中栝楼根气凉性润，启发脾阴，上承津液，而止口渴；牡蛎则敛摄在上之阳热，开散凝滞水饮。以上二味，一升一降，使其阴阳调和，口渴自解。

【名典评注】

《金匮要略论注》："渴不瘥，是虽百合汤洗而无益矣。明是内之阴气未复，阴气未复，由于阳亢也，故以栝楼根清胸中之热，牡蛎清下焦之热，与上平阳以救阴同法，但此从其内治耳，故不用百合而作散。"

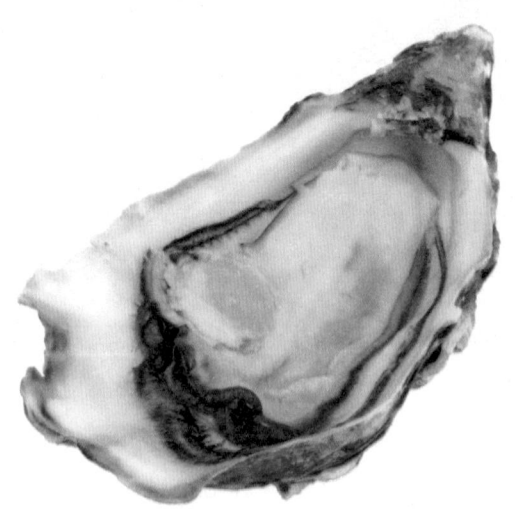

8. 百合病，变发热者一作发寒热，百合滑石散主之。

百合滑石散方

百合一两（炙）　滑石三两

上为散，饮服方寸匕，日三服，当微利者，止服，热则除。

【精解导读】

本条三论百合病变发热证的治法。由于心血肺阴两虚，虚热游走百脉无定，气血乱于表，故如寒无寒，如热无热。变发热者，为虚热郁结，热郁于上，气行不畅，湿郁于下，湿热相合，故发热、口苦、脉数、尿赤。

治以百合滑石散，滋阴清热，利湿通郁。方中百合滋阴济阳，清润心肺；滑石利水，渗湿以解热。以上二味，一为滋阴润燥，而去在上之虚热；一为滑利水道，而通在下之湿郁，津液通济，其热可清。

【名典评注】

《金匮要略论注》："仲景尝谓发于阳部，其人振寒而发热，则知变发热者，内热不已，淫于肌肤，而阳分亦热，故以滑石清腹中之热，以和其内，而平其外，兼百合清肺气以调之；不用泉水，热已在外，不欲过寒伤阴，故曰当微利，谓略疏其气，而阴平热则除也。"

9. 百合病，见于阴者，以阳法救之；见于阳者，以阴法救之。见阳攻阴，复发其汗，此为逆；见阴攻阳，乃复下之，此亦为逆。

【精解导读】

本条论述百合病的治疗顺逆。百合病是由于心血肺阴两虚，阴虚生热，内热耗损阴气，然病见于阴，甚必及阳，故其症状有见于阴和见于阳之分，如见于阳则常默然、欲卧、不能行、如寒、无热、不能食、不用闻食臭；见于阴，则意欲食、饮食或有美时、无寒、如热、不能卧、欲行、口苦、脉微数、小便赤。治疗之法，不外用阴和阳，用阳和阴，使其阴阳平秘则病愈。

若误用发汗之法，则更伤其阳，故曰：此为逆。同样，若误用攻下之法，则更伤其阴，故曰：见阴攻阳，乃复下之，此亦为逆。由此可见，百合病治疗方法是见阳救阴，见阴救阳，以调和阴阳，恢复阴阳平衡状态，则病自愈。

【名典评注】

《金匮要略心典》："病见于阴，甚必及阳；病见于阳，穷必归阴。以法救之者，养其阳以救阴之偏，则阴以平而阳不伤；补其阴以救阳之过，则阳以和而阴不敝。《内经》'用阴和阳，用阳和阴'之道也。若见阳之病而攻其阴，则并伤其阴矣，乃复发汗，是重伤其阳也，故为逆；见阴之病而攻其阳，则并伤其阳矣，乃复下之，是重竭其阴也，故亦为逆。以百合为邪少虚多之证，故不可直攻其病，亦不可误攻其无病如此。"

10. 狐惑之为病，状如伤寒，默默欲眠，目不得闭，卧起不安，蚀于喉为惑，蚀于阴为狐，不欲饮食，恶闻食臭，其面目乍赤、乍黑、乍白。蚀于上部则声喝一作嗄，甘草泻心汤主之。

🥣 甘草泻心汤方

甘草四两　黄芩、人参、干姜各三两　黄连一两　大枣十二枚　半夏半升

上七味，水一斗，煮取六升，去滓，再煎，温服一升，日三服。

【注释】

状如伤寒：发热恶寒如同伤寒之证。

蚀：指腐蚀。

声喝：指声音嘶哑，或作嗄，两字相同。

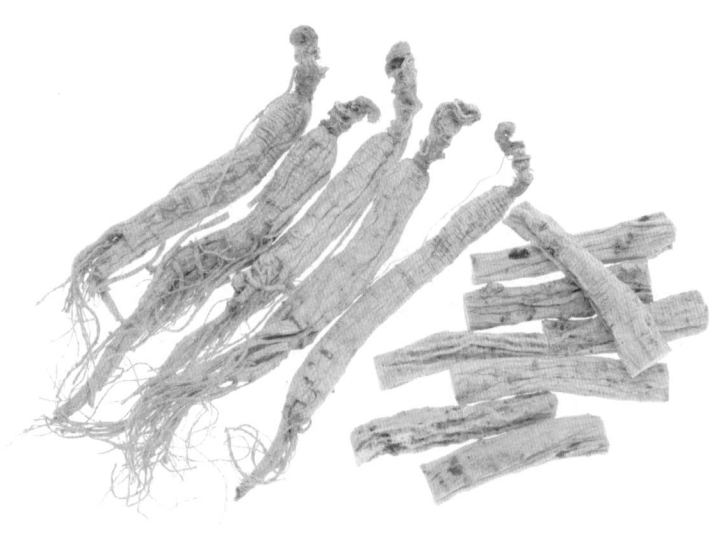

【精解导读】

本条论述狐惑病的症状及治疗。本病是因湿热久蕴而生虫，且蒸腐气血，内损心肺，外伤咽喉，咽喉腐蚀糜烂，则声音嘶哑，名叫"惑"病；若内损肝肾，虫蚀前后二阴，阴部腐蚀溃烂，而叫"狐"病。若内伤脾胃，运化失常，故不欲饮食，恶闻食臭。湿热内困心神，故默默欲眠，目不得闭，而卧起不安。湿热为病，热上蒸，故其面目乍赤；湿上遏，故其面目乍黑；湿热下行，则面目乍白。

治疗之法，上蚀于喉的，应清热解毒，泻心扶正，治用甘草泻心汤。方以甘草扶正解毒；配以黄芩、黄连清热而燥湿；干姜、半夏辛燥行气以化湿；人参、大枣补中健运，以运湿邪。诸药相合，乃调中焦阴阳，而使脾气健运，湿毒自化，则其证可解。

【名典评注】

《金匮要略论注》："狐惑虫也，虫非狐惑而因病以名之，欲人因名思义也。大抵皆湿热毒所为之病，毒盛在上，侵蚀于喉为惑，谓热淫如惑乱之气感为生蜮也，毒偏在下，侵蚀于阴为狐，谓柔害而幽隐如狐性之阴也。蚀者若有食之而不见其形，如日月之蚀也。"

【病例与诊治】

解某，男，43 岁。口腔、肛门、龟头出现红色，如炎症初起，随之即溃烂皮破，日久不愈。西医诊断为"白塞综合征"，治疗七十余日，唯龟头之糜烂毫不见效。切其脉弦细，观舌质红而苔白。辨为肝肾阴虚有热，且伏有湿匿之邪。

外用处方：珍珠 3 克，青黛 3 克，轻粉 1 克，共研细末，涂敷疮面。

内服处方：熟地 30 克，山药 18 克，牡丹皮 10 克，赤茯苓 10 克，川楝子 10 克，使君子 10 克，当归 10 克，芎劳 6 克。水煎内服。

经内外兼治，不到一个月病愈。

11. 蚀于下部则咽干，苦参汤洗之。

🪣 **苦参汤方**

苦参一升

以水一斗，煎取七升，去滓，熏洗，日三服。

【精解导读】

本条论述狐惑病蚀于前阴的外治法。湿热腐蚀于下，则前阴苦痒，甚或溃烂；湿热循经上熏咽喉，故咽干。

治以苦参汤，熏洗患处。苦参清热燥湿，解毒杀虫，更治前阴虫痒溃烂之疾。

【名典评注】

《金匮要略论注》："下部毒盛，所伤在血而咽干，喉属阳，咽属阴也，并用苦参熏洗，以祛风清热杀虫也。"

12. 蚀于肛者，雄黄熏之。

雄黄

上一味为末，筒瓦二枚合之，烧，向肛熏之。

《脉经》云：病人或从呼吸上蚀其咽，或从下焦蚀其肛阴。蚀上为惑，蚀下为狐，狐惑病者，猪苓散主之。

【精解导读】

本条论述狐病蚀于肛门的治法。由于湿热生虫，蚀于后阴，作痒作痛，肛门溃烂。此证包括近世的"白塞综合征"。如前阴破损者，可用珍珠粉敷之。治以雄黄熏法，雄黄有解毒除湿杀虫的功效。此方亦治寸白虫（蛲虫），在临床上用之有效。

【名典评注】

《医宗金鉴》："李彣曰：喉肛与前阴，皆关窍所通，津液滋润之处，故虫每蚀于此。"

13. 病者脉数，无热微烦，默默但欲卧，汗出。初得之三四日，目赤如鸠眼；七八日，目四眦一本此有黄字黑。若能食者，脓已成也。赤豆当归散主之。

赤豆当归散方

赤小豆三升（浸，令芽出，曝干）　当归三两
上二味，杵为散，浆水服方寸匕，日三服。

【注释】

无热：谓无寒热，是无表证的互词。

鸠：鸟名，俗称斑鸠，其目色赤。

四眦：指两眼内外眦。

【精解导读】

本条论述狐惑病成脓的证治。病者无热，表示病不在表。由于湿热内盛，困扰心神，则脉数，微烦，默默但欲卧；湿热外蒸，腠理开泄，故汗出；湿热郁于血分，蓄热不去，随肝经上注于目，则目赤如鸠眼；若湿热壅遏，日久不解，蒸腐血肉而化脓，故目四眦黑；化脓之时，病势局限，对脾胃影响较轻，所以病人能食。

治以赤小豆当归散，清热解毒，活血化脓。方中赤小豆渗湿清热，解毒排脓，以散恶血；当归活血养血，去腐生新；浆水清凉解热。三药同用，脓除毒解，热退湿化，其病可愈。

本证的化脓部位可在喉部、阴部、肛门，或大肠下端、眼球前房积脓。关于初得之三四日和七八日的时间，皆是约略之数，可不必拘泥，仍以病症变化为准。

【名典评注】

《金匮要略心典》："脉数微烦，默默但欲卧，热盛于里也。无热汗出，病不在表也。三四日目赤如鸠眼者，肝脏血中之热，随经上注于目也。经

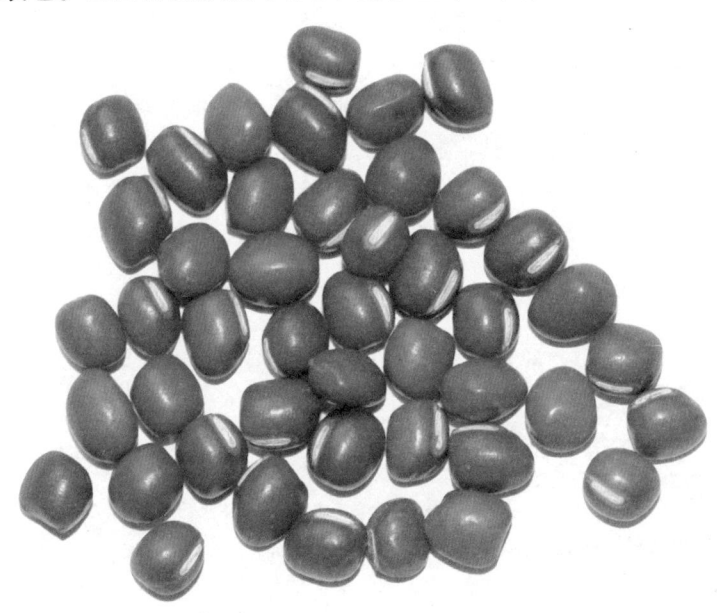

热如此，脏热可知，其为蓄热不去，将成痈肿无疑。至七八日目四眦黑，赤色极而变黑，则痈尤甚矣。夫肝与胃，互为胜负者也。肝方有热，势必以其热侵及于胃；而肝既成痈，胃即以其热并之于肝，故曰若能食者，知脓已成也。且脓成则毒化，毒化则不特胃和而肝亦和矣。赤豆、当归，乃排脓血、除湿热之良剂也。

再按此一条，注家有目为狐惑病者，有目为阴阳毒者，要之亦是湿热蕴毒之病，其不腐而为虫者，则积而为痈。不发于身面者，则发于肠脏，亦病机自然之势也。仲景意谓与狐惑、阴阳毒，同源而异流者，故特论列于此钦？"

14.阳毒之为病，面赤斑斑如锦纹，咽喉痛，唾脓血。五日可治，七日不可治，升麻鳖甲汤主之。

【注释】

锦纹：有彩色花纹的丝织品。

【精解导读】

本条论述阳毒的证治。阳毒是因感受天地疫疠火毒之气，火毒内蕴，扰于营血，血热行于皮下，故面赤斑斑如锦文；火毒上灼咽喉，则咽喉疼痛；火毒蒸腐胸膈气血，血肉腐败，而吐脓血。由上可知，本证病势凶险，应在邪气未盛，正气不衰，易于治疗之时治之。若待正虚邪盛，则较为难治，故曰："五日可治，七日不可治。"

治以升麻鳖甲汤，清热解毒，活血排脓。方中升麻、甘草清热解毒，可治时气疫疠之喉痛；当归、鳖甲活血凉血，散瘀排脓，养阴清热；雄黄辛温，散瘀解毒；蜀椒温中止痛；雄黄、蜀椒均为温热之品，可助升麻、甘草解毒之力，又能助鳖甲、当归散瘀排脓之功。诸药合用，热除毒解，阳毒可愈。

15.阴毒之为病，面目青，身疼如被杖，咽喉痛。五日可治，七日不可治，升麻鳖甲汤去雄黄、蜀椒主之。

【注释】

身疼如被杖：身体好似被木杖击打一样疼痛。

【精解导读】

本条论述阴毒的证治。阴毒是感受天地疫疠阴阳之气，毒邪痼结于里，血瘀凝滞，经脉阻塞不通，故面目色青；经脉阻塞，血流不通，则身痛如被杖；疫疠毒邪结于咽喉，故咽喉疼痛。"五日可治，七日不可治"，其义同前。

治以升麻鳖甲汤去雄黄、蜀椒，解毒化瘀祛邪。

【名典评注】

《金匮要略心典》："毒者，邪气蕴蓄不解之谓。阳毒非必极热，阴毒非必极寒。邪在阳者为阳毒，邪在阴者为阴毒也。而此所谓阴阳者，亦非脏腑气血之谓，但以面赤斑斑如锦纹、咽喉痛、吐脓血，其邪着而在表者谓之阳；面目青、身痛如被杖、咽喉痛、不吐脓血，其邪隐而在表之里者谓之阴耳。故皆得用辛温升散之品，以发其蕴蓄不解之邪；而亦并用甘润咸寒之味，以安其邪气经扰之阴。五日邪气尚浅，发之犹易，故可治；七日邪气已深，发之则难，故不可治。其蜀椒、雄黄二物，阳毒用之者，以阳从阳，欲其速散也；阴毒去之者，恐阴邪不可劫，而阴气反受损也。"

🥣 升麻鳖甲汤方

升麻二两　当归一两　蜀椒（炒去汗，一两）　甘草二两　鳖甲一片（手指大，炙）　雄黄半两（研）

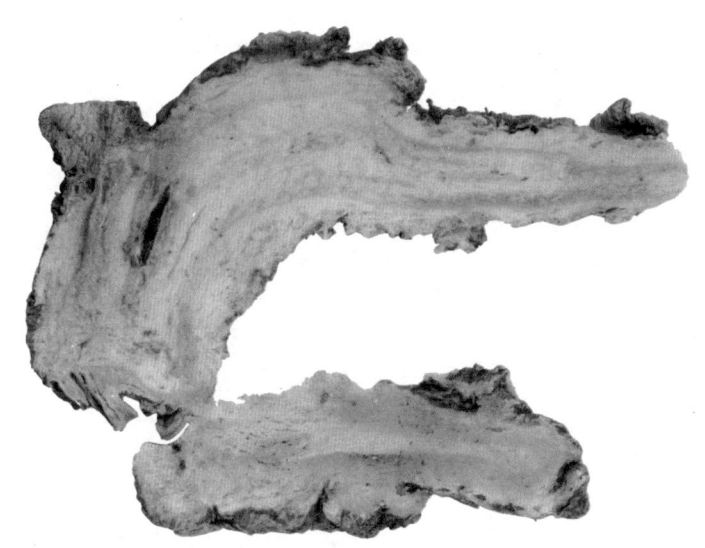

上六味，以水四升，煮取一升，顿服之，老小再服。取汗。

《肘后备急方》《备急千金要方》：阳毒用升麻汤，无鳖甲有桂；阴毒用甘草汤，无雄黄。

◆◆ **本章评析** ◆◆

　　百合病的病机为心肺阴血两虚，阴虚生热，病气游走百脉，症状百出而捉摸不定。治疗应以滋养心肺阴血，清除虚热而为法，故以百合地黄汤为代表方。本病因有误治和变证的不同，因而在治疗上亦有所不同。如误汗之后，用百合知母汤治之；误下之后，用滑石代赭汤治之；误吐之后，用百合鸡子汤治之。若百合病变渴者，用百合洗方治之；若渴不瘥者，则用栝楼牡蛎散治之；若变发热者，则用百合滑石散主之。

　　狐惑病的病机是湿热生虫，腐蚀气血而引起的疾患，治以清热解毒、化湿扶正为主。若虫蚀于上部叫作"惑"，则声嗄，用甘草泻心汤治之；蚀于前阴的叫作"狐"，则因黏膜溃破，可用苦参汤洗之；蚀于后阴，用雄黄熏之；若狐惑成脓，目眦黑而能食，用赤小豆当归散，清热解毒，活血排脓。

　　阴阳毒的病因是感受天地疫疠毒气，有传染性。两者均有咽喉痛，但阳毒以面赤斑斑如锦纹、吐脓血为主证，用升麻鳖甲汤清热解毒，活血排脓；阴毒以面目色青、身疼如被杖为主证，用升麻鳖甲汤去雄黄、蜀椒，解毒散瘀。

第四章　中风历节病脉证并治

1. 说明了中风病的发病机制、脉证及治疗方法。
2. 说明了历节病的病理、脉证及治疗方法。

【品评】

本章论述了中风、历节等十余种疾病的辨证论治，重点说明了中风和历节病的证治。中风病是因外感风邪，或因发病急骤，病症多端，有风性善行而数变的特征，所以称为中风。

中风症状常见于突然昏倒，丧失神志，然后出现半身不遂、口眼㖞斜等。关于中风的有关病因，有外风、内风、虚风等。

外风主要是指风寒燥火等邪从外侵入以后，或动内风，或助痰火，或痹经络，而成中风之病。

内风主要是指痰火内发，由于火热既能动风，又能炼液成痰，痹阻脉络，而成中风之病。

虚风主要是指血虚生风，或脉络空虚，风邪乘虚而入，留着为痹，就形成了中风。

由于中风的病机是经络血脉痹阻不通，气血不畅通，筋脉失养，所以会伴有半身不遂、口眼㖞斜等症。

历节病多见疼痛遍历关节，病势发展较迅速。患病原因首先是肝肾不足，而后风寒湿邪侵入机体，留于关节，发生关节肿大、疼痛等症。

1. 夫风之为病，当半身不遂，或但臂不遂者，此为痹。脉微而数，中风使然。

【注释】

风之为病：指中风病而言。

不遂：不能随意运动。

痹：指中风的病机，在于经脉痹阻。

【精解导读】

本条论述中风的辨证。中风病人的正气先虚，卫阳不足，故脉来微弱。阴血不足，则肝风易动，风燥化火，或五志化火，故脉又数。火热灼液为痰，瘀阻经脉，闭塞不通，气血不能畅行，筋脉失养，故病变轻的出现一臂偏废；病变较重的，则一侧肢体不能随意运动，而成偏瘫。

风病，《黄帝内经》论之详矣，但往往与痹合论，后人惑之。故仲景复言之曰："风之为病，当半身不遂，即经所谓偏枯也；或但两臂不遂者，非中风也，即痹病也。盖痹为阴病，脉多沉涩；风为阳病，脉多浮缓；今脉微而数，中风使然。其脉微者，正气虚也；数者，邪气胜也。故病风中之人，因虚而召风者，未有不见微弱之脉者也；因热而生风者，未有不见数急之脉者也。"

【名典评注】

《张氏医通》："半身不遂者，偏风所中也；但臂不遂者，风遂上受也。风之所客，凝涩营卫，经脉不行，分肉筋骨俱不利，故曰此为痹。今因风着为痹，营遂改微，卫遂改数，盖微者阳之微，数者风之炽也。"

《医门法律》："臂不举为痹，叙于半身不遂之下，谓风从上入，臂先受之，所入犹浅也。世传大拇一指独麻者，三年内定中风，则又其浅者矣。"

《类证治裁·中风》："半身不遂，因气血不至，故痛痒不知。经曰：营虚则不仁，卫虚则不用，营卫俱虚，则不仁且不用。"

2.寸口脉浮而紧，紧则为寒，浮则为虚，寒虚相搏，邪在皮肤。浮者血虚，络脉空虚，贼邪不泻，或左或右，邪气反缓，正气即急，正气引邪，喎僻不遂。邪在于络，肌肤不仁；邪在于经，即重不胜；邪入于腑，即不识人；邪入于脏，舌即难言，口吐涎。

【注释】

寸口：指左右两手寸、关、尺脉。

贼邪不泻：贼邪，指伤害人体的邪气，如风邪、寒邪等。不泻，指邪气留于经络血脉，而不能排出。

喎僻：就是口眼喎斜。

即重不胜：是指邪入于经，就有肢体重滞，不易举动之症。

【精解导读】

本条论述中风的病因、病机及辨证方法。由于气行脉外，血行脉中，阴血亏损，阳气独充，外似盛而内实虚，故此脉浮主络脉空虚，风寒之邪乘虚侵袭，故紧则为寒。

由于正虚不能抗邪外出，故贼邪留而不泄。受邪之侧，脉络气血受伤则经络缓而不用，故面肌松弛，运动无力。不邪之处即受正气支配的一侧，则正气独治而紧急。于是，正气引邪，则面肌反见拘急，故出现喎僻不遂。

中风的辨证，病变较轻者，是邪中络脉，营气不能运行于肌表，以致肌肤麻木不仁。病变较重者，是邪中经脉，经脉阻滞，气血不能运行于肢体，以致肢体重滞不易举动。病势更重，是邪中于腑，胃腑不能疏泄，湿浊郁蒸，神失清灵，故不识人。病势最重，是邪中于脏，邪气归心，乱其神明，故舌纵难言，津液失摄，口中吐涎。

【名典评注】

《金匮要略心典》："寒虚相搏者，正不足而邪乘之，为风寒初感之诊也。浮为血虚者，气行脉外而血行脉中，脉浮者，沉不足，为血虚也。血虚则无以充灌皮肤，而络脉空虚，并无以捍御外气，而贼邪不泻，由是或左或右，随其空处而留着矣。邪气反缓，正气即急者，受邪之处，筋脉不用而缓，无邪之处，正气独治而急，缓者为急者所引，则口目为僻，而肢体不遂，是以左喎者邪反在右，右喎者邪反在左。然或左或右，则有邪正缓急之殊，而为表为里，亦有经络脏腑之别。经云：经脉为里，支而横者为络，络之小者为孙；是则络浅而经深，络小而经大，故络邪病于肌肤，而经邪病连筋骨，甚而入腑，又甚而入脏，则邪递深矣。盖神藏于脏，而通于腑，腑病则神窒于内，故不识人。诸阴皆连舌本，脏气厥不至舌下，则机息于上，故舌难言，而涎自出也。"

侯氏黑散　治大风，四肢烦重，心中恶寒不足者（《外台秘要》治风癫）。

菊花四十分　白术十分　细辛三分　茯苓三分　牡蛎三分　桔梗八分　防风十分　人参三分　矾石三分　黄芩五分　当归三分　干姜三分　芎䓖三分桂枝三分

上十四味，杵为散，酒服方寸匕，日一服。初服二十日，温酒调服，禁一切鱼、肉、大蒜，常宜冷食，六十日止，即药积在腹中不下也。热食即下矣，冷食自能助药力。

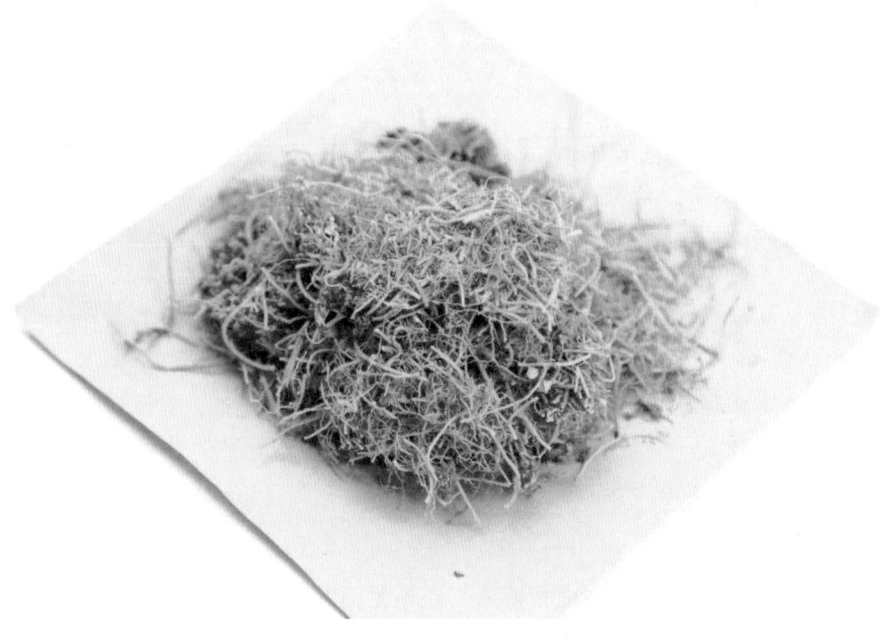

大风：古代证候名称。

【精解导读】

本方论述中风挟寒证治准则。由于病人气血亏损，虚阳上越，阳热炼液为痰，所以常见面红、眩晕、昏迷。又感大风寒邪，阻滞经脉阳气，故四肢烦重，半身不遂。阳气不足，风寒邪气向内，渐欲凌心，故心中恶寒不足。

治以侯氏黑散，清肝化痰，养血祛风。方中菊花、牡蛎、黄芩清肝潜阳；桔梗涤痰通络，矾石排除痰垢，以治眩晕昏迷；人参、茯苓、当归、芎劳、白术、干姜温补脾胃，补气养血，活血通络；防风、桂枝、细辛散风寒邪气，温通阳气，治四肢烦重、半身不遂等。

【名典评注】

《金匮要略编注》："直侵肌肉脏腑，故为大风，邪困于脾，则四肢烦重；

阳气虚而风未化热，则心中恶寒不足，故用参、术、茯苓健脾安土，同干姜温中补气，以菊花、防风能驱表里之风，芎䓖宣血养血为助，桂枝引导诸药而开痹着，以矾石化痰除湿，牡蛎收阴养正，桔梗开提邪气，而使大气得转，风邪得去，黄芩专清风化之热，细辛祛风而通心肾之气相交，以酒引群药到周身经络为使也。"

3. 寸口脉迟而缓，迟则为寒，缓则为虚；营缓则为亡血，卫缓则为中风。邪气中经，则身痒而瘾疹；心气不足，邪气入中，则胸满而短气。

◎ 第四章　中风历节病脉证并治 ◎

【注释】

亡血：亡是亡失，血是营血。

瘾疹：即风疹块等一类疾患，因风湿郁于肌表所引起。又可解为时发时止的皮疹。

心气不足：指心之气血不足。

入中：指风邪袭人，伤中心肺。

【精解导读】

本条论述瘾疹和胸满两种风病的辨证。由于营血不足，脉至而无力，故曰缓则为虚，为亡血。由于卫气不足，气之行不及，故曰迟则为寒，营卫两虚易受外邪，则为中风。此乃邪中浅表，而尚未中经。若风邪中经，则气血欲行不能行，汗湿欲透不得透，风湿郁在皮表，可发生风疹，而身体奇痒。若心气不足，风邪乘虚内传心肺，使胸中气机不利，则胸胁胀满而短气。

【名典评注】

《金匮悬解》："寸口脉迟而缓，迟则为血气之寒，缓则为营卫之虚，营缓则为里虚而亡血，卫缓则为表虚而中风。邪气中于经络，风以泄之，而卫气愈敛，闭遏营血，不得外达，则身痒而生瘾疹，痒者，气欲行而血不行也。血郁为热，发于汗孔之外，则成红斑。卫气外敛，不能透发，斑点隐见于皮肤之内，是为瘾疹。营气幽郁，不得畅泄，是以身痒，若心气不足，邪气乘虚而入，壅遏宗气，则胸膈胀满而短气不舒也。"

风引汤　除热瘫痫。

大黄、干姜、龙骨各四两　桂枝三两　甘草、牡蛎各二两　寒水石、

滑石、赤石脂、白石脂、紫石英、石膏各六两

上十二味，杵，粗筛，以韦囊盛之。取三指撮，井花水三升，煮三沸，温服一升。治大人风引，少小惊痫瘛疭，日数十发，医所不疗，除热方。《巢氏》云：脚气宜风引汤。

【注释】

瘛痫：瘫是指半身不遂，痫是指癫痫病。

韦囊：古代用皮革制成的药袋。

【精解导读】

本方论述风邪内进，火热内生，五脏阳亢病风的辨证论治。由于风热内侵，或盛怒不止，脏气亢甚，血热进心，上逆于头，故面红、目赤、神志昏迷。气血不行于四肢，故瘫痪不能运动。热伤阴血，不能滋养筋脉，故抽搐。热盛则炼液成痰，故见惊风癫痫。

凡是五脏火热炽盛，血热上升，引起中风瘫痪、癫痫、小儿惊风等病，皆可用风引汤，清热降火，镇惊熄风。方中大黄、桂枝泄血分实热，引血下行，通行血脉，为除热瘫痫的主药；滑石、石膏、寒水石、紫石英、赤石脂、白石脂潜阳下行，清金伐木，利湿解热，龙骨、牡蛎镇惊安神，固敛肝肾；干姜、甘草温暖脾胃，和中益气，且佐诸石之寒。

【名典评注】

《金匮要略论注》："风邪内并，则火热内生，五脏亢甚，迸归入心，故以桂、甘、龙、牡通阳气，以心肾为君，然厥阴风木与少阳相火同居，火发必风生，风生必挟木势，侮其脾土，故脾气不行，聚液成痰，流注四末，因成瘫痪，故用大黄以荡涤风火湿热之邪为臣，随用干姜之止而不行者，以补之为反佐，又取滑石、石膏清金以伐其木，赤白石脂厚土以除其湿，寒水石以助肾水之阴，紫石英以补心神之虚为使，故大人小儿风引惊痫皆主之。"

【病例与诊治】

郑某，女，49岁，1980年11月17日初诊。患者患高血压已5年，血压波动在160~230/95~130mmHg之间，经常头痛、眩晕，服过多种降压西药，但效果不显。1980年11月6日心电图检查：窦性心律，Q–T间期延长0.44秒（最高值0.42秒）；眼底检查：视网膜血管痉挛；X线提示：主动脉弓突出；尿常规：蛋白（＋），红细胞少数。近一周来，头痛、眩晕加剧，手足麻

木，面红，口苦，耳鸣，便秘，溲赤，舌质红，舌苔薄黄，脉象弦硬稍数，血压180/110mmHg。诊为肝火上炎，肝阳上亢，肝风有欲动之势。治宜泻肝火，平肝阳，息肝风，用风引汤加减。

处方：寒水石 12 克，紫石英 30 克，生石膏 18 克，生龙骨、生牡蛎各 30 克，生石决明 20 克（均先煎半小时），滑石 14 克（包煎），赤芍 15 克，干姜 3 克，大黄 9 克，芎劳 10 克，地龙 10 克，钩藤 12 克（后下），菊花 10 克，黄芩 10 克。水煎服。一日 1 剂，分 2 次服。

3 剂后头痛眩晕大减，便通溲清，黄苔消退，脉见缓象，血压170/100mmHg。药症合拍，初见成效。原方加磁石 30 克，干姜增至 6 克再进。血压逐渐下降，12 月 4 日血压正常，头痛、眩晕消失，已可自由行走，唯舌头尚感不太灵活。原方去寒水石、磁石、大黄，加菖蒲 10 克、葛根 10 克。至12 月 30 日诸症皆失。前后共服风引汤加减 39 剂，后易避风降压丸常服，以善其后。追访 1 年，血压一直正常。

（摘自《中医杂志》，1982 年）

防己地黄汤　治病如狂状，妄行，独语不休，无寒热，其脉浮。

防己一分　桂枝三分　防风三分　甘草一分

上四味，以酒一杯，渍之一宿，绞取汁。生地黄二斤，㕮咀，蒸之如斗米饭久，以铜器盛其汁，更绞地黄汁，和分再服。

【注释】

妄行：指行为反常。

独语：独自一人胡言乱语。

㕮咀：此处作把药切碎解。

【精解导读】

本方论述血虚火盛的风病的辨证论治。由于心肝阴血亏损，不能滋潜风阳，形成肝风上扰，而心火炽盛。风热上扰，神志错乱，故病如狂状，而脉来浮大。又因风升而气涌，气涌而痰逆，痰浊上聚于心，则精神昏乱，故独语不休。身无寒热，不见表证，脉浮，是阳气外盛之象。

治用防己地黄汤，滋阴降火，养血息风，透表通络。方中生地黄汁用量最大，补阴血，益五脏，养血息风，滋阴降火；桂枝、防风、防己透表散热，通络去滞；甘草益阴泻火。

【名典评注】

《金匮要略编注》："盖热风邪入于心，风火相抟，神识躁乱不宁，故如狂状妄行。而心主语，风火炽盛于心，独语不休，经谓心风焦绝，善怒嚇是也。风邪入内，表无寒热，但脉浮耳。此少阴时令，感冒风火入心，是为温热病之制，非治中风之方，乃编书者误入。然中风证，非四肢不收，即㖞僻半身不遂，何能得其狂状妄行，读者详之。因心经血虚火盛受风，故用生地凉血养血为君，乃取血足风灭之意，甘草以和营卫，防风、防己驱风而使外出也。"

《金匮要略论注》："此亦风之进入于心者也。风升必气涌，气涌必滞涎，涎滞则留湿，湿留壅火，邪聚于心，故以二防、桂、甘去其邪，而以生地最多，清心火、凉血热，谓如狂妄行，独语不休，皆心火炽盛之证也。况无寒热，则知病不在表，里（不）在表而脉浮，其为火盛血虚无疑耳。后人地黄饮子、犀角地黄汤等，实祖于此。"

【病例与诊治】

陈某，女，41岁。诸关节酸痛一年余，屈伸不利，经常咽痛，舌苔薄，脉濡，血沉95毫米/小时，给予祛风胜湿清热的防己地黄汤加味治疗：木防己15克，羌活30克，桂枝9克，生地15克，生甘草9克，蒲公英30克，

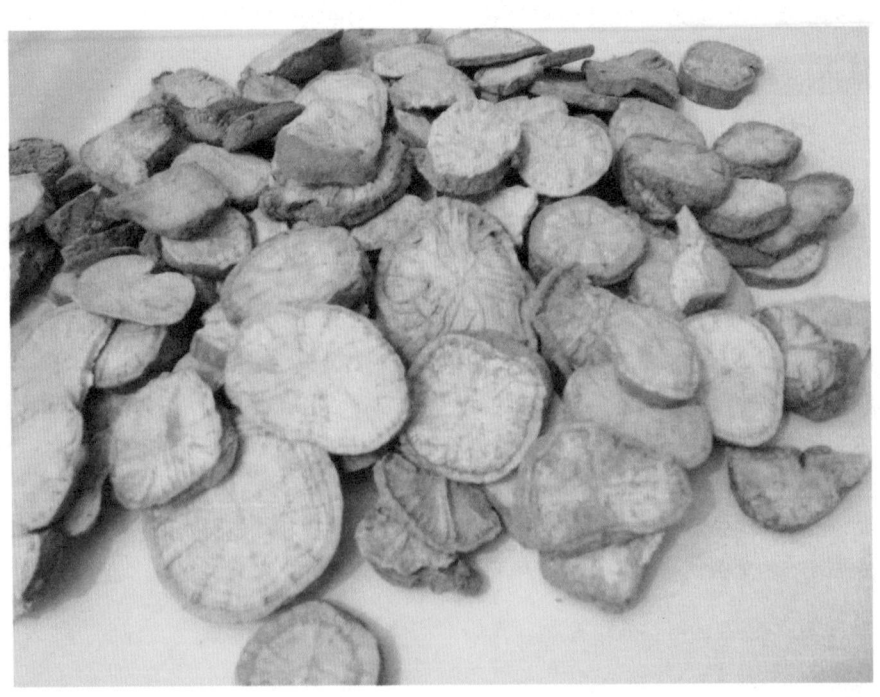

防风 9 克，西河柳 30 克。共治疗 18 天，关节酸痛消失，咽痛亦除，复查血沉降至 5 毫米 / 小时。

（摘自《新中医》，1980 年）

头风摩散方

大附子一枚（炮） 盐等分

上二味为散，沐了，以方寸匕摩疾上，令药力行。

【精解导读】

本方论述头风的外治法。由于气血虚弱，脉络涩滞，风寒之邪袭于头面，经络引急，凝涩不通，故多见偏头作疼，或兼口眼㖞斜等。

治以头风摩散。先用温水沐洗患处，再用散药摩其患处。方中附子辛热力雄，以散风寒之热，又能温通血脉，以缓经络拘急；食盐咸寒，渗透络脉，引邪外出。

【名典评注】

《张氏医通》："头风摩散治中风㖞僻不遂，专取附子以散经络之引急，食盐以治上盛之浮热，《千金》借此治头面一切久伏之毒风也。"

4. 寸口脉沉而弱，沉即主骨，弱即主筋，沉即为肾，弱即为肝。汗出入水中，如水伤心，历节痛，黄汗出，故曰历节。

【注释】

如水伤心：如水湿之邪伤了心和血脉。

黄汗：指历节病中关节溢出黄水的证候。

【精解导读】

本条论述历节的病因、病机和脉证。历节病人，肝血肾气不足，肝血虚则脉弱，筋脉不强，肾气虚则脉沉，骨骼不坚。筋骨不强的病人，在汗出腠理开泄之时，又入水中，寒湿内侵，伤及血脉，浸淫筋骨，流入关节，气血不能运行，郁为湿热，故周身关节皆痛，痛处肿大，溢出黄水，故名历节。

【名典评注】

《金匮要略心典》："此为肝肾先虚而心阳复郁，为历节黄汗之本也。心气化液为汗，汗出入水中，水寒之气从汗孔侵入心脏，外水内火，郁为湿热，汗液则黄，浸淫筋骨，历节乃痛。历节者，遇节皆痛也，盖非肝肾先虚，则虽得水气，未必便入筋骨，非水湿内侵，则肝肾虽虚，未必便成历节。仲景欲举其标而先究其本，以为历节多从虚得之也。"

5. 跌阳脉浮而滑，滑则谷气实，浮则汗自出。

【注释】

跌阳脉：指足背动脉，足阳明胃经冲阳穴，可候胃气的变化。

【精解导读】

本条论述饮酒之人胃有湿热，容易外感寒湿成为历节病。由于酒湿之邪于胃，使谷气不消而成实，所以脉滑。内热外蒸而腠理开泄，故脉又见浮。浮主热，胃热则汗自出。若汗出入水中，或汗出当风，寒湿内侵，郁为湿热，可以成为历节病。

【名典评注】

《金匮要略论注》："此概言历节因风湿，其在胃在肾不同，而皆因饮酒汗出当风所致，乃历节病之因于风者也。谓跌阳，脾胃脉也，滑为实，知谷气实，浮为热盛，故汗自出。然谷何以不行而实，岂非酒湿先伤之乎？胃何以致热，岂非风搏其湿乎？"

6. 少阴脉浮而弱，弱则血不足，浮则为风，风血相搏，即疼痛如掣。

【注释】

少阴脉：手少阴脉在神门穴，可以候心气。足少阴脉在太溪穴，可以候肾气。

【精解导读】

本条论述血气虚弱，风邪外侵历节病的病机。由于血气不足，故少阴脉弱。风邪乘虚而入，故少阴脉浮。风邪袭入，化热耗伤营血，不能营养筋骨，筋脉躁急，故关节抽掣疼痛，不得屈伸。本证治法，当以养血活血，清散风热为主。

少阴心脉也，心主血，心脉浮而弱，弱则为血虚，浮则为风邪，风血相搏，而交争于经络之间，故疼痛牵引如掣也，此发明历节亦有因血虚之义也。

【名典评注】

《医宗金鉴》："李彣曰：风在血中，则栗悍劲切，无所不至，为风血相搏。盖血主营养筋骨者也，若风以燥之，则血愈耗而筋骨失所养，故疼痛如掣。昔人曰：治风先养血，血生风自灭，此其治也。"

《金匮要略论注》："若少阴脉，左尺也，主肾主阴，弱则阴不强，故知血不足。肾脉本沉，无故而浮，故知为风。风血相抟，而邪与正争，故疼痛如掣，有似抽掣也。然风何以得至少阴，岂非因酒湿挟风而乘之乎？"

7.盛人脉涩小，短气，自汗出，历节疼，不可屈伸，此皆饮酒汗出当风所致。

【注释】

盛人：身体肥胖的人。

【精解导读】

本条论述历节病的病因和病机。病人阳气不足，湿气较盛，所以短气。阳气不固，所以自汗出。汗出则腠理空虚，又饮酒出汗，腠理大开，风邪侵入，与湿邪相合，流入关节，阻碍气血运行，所以脉涩小，关节疼痛不可屈伸。

【名典评注】

《金匮要略论注》："若盛人，肥人也，肥人湿多，脉得涩小，此痹象也，于是气为湿所抟而短。因风作使而自汗出，血为邪所痹而疼痛，不可屈伸。然肥人固多湿，何以脉骤涩小，岂非酒湿困之乎？何以疼痛有加，而汗出不已，岂非湿而挟风乎？脉证不同，因风则一，故曰：此皆饮酒汗出当风所致。"

8.诸肢节疼痛，身体尪羸，脚肿如脱，头眩短气，温温欲吐，桂枝芍药知母汤主之。

桂枝芍药知母汤方

桂枝四两　芍药三两　甘草二两　麻黄二两　生姜五两　白术五两

知母四两 防风四两 附子二两（炮）

上九味，以水七升，煮取二升，温服七合，日三服。

【注释】

　　尫羸：指身体瘦弱。《脉经》作"魁羸"，形容关节肿大之状。

　　脚肿如脱：指两脚肿大，如脱离身体的样子。

　　温温欲吐：泛恶欲吐不吐的状态。

【精解导读】

　　本条论述风湿历节的辨证论治。风寒湿邪侵入机体，邪留关节，痹阻阳气，气血不畅，故肢节肿大疼痛；湿阻中阳，故温温欲吐；流注下焦，故脚肿如脱；若湿热上蒸而耗气伤阴，故头目眩晕而短气。至于身体尫羸，乃为耗气伤阴正虚之候。

　　治以桂枝芍药知母汤，温阳行痹，驱除风寒湿三邪。方中桂枝、麻黄发散风寒之邪；白术祛湿；附子散寒；防风散风；生姜、甘草和中止吐；芍药、知母滋阴清热，以御燥药伤阴之偏。

【名典评注】

　　《金匮玉函经二注》："此风寒湿痹其营卫、筋骨、三焦之病。头眩短气，上焦痹也；温温欲吐，中焦痹也；脚肿如脱，下焦痹也；诸肢节疼痛，身体魁羸，筋骨痹也……然湿多则肿，寒多则痛，风多则动，故用桂枝治风，麻黄治寒，白术治湿，防风佐桂枝，附子佐麻黄、白术；其芍药、生姜、甘草亦和发其营卫，如桂枝汤例也。知母治脚肿，引诸药祛邪益气力，附子行药势为开痹大剂。然分量多而水少，恐分其服而非一剂也。《三因方》云：每服四钱。"

【病例与诊治】

　　石姓，女，34 岁，患类风湿关节炎半年。风寒湿热杂至，风胜则游走疼，湿胜则关节肿，寒胜则剧痛，热胜则发热。故病人形体消瘦，手足小关节渐渐粗大，活动不便，大关节游走疼痛无定，痛甚时如虎啮，痛不可忍，低热不尽，脉象细滑，舌红苔白。

　　病情复杂，治极棘手。方选桂枝芍药知母汤，祛风散寒，除湿清热兼治。

　　处方：桂枝 10 克，赤芍 12 克，甘草 6 克，麻黄 6 克，生姜 5 片，白术 10 克，知母 12 克，防风 9 克，附子 12 克。

　　加减连服 50 剂，关节疼痛基本控制，低热退尽，行走活动自如，体形渐壮，病邪已经衰退。原方加补气养血药调治，以防病情反复。

（摘自《辽宁中医杂志》，1980 年）

9.味酸则伤筋，筋伤则缓，名曰泄。咸则伤骨，骨伤则痿，名曰枯。枯泄相搏，名曰断泄。营气不通，卫不独行，营卫俱微，三焦无所御，四属断绝，身体羸瘦，独足肿大，黄汗出，胫冷。假令发热，便为历节也。

【注释】

泄：指筋伤弛缓不收。

枯：指骨伤痿软不任。

断泄：指肾精枯竭，肝血虚少，则生气不续，谓之"断泄"。

四属：指四肢，或指皮、肉、脂、髓而言。

【精解导读】

本条论述过食酸咸，内伤肝肾所致的历节病。人食五味，可以养人，如味有偏嗜，或有不及，则可以致病。如过食酸则伤肝、伤筋，筋伤则弛缓不用，不能随意运动，所以谓之"泄"；过食咸则伤肾、伤骨，骨伤则痿弱不能行立，所以谓之"枯"。过食酸咸味，损伤肝肾，则精竭血虚，谓之"断泄"。肝肾俱伤，气血亦因之而衰弱，营卫气血不能治于三焦，则肢体得不到营养，而日渐羸瘦。湿浊流注于下，所以两脚肿大，关节疼痛，疼处渗出黄汗，为湿郁发热，属于历节病。

若全身黄汗出，肿胀，胫冷，无痛楚，是为黄汗病。这是作者自注之词，以资与历节鉴别。

【名典评注】

《金匮要略心典》："此亦内伤肝肾，而由于滋味不节者也。枯泄相搏，即筋骨并伤之谓。曰断泄者，言其生气不续，而精神时越也。营不通因而卫不行者，病在阴而及于阳也。不通不行，非壅而实，盖即营卫涸流之意。四属，四肢也。营卫者，水谷之气，三焦受气于水谷，而四肢禀气于三焦，故营卫微，则三焦无气而四属失养也。由是精微不化于上，而身体羸瘦，阴浊独注于下，而足肿胫冷黄汗出，此病类似历节黄汗，而实非水湿为病。所谓肝肾虽虚，未必便成历节者是也。而虚病不能发热，历节则未有不热者，故曰假令发热，便为历节。后《水气篇》中又云：黄汗之病，两胫自冷，假令发热，此属历节。盖即黄汗历节而又致其辨也。"

10. 病历节不可屈伸，疼痛，乌头汤主之。

乌头汤方　治脚气疼痛，不可屈伸。

麻黄、芍药、黄芪各三两　甘草三两（炙）　川乌五枚（㕮咀，以蜜二升，煎取一升，即出乌头）

上五味，㕮咀四味，以水三升，煮取一升，去滓，内蜜煎中，更煎之，服七合。不知，尽服之。

【精解导读】

本条论述寒湿历节的辨证论治。由于寒湿侵袭于关节，凝结不去，阻碍气血，所以关节疼痛，强急不可屈伸。寒邪为病，故脉象沉紧。

治以乌头汤散寒止痛。方中麻黄发散风寒之邪；乌头温通阳气，驱寒止痛；芍药、甘草缓解拘急，通络和阴；黄芪益气扶正，以补卫虚。然乌头辛热有毒，又恐难以驾驭，故用白蜜之甘润，以缓其毒性，使邪去而不伤正。本方能使寒湿凝滞之邪，微微汗出而解，为峻药缓用之法。

【名典评注】

《金匮玉函经二注》："此汤概治历节不可屈伸疼痛，于方下又复言治脚气疼痛，必仲景书历节条下有方，而无药石，见脚气中方名同而有药，集书

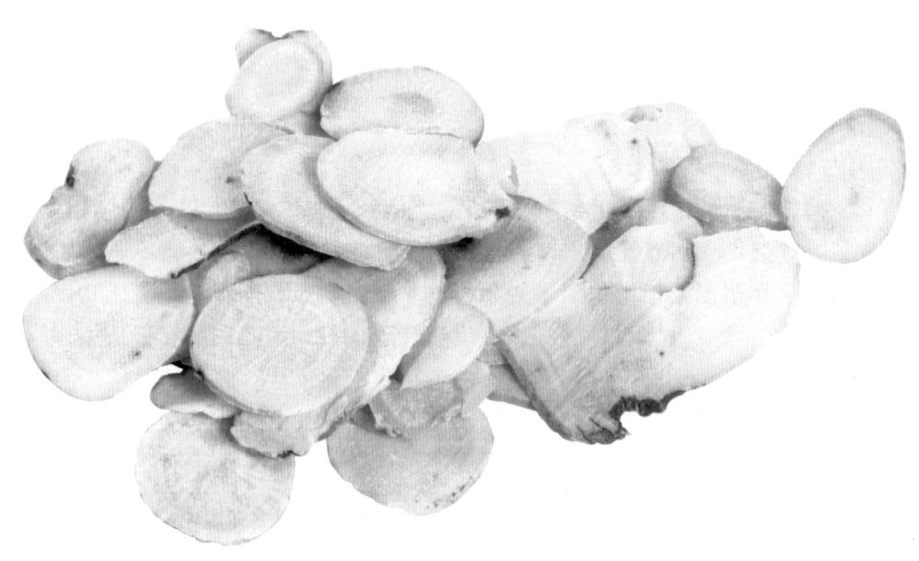

者遂两出之，且二病皆因风寒伤于筋，麻黄开玄府，通腠理，散寒邪，解气痹；芍药以理血痹，甘草通经脉而和药；黄芪益卫气，气壮则邪退；乌头善走，入肝筋逐风寒；蜜煎以缓其性，使之留连筋骨，以利其屈伸，且蜜之润，又可益血养筋，并治乌头燥热之毒也。"

《金匮要略心典》："此治寒湿历节之正法也。寒湿之邪，非麻黄、乌头不能去，而病在筋节，又非如皮毛之邪，可一汗而散者，故以黄芪之补，白芍之收，甘草之缓，牵制二物，俾得深入而去留邪。"

【病例与诊治】

韩姓，女，34 岁。患风湿性关节炎，关节剧痛，发热，痛甚则肿，游走不定，中药用过越婢汤、白虎加桂枝汤、麻黄加术汤、上中下通用痛风方；西药用过祛风湿药、激素，发热已经控制。但周身关节游走疼痛肿胀，手足不能屈伸，剧痛时烦躁不安，有时非注射杜冷丁则痛不解。舌淡苔白，脉象弦紧。《金匮要略》云："病历节不可屈伸，疼痛，乌头汤主之。"

处方：麻黄 6 克，赤芍 12 克，甘草 6 克，黄芪 10 克，制川乌 3 克，白蜜 30 克。服 2 剂，痛似有缓解。原方制川乌改为生川、草乌各 5 克，加细辛 4 克，服 3 剂，痛大减，手足屈伸自如。药已见效，当重剂续进。生川、草乌改为各 6 克，细辛改为 5 克，再服 3 剂，疼痛基本控制。但服药后舌麻木不仁，1~2 小时后消失，此为乌头轻度中毒症状。原方剂量减轻再服。处方：生川、草乌各 5 克，麻黄 5 克，白芍 12 克，甘草 6 克，黄芪 12 克，细辛 4 克，白蜜 30 克（冲）。

加减 30 余剂，疼痛消除，行动自如。原方加减，出院调治。

（摘自《辽宁中医杂志》，1980 年）

矾石汤　治脚气冲心。

矾石二两

上一味，以浆水一斗五升，煎三五沸，浸脚良。

【精解导读】

本方论述脚气冲心的辨证论治。阳气虚弱，不能运化水湿，水湿毒气伤于下，留滞不去，郁蒸成热，上冲于心，故下肢肿大，麻痹不仁，屈伸不利，而心悸不安。

治以矾石汤。矾石酸涩性燥，能却水收湿解毒，毒解湿收，则不冲心，脚肿自消。

【名典评注】

《金匮要略编注》："然脚气因风湿、寒湿、湿热所致。经云：伤于湿者，下先受之，阴病者，下行极而上。因上、中二焦之气先虚，脾湿下流，相招外邪，互蒸成热，上冲于心，即地气加天之谓也。故用矾石味酸性温，煎汤淋洗，善能收湿澄浊，清热解毒；然湿从下受，当使下渗而去，则不冲心矣。"

附方

《古今录验》续命汤　治中风痱，身体不能自收，口不能言，冒昧不知痛处，或拘急不得转侧。姚云：与大续命同。兼治妇人产后去血者，及老人、小儿。

麻黄、桂枝、当归、人参、石膏、干姜、甘草各三两　芎䓖一两　杏仁十四枚

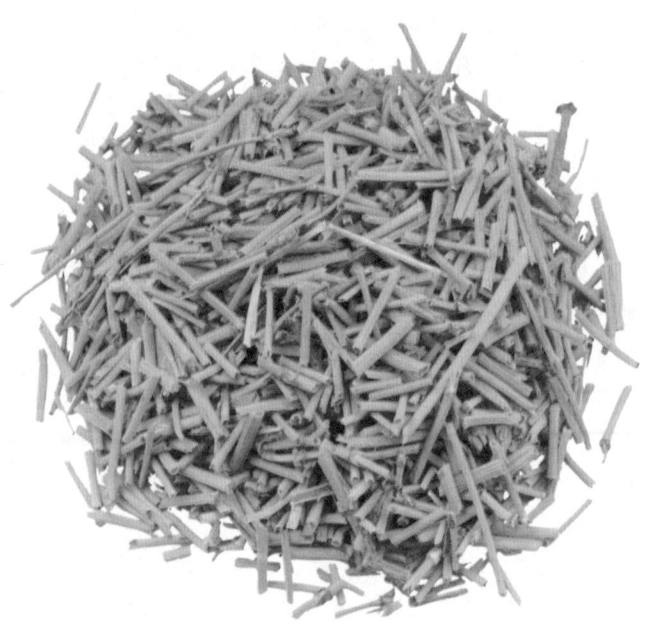

上九味，以水一斗，煮取四升，温服一升，当小汗，薄覆脊，凭几坐，汗出则愈，不汗更服，无所禁，勿当风。并治但伏不得卧，咳逆上气，面目浮肿。

【注释】

痱：指四肢不痛，废而不收，无论偏废、全废都称痱。

冒昧：指精神恍恍惚惚，郁冒蒙昧。

【精解导读】

本方论述中风偏枯的辨证论治。因为营血素虚，风寒侵入，痹阻营卫，营卫不能行于外，所以身体不能自持，或拘急不得转侧；营卫不得行于内，故冒昧不知痛处，口不能言。

治以续命汤散邪补虚。方中麻黄、桂枝散风寒，行营卫；石膏、杏仁清肃肺气，肺气宣达则使营卫畅行内外；人参、甘草、当归、芎蒡补气养血，通调营卫；干姜温胃以助药力。

◎ 第四章 中风历节病脉证并治 ◎

【名典评注】

《金匮要略心典》："痹者，废也。精神不持，筋骨不用，非特邪气之扰，亦真气之衰也。麻黄、桂枝所以散邪，人参、当归所以养正，石膏合杏仁助散邪之力，甘草合干姜为复气之需，乃攻补兼行之法也。"

《备急千金要方》三黄汤　治中风，手足拘急，百节疼痛，烦热心乱，恶寒，经日不欲饮食。

麻黄五分　独活四分　细辛二分　黄芪二分　黄芩三分

上五味，以水六升，煮取二升，分温三服。一服小汗，二服大汗。心热加大黄二分，腹满加枳实一枚，气逆加人参三分，悸加牡蛎三分，渴加栝楼根三分，先有寒加附子一枚。

【注释】

心热：指胃肠实热积滞。

【精解导读】

本方论述中风偏枯，风寒深入，郁而化热的证治。病人营卫素虚，外感风寒邪气，故恶寒，手足拘急，百节疼痛。风寒外闭，阳气内郁而化热，则烦热心乱，经日不欲饮食。

治以三黄汤，散寒清热，补益卫虚。方中麻黄、独活、细辛散深入之风寒湿邪，温经络、行营卫，黄芩清热燥湿，黄芪补卫气以杜风邪。方后注有心热、腹满、气逆、悸、渴等证的治法。由于湿热内郁，胃肠内有实热积滞，所以常见腹满、便秘，或见大便黏滞而臭，故加大黄泻实热，加枳实行气消满。湿热郁于胃，胃气上逆，加人参补脾胃之气，以运化湿浊而降逆气。郁而化热，心热则悸，故加牡蛎安神；肺胃有热阴气伤，加栝楼根养阴清热，清肃肺气；素有阳虚不温，不御风寒者，则加附子温肾通阳，随证加减，不拘一格。

【名典评注】

《金匮要略方论本义》："亦为中风正治，而少为变通者也。以独活代桂枝，为风入之深者设也。以细辛代干姜，为邪入于经者设也。以黄芪补虚以熄风也；以黄芩代石膏清热，为湿郁于下，热甚于上者设也；心热加大黄，以泄热也；腹满加枳实，以开郁行气也；气逆加人参，以补中益胃也；悸加牡蛎，防水邪也；渴加栝楼根，以肃肺生津除热也……先有寒，即素有寒也，素有寒则无热可知，纵有热亦内真寒外假热而已。云加附子，则凡大黄、枳实、栝楼根俱可不用。原方中之黄芩亦应斟酌矣，此又为虚而有寒者言治也。"

《近效方》术附汤　治风虚头重眩，苦极，不知食味，暖肌补中，益精气。

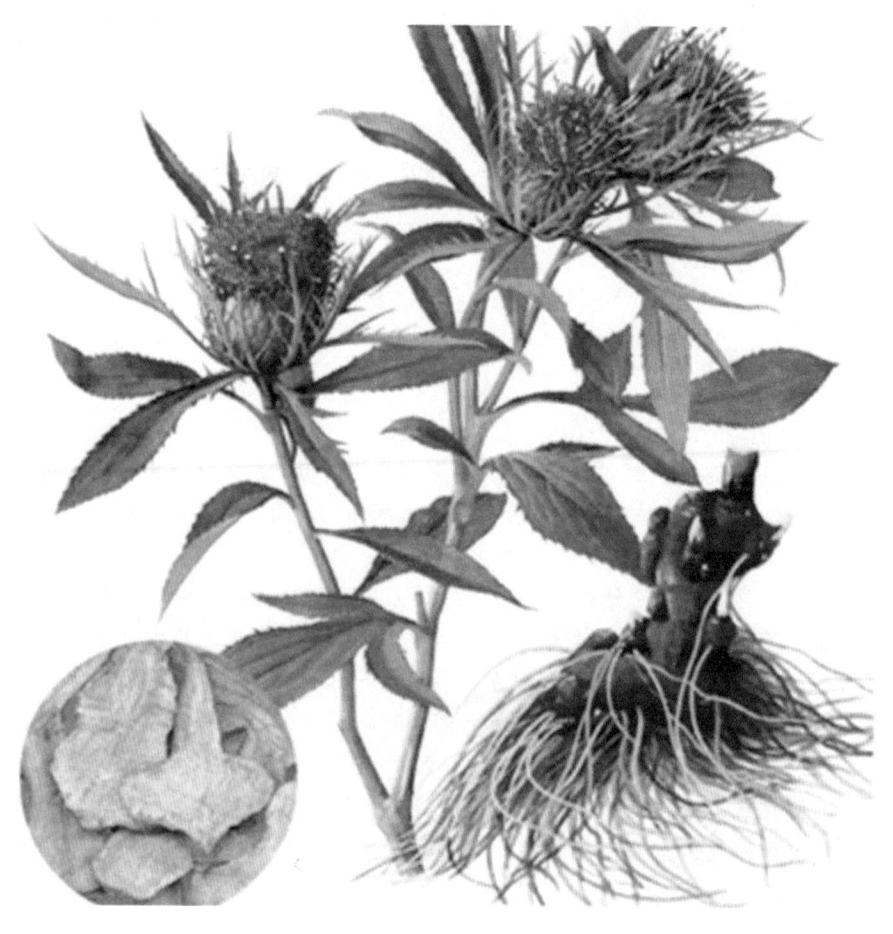

白术二两　附子一枚半（炮，去皮）　甘草一两（炙）

上三味，剉，每五钱匕，姜五片，枣一枚，水盏半，煎七分，去滓温服。

【精解导读】

本方论述中风入脏，脾肾两虚的证治。由于肾阳不足，寒湿阴邪乘之，邪气上蔽，故头重眩苦极。脾肾阳虚，不能运化水谷精微，浊阴之气停于中，故不知食味。

治以术附汤温暖脾肾。方中附子温暖肾阳，恢复阳和之气，驱散阴寒浊气；白术、甘草、生姜、大枣温暖脾胃，温散寒湿，恢复脾运之机，藉化阴浊之邪。

考此证若用轻扬之品，可能引起虚阳上越；若用清疏之品，可能引起脾寒湿停；若用重镇之品，可能引起脾虚下陷。古人立术附一法，温暖脾肾，恢复阳和之气，用治头重苦眩，以示要略之妙。

【名典评注】

《金匮要略论注》："肾气空虚，风邪乘之，漫无出路，风挟肾中浊阴之气，厥逆上攻，致头中眩苦至极，兼以胃气亦虚，不知食味，此非轻扬风剂可愈，故用附子暖其水脏，白术、甘草暖其土脏，水土一暖，犹之冬月井中，水土既暖，阳和之气可以立复，而浊阴之气不驱自下矣。"

《医门法律》："内经谓中风大法有四：一曰偏枯，半身不遂；二曰风痱，于身无痛，四肢不收；三曰风懿，奄忽不知人；四曰风痹，诸痹类风状。后世祖其说而无其治，《金匮》有《古今录验》三方可类推之。经谓内夺而厥则为风痱，仲景见成方中有治外感风邪兼治内伤不足者，有合经意，取其三方，以示法程，一则曰《古今录验》续命汤，再则曰《千金》三黄汤，三则曰《近效》白术附子汤。前一方，治营卫素虚而风入者；中一方，治风热内炽而风入者；后一方，治风已入脏，脾肾两虚兼诸痹类风状者。学者当会仲景意，而于浅深寒热之间以三隅反矣。"

【病例与诊治】

吴某，女，年43岁，自述眩晕已17年，经常发作。发作时，唯静卧而已，稍动则如坐舟中，甚则失去知觉。一日邀余诊治，失慎撞其枕，即感天旋地转，如飘空中，双目紧闭而不敢睁，神志恍惚不清，让其静卧片刻，眩晕稍定，神志逐渐清醒。

望其形体虚胖，经日恶寒，脉沉微，舌白而淡。从其脉证来看，证属脾肾阳虚所致，采用《近效》术附汤：附子15克，白术9克，炙甘草6克。嘱其先服1剂，观其疗效。复诊时，眩晕大减，脉舌俱见起色，继与原方3剂，眩晕基本消失。为了巩固疗效，以八味丸调理，观察半年，未见复发。

（摘自《陕西中医》，1981 年）

崔氏八味丸　治脚气上入，少腹不仁。

干地黄八两　山茱萸、薯蓣各四两　泽泻、茯苓、牡丹皮各三两　桂枝、附子（炮）各一两

上八味，末之，炼蜜和丸梧子大，酒下十五丸，日再服。

【精解导读】

本方论述脚气病的辨证论治。由于肾阳虚弱，不能运化水湿，水湿毒气侵犯于下，随经而上，聚于少腹，故少腹麻木不仁。

治以八味丸，温补肾气，助其气化之权，则阳生湿化，脚气自愈。

【名典评注】

《金匮要略心典》："肾之脉起于足而入于腹，肾气不治，湿寒之气，随经上入，聚于少腹，为之不仁，是非驱湿散寒之剂所可治者，须以肾气丸补肾中之气，以为生阳化湿之用也。"

《备急千金要方》越婢加术汤　治肉极热，则身体津脱，腠理开，汗大泄，厉风气，下焦脚弱。

麻黄六两　石膏半斤　生姜二两　甘草二两　白术四两　大枣十五枚

上六味，以水六升，先煮麻黄，去上沫，内诸药，煮取三升，分温三服。恶风加附子一枚，炮。

【注释】

肉极：指肌肉极其消瘦。

厉风气：古代证候名，可能为近代麻风之病。

【精解导读】

本方论述风气入营，大汗消瘦的证治。风湿邪气侵于肌表，风气入营，气浮化热，肌肉热极汗多，津脱表虚，腠理不固，汗泄不已；津脱血少，营血不行于下焦，故脚弱。风入营为"厉风气"之变。

治以越婢加术汤，清热散风，调和营卫。方中麻黄解散风湿，石膏清热，白术、甘草健脾生津，生姜、大枣调和营卫。本方治汗多而用麻黄，因有白术之补，石膏之清，以制其散而成其治。若汗大泄而有恶风寒证，要防其亡阳，可加炮附子助阳固表。

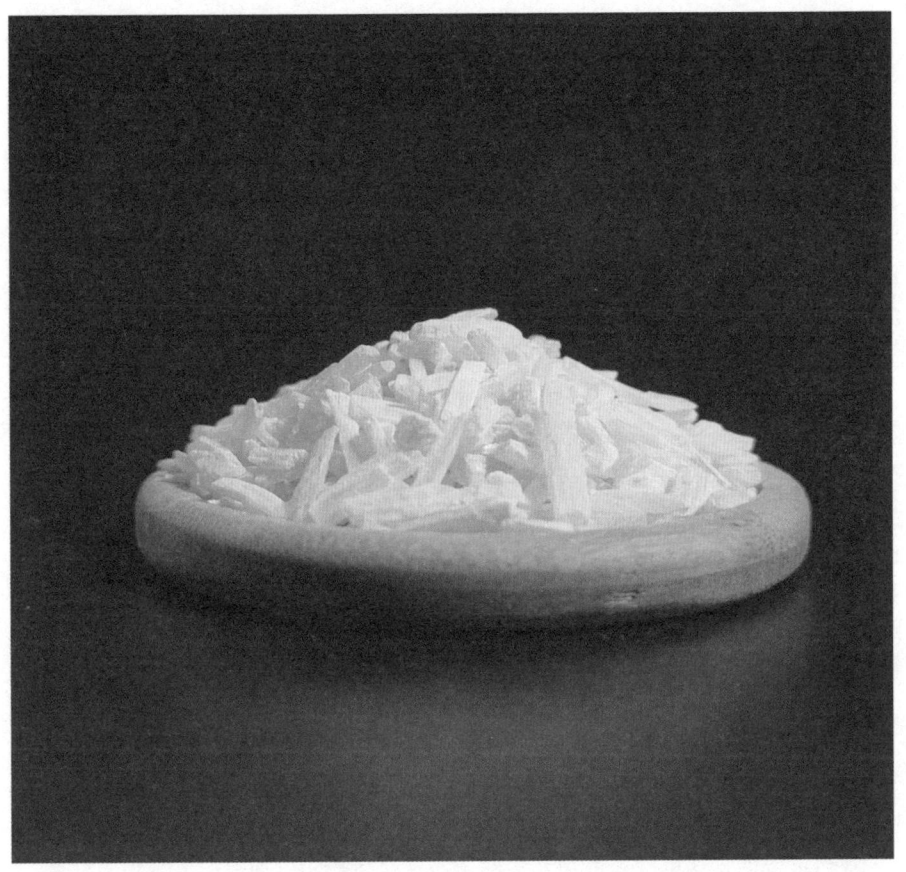

【名典评注】

《金匮要略论注》："此治风极变热之方也。谓风胜则热胜，以致内极热而汗多，将必津脱，津脱而表愈虚，则腠理不能复固，汗泄不已，将必大泄。风入营为厉。《内经》曰厉者，有荣气热肘。今风入荣为热，即是厉风气矣。盖风胜气浮，下焦本虚，至厥阳独行，而浊阴不降，无以养阴。而阴愈虚致下焦脚弱。故以麻黄通痹气，石膏清气分之热，姜、枣以和荣卫；甘草、白术以理脾家之正气。汗多而用麻黄，赖白术之扶正，石膏之养阴，以制之。故曰越婢加术汤……汗大泄而加恶风，即须防其亡阳，故加附子。"

本章评析

　　本章重点论述中风和历节两病的病因、病机、症状及治法。中风病的病因是外因诱发、气血两虚、肝阳上亢、痰浊内发。病机是经脉血气痹阻。辨证当分中络、中经、中腑、中脏，更要详审虚、实、寒、热、痰。本章还论述了风寒在头的头风病，风湿在皮表的瘾疹，风邪中膈的胸满短气症和风热入营的厉风气等病的辨证论治。中风病的治疗，若属气血亏损，虚阳上越，痰浊与风寒痹阻阳气的，可用侯氏黑散，清肝化痰、和血散风；若属五脏火热炽盛，血热上逆的风、瘫、痫等病，可用风引汤，清热降火、镇惊熄风；若属阴血亏损，肝风心火上扰的狂妄等证，可用防己地黄汤，滋阴降火、养血熄风；若属风湿在上的中风或偏头痛，可外用头风摩散，温散风寒湿邪；若属血虚外寒的中风偏枯或中风痱等证，可用续命汤，散邪补虚；若中风偏枯，风寒深入，郁而化热，可用三黄汤散寒清热补卫气；若属风寒入脏，脾肾阳虚，头重眩而不知味的，可用术附汤，温暖脾肾；若属风气入营，大汗消瘦的"厉风气"，可用越婢加术汤，清热散风，调和营卫。仅从侯氏黑散、风引汤两张方子的意义，已展示了中风病治外风、治痰火、治血痹、补阴血的治略思想。

　　关于历节病的病因，内因方面有肝肾不足、气血两虚，外因方面有汗出入水中、饮酒当风等。但当外邪入侵后，正邪相争，可以寒化，又可热化。在辨证方面，就可分风湿与寒湿两类。桂枝芍药知母汤治疗风湿历节而兼热；乌头汤治疗寒湿历节而偏虚。以上两方，已扼要地指出了历节病寒热虚实的辨证方法和治疗原则。

　　与历节病相近的脚气病，若属于阳虚，水湿毒气侵于下的，可用八味丸温肾化湿；若属湿热脚气，上冲于心的，可用矾石汤外洗，解毒收湿，亦能收功。

第五章　血痹虚劳病脉证并治

【导读】

1. 说明了血痹病的发病机制、脉证及治疗方法。
2. 说明了虚劳病的脉证、发病原因、发病机制及治疗方法。

【品评】

本章第 1 条、第 2 条是论述血痹病的发病机制、脉证、治法和方药的有关问题。从第 3 条至第 7 条，以及第 10 条至第 12 条是论述虚劳病的脉证、发病原因和机制。

血痹是以肌肉麻痹为主要证候，多因气血不足，感受外邪所引起。血痹证除肢体局部麻木外，往往还伴有酸胀和微疼。它和痹证的筋骨、肢体疼痛有很大区别。

虚劳是慢性的衰弱疾患，包括气虚、血虚、阴虚、阳虚和阴阳两虚等。本章是以脏腑经络气血阴阳虚损的发病机制为基础，同时提出了治肾虚调节阴阳、治脾虚调节气血的重要策略和方法。

1. 问曰：血痹病从何得之？师曰：夫尊荣人，骨弱肌肤盛，重因疲劳汗出，卧不时动摇，加被微风，遂得之。但以脉自微涩，在寸口，关上小紧，宜针引阳气，令脉和，紧去则愈。

【注释】

尊荣人：指富贵人。

【精解导读】

本条论述血痹病的病因、病机与治疗方法。凡尊荣人，则养尊处优，好逸恶劳，多食肥甘，而肌肉丰盛，不事劳动则筋骨脆弱，以致肝肾虚弱。阳虚则寸口脉微，血虚则寸口脉涩。阳气虚，血行不畅，重因疲劳则汗出，汗出后，体气愈疲，因而嗜卧，卧中不时动摇，此时加被微风，则风寒外束，风与血相搏，则阳气痹阻，血行不畅，故关脉小紧，紧为邪客，微涩为气血不利，治用针刺法，引动阳气。阳气行则邪去，邪去脉和而不紧，则血痹自愈。

【名典评注】

《金匮要略心典》："阳气者，卫外而为固也。乃因疲劳汗出，而阳气一伤，卧不时动摇，而阳气再伤。于是风气虽微，得以直入血中而为痹。经云：邪入于阴则痹也。脉微为阳微，涩为血滞，紧则邪之征也。血中之邪，始以阳气伤而得入，终必得阳气通而后出；而痹之为病，血既以风入而痹于外，阳亦以血痹而止于中，故必针以引阳使出，阳出而邪去，邪去而脉紧乃和，血痹乃通。以是知血分受痹，不当独治其血矣。"

2. 血痹，阴阳俱微，寸口关上微，尺中小紧，外证身体不仁，如风痹状，黄芪桂枝五物汤主之。

黄芪桂枝五物汤方

黄芪三两　芍药三两　桂枝三两　生姜六两　大枣十二枚

上五味，以水六升，煮取二升，温服七合，日三服一方有人参。

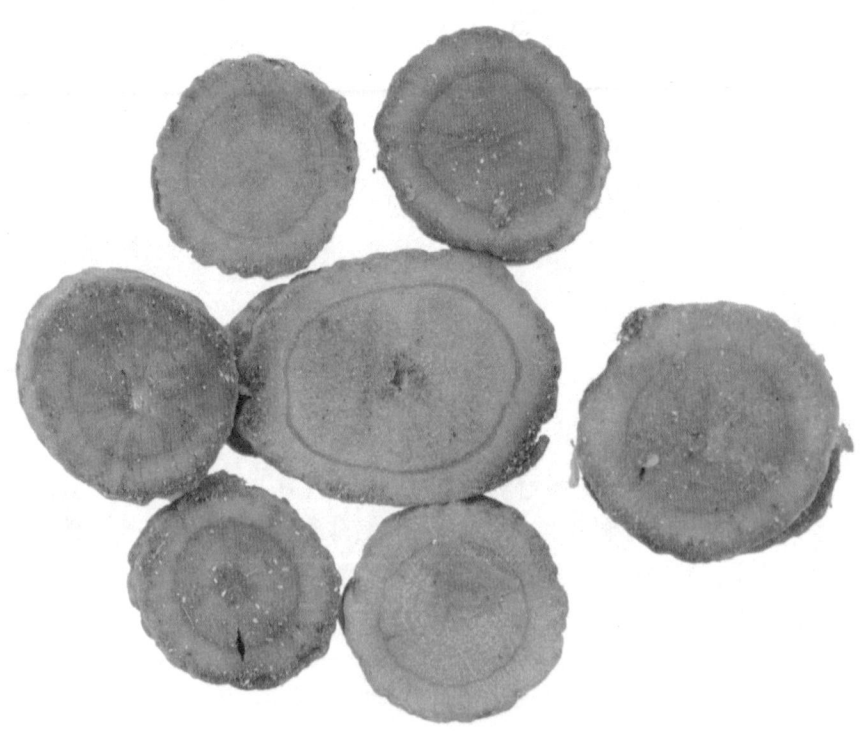

【精解导读】

　　本条论述血痹病的辨证论治。由于营卫气血俱虚，阳气不足，阴血涩滞，又感风寒，故见肢体麻木不仁，即谓之血痹。阳气不足，寸关脉微。外感风寒，故尺中脉小紧，血痹之证以肌肉麻痹为主，如邪重者，亦可发生疼痛；故曰如"风痹"状，而实非风痹之关节流窜疼痛之症。

　　血痹治疗，可用黄芪桂枝五物汤。方中黄芪益卫气之行；桂枝温经通阳，协黄芪达表，温通血脉；芍药通血脉，而养阴血；生姜、大枣散风寒，补营血，调和营卫。此节与上节合看其义始备，其方即桂枝汤，妙在以黄芪易甘草，倍用生姜载黄芪走表之法。

【名典评注】

　　《医宗金鉴》："此条言阴阳寸口关上俱微，尺中亦小紧。合而观之，可知血痹之脉浮沉，寸口、关上、尺中俱微、俱涩、俱小紧也。微者虚也，涩

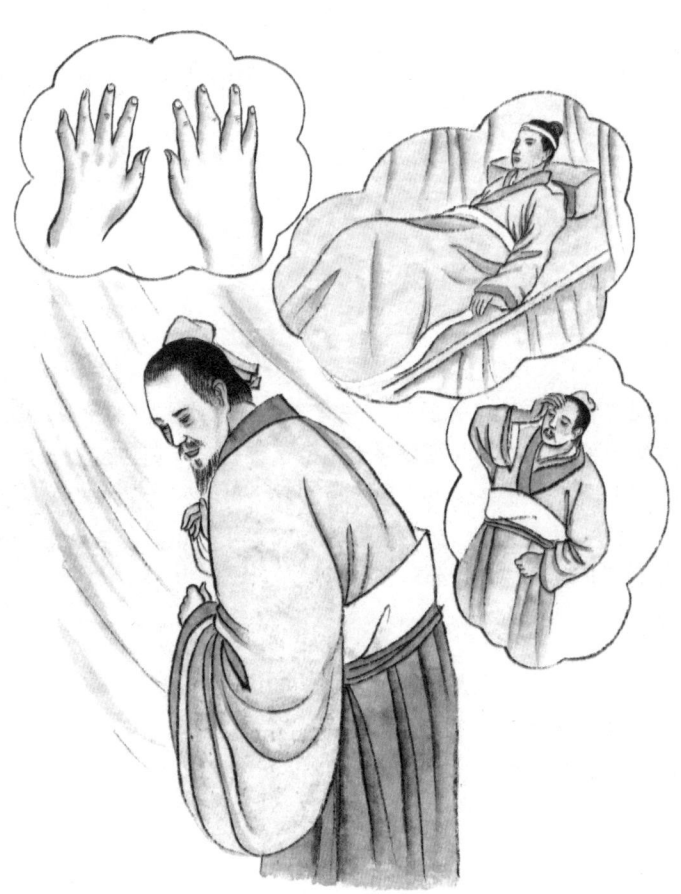

者滞也，小紧者邪也，故血痹应有如是之诊也。血痹外证，亦身体顽麻，不知痛痒，故曰：如风痹状。但不似风痹历关节流走疼痛也。主黄芪桂枝五物汤者，调养荣卫为本，祛风散邪为末也。"

【病例与诊治】

金某，女，22岁，工人。1976年2月5日初诊。患者一个月前，因用凉水洗衣服，突然发现双手苍白渐即转为青紫，发冷伴有麻木刺痛感，间歇性发作，每次可达数小时，每需双手放入温水中方能缓解。经西医外科诊断为"雷诺病"。曾使用妥拉苏林、烟酸、消炎痛等但效果不佳，乃改用中药治疗。症如上述，舌质淡红，苔白偏厚，脉弦紧。以黄芪桂枝五物汤加减。

处方：黄芪60克，桂枝9克，白芍9克，生姜2片，红花9克，桃仁9克，地龙15克。每日1剂，水煎服。

上方连服20剂，上述症状已全部消失。原方又服20剂，病状未见复发。

（摘自《中医杂志》，1982年）

3. 夫男子平人，脉大为劳，极虚亦为劳。

【注释】

为劳：言其势之将成。

【精解导读】

本条论述虚劳病的变化有阴阳两种病情。虚劳病人阳气不足，阴血亏损，则有阴虚而阳气外浮之机，故见脉浮大按之无力。又有阴阳气血不足，阳气衰愈之象，故轻取则脉象软，重取则脉无力。脉大与脉极虚都是虚劳病的脉象特点，说明肾精损则阴不配阳，故脉大；脾气损则中气不足，故脉虚，先后天阴阳气血亏损是虚劳病辨证论治的纲领。

【名典评注】

《医宗金鉴》："男子平人，应得四时五脏平脉，今六脉大而极虚，非平人之脉也。然大而无力，劳役伤脾气也；极虚者，内损肾阴精也。此皆欲作虚劳之候，故有如是之诊也。"

4. 男子面色薄者，主渴及亡血，卒喘悸，脉浮者，里虚也。

【注释】

面色薄：面色淡白无华。

卒喘悸：突然发生气喘、心悸。

【精解导读】

本条论述虚劳病的辨证。由于心肾阴血不足，血气少而不荣于面，则面色无华，望之浅白，谓之"面色薄"。上条重在论脉，此条重在论色，合而观之，以见虚劳为病色脉之诊。血气不足，必然津液匮乏，故见口渴，以及亡失血液，所以面色薄也。如其人卒然发生气喘心悸，诊其脉而浮于外，便知其里之虚。夫气虚则喘，血少则悸，而脉又按之无力，如是色、脉、证结合分析，故知其证为虚劳。

【名典评注】

《金匮要略心典》："渴者热伤阴气，亡血者不华于色，故面色薄者，知其渴及亡血也。李氏曰：劳者气血俱耗，气虚则喘，血虚则悸。卒者，猝然见此病也。脉浮为里虚，以劳则真阴失守，孤阳无根，气散于外，而精夺于内也。"

5. 男子脉虚沉弦，无寒热，短气里急，小便不利，面色白，时目瞑，兼衄，少腹满，此为劳使之然。

【注释】

目瞑：此处"目瞑"有眩晕的意思。

【精解导读】

本条论述阴阳两虚的虚劳病。由于肾中真阳不足，精血内虚，故脉虚沉弦；肾虚不能纳气，则呼吸短气；阳虚不能温煦，则腹中拘急；肾阳虚不能气化津液，则小便不利，少腹胀满；肝血虚，则面色白而无华，阴虚不潜，阳热上扰，则目瞑兼衄。

【名典评注】

《医宗金鉴》："脉虚沉弦，阴阳俱不足也；无寒热，是阴阳虽不足而不相乘也，短气面白，时瞑兼衄，乃上焦虚而血不荣也；里急，小便不利，少腹满，乃下焦虚而气不行也。凡此脉证，皆因劳而病也，故曰：此为劳使之然。"

6.劳之为病，其脉浮大，手足烦，春夏剧，秋冬瘥，阴寒精自出，酸削不能行。

【注释】

酸削：指两腿酸痛、消瘦。

【精解导读】

本条论述虚劳与四时气候的关系。肾精虚损，虚阳浮于外，所以见脉浮大。阴虚生内热，故手足烦热。春夏木火炎盛，阳气外浮，阴气内伤，故病加剧。秋冬金水相生，阴气得助，阳气内藏，故证候得瘥。但是，秋冬阴寒盛、阳气衰，阳虚失于固涩，可能精液清冷而自出。精虚则肾虚，肾虚则骨弱，故两腿酸痛如削，不能行走。

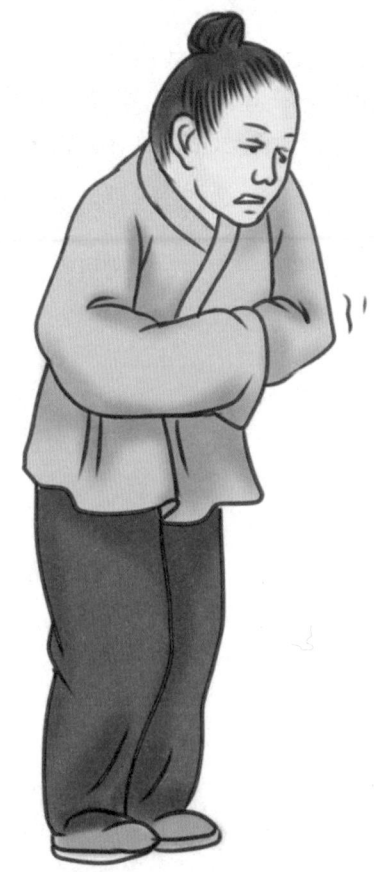

【名典评注】

《金匮悬解》："脉浮大，手足烦者，阳气内虚而外盛也。春夏阳气浮升，内愈寒而外愈热，故剧；秋冬阳气沉降，故热轻而内寒减，故瘥。缘中气虚败，不能交济水火，火炎上热，水渐下寒。肾者，蛰闭封藏之官也。水冷不能蛰藏阳气，则阴寒精自出。水寒不能生发肝木，则酸削不能行也。"

7.男子脉浮弱而涩，为无子，精气清冷一作冷。

【精解导读】

本条论述肾阳不足的虚劳病。由脉浮弱而涩推论病情，可知涩为精血衰少，弱为肾阳不足，浮为虚阳不潜，精气不敛。

肾之阴阳精气不足，故精气清冷，所以无子。本证阴阳精气交亏，有阴无阳不能生，有阳无阴不能长，是为"精气清冷"之意。

【名典评注】

《金匮要略编注》："此以脉断无子也。男精女血，盛而成胎。然精盛脉亦当盛，若浮弱而涩者，浮乃阴虚，弱为真阳不足，涩为精衰，阴阳精气皆不足，故为精气清冷，则知不能成胎，谓无子也。盖有生而不育者，亦是精气清冷所致，乏嗣者可不知之而守养精气者乎？"

8.夫失精家，少腹弦急，阴头寒，目眩一作目眶痛，发落，脉极虚芤迟，为清谷、亡血、失精。脉得诸芤动微紧，男子失精，女子梦交，桂枝加龙骨牡蛎汤主之。

桂枝加龙骨牡蛎汤方　　《小品》云：虚弱浮热汗出者，除桂，加白薇、附子各三分，故曰二加龙骨汤。

桂枝、芍药、生姜各三两　甘草二两　大枣十二枚　龙骨、牡蛎各三两
上七味，以水七升，煮取三升，分温三服。

【注释】

失精家：经常亡失精液的患者。
阴头寒：指男性龟头发凉。
梦交：指女子在梦中与男人交合的证候。

【精解导读】

本条论述阴阳两虚的辨证论治。久患失精病的人，由于肾阴耗损太过，阴虚及阳，肾阳亦虚，阳气不能温煦下焦，气化不利，阴寒凝结，故少腹弦急，阴头寒冷，下利清谷，亡血失精，脉象极虚芤迟。病久精衰血少，故目眩发落。以上脉证多属元阳衰惫，但也有阳气微浮之象，如脉芤亡血。脉得芤动微紧，芤动说明心火、相火浮而不守，微紧说明阴寒凝结之象仍然存在，故见男子失精，女子梦交，少腹弦急等。

本证属阴阳两虚，而见元阳衰惫和阳气浮动两种证候。用助阳之法，则有动火之害，如用养阴之法，则又有增寒之弊，故仲景从调和阴阳入手，而用桂枝加龙骨牡蛎汤，调谐阴阳，交通心肾。方中桂枝温通阳气；芍药敛阴缓急；生姜健胃而散阴寒；甘草益中气；大枣补阴血；又加龙骨潜阳，牡蛎敛阴，安肾宁心，固摄精气。务使阴阳相互维系，阳固阴守，则失精自效。

【名典评注】

《金匮要略心典》："脉极虚芤迟者，精失而虚及其气也，故少腹弦急，阴头寒而目眩。脉得诸芤动微紧者，阴阳并乖而伤及其神与精也，故男子失精，女子梦交。沈氏所谓劳伤心气，火浮不敛，则为心肾不交，阳泛于上，精孤于下，火不摄水，不交自泄，故病失精；或精虚心相内浮，扰精而出，则成梦交者是也。徐氏曰：桂枝汤外证得之，能解肌祛邪气；内证得之，能补虚调阴阳；加龙骨、牡蛎者，以失精梦交为神精间病，非此不足以收敛其浮越也。"

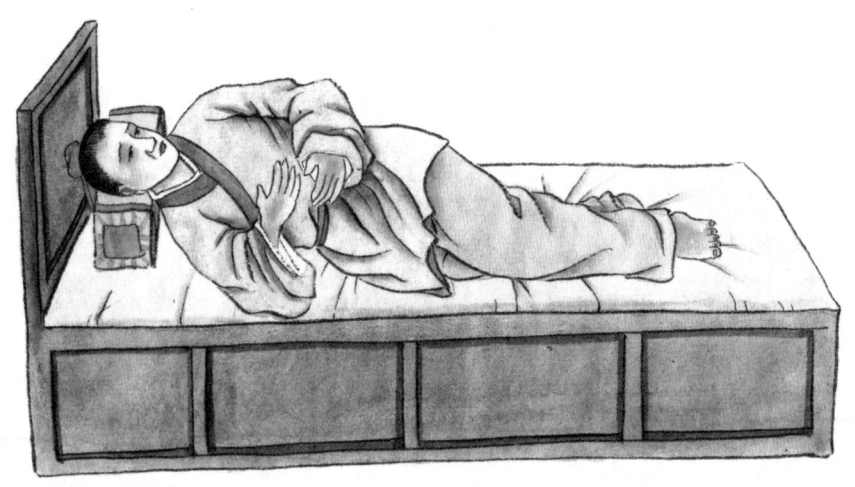

【病例与诊治1】

冯某，男，32岁。自谓婚前梦遗失精，婚后房事过度，致患盗汗，迄已年余，屡医不效，多则二三次，至少一次，汗出则醒，醒后潮热，心悸难寐，一寐又汗，惊惕，每晚如此。现头昏目眩，少气腰痛，精神委顿，面色枯黄，舌淡苔薄微干、尖红，唇燥，小便时清时黄，大便时燥时好，六脉轻按浮濡，重按微弱而数，此即《黄帝内经》所谓"阴虚者，阳必凑之，故少气，时热，而汗出"之候也。拟滋肾水，调阴阳，兼以潜阳固涩。

处方：桂枝3克，白芍12克，炙甘草9克，炒枣仁9克，龟板胶9克，生地18克，熟地18克，龙骨15克，牡蛎15克，生姜3克，大枣5克。水煎服。

2剂后盗汗止，精神好转，5剂后，诸症消失。

（摘自《中医杂志》，1979年）

【病例与诊治 2】

王某，男，20 岁。患失精症，几乎每夜均有，人已疲惫不堪，屡经医治而不见效。余诊其脉弦缓无力，视其舌苔淡嫩不泽。余问有梦否？答曰：始则有，而今已无。辨为脾胃不和，心肾阴阳不交，而精关弛废之证。

处方：桂枝 10 克，白芍 10 克，炙甘草 6 克，大枣 12 枚，生姜 10 克，龙骨 15 克，牡蛎 15 克。

此方连服 5 剂，滑精止，人有精神，饮食较佳，从此病愈。

（刘渡舟治验）

天雄散方

天雄三两（炮） 白术八两 桂枝六两 龙骨三两

上四味，杵为散，酒服半钱匕，日三服，不知，稍增之。

【精解导读】

本方论述虚劳病的治法。天雄散方，以温补阳气为主，收敛精气为佐。方中天雄助阳暖水脏，补腰膝，调血脉，利皮肤；桂枝温通阳气；白术健脾化湿；龙骨收敛精气。本方可治疗五劳七伤、阳痿遗精等证，而以白术开源，龙骨节流，天雄固本，三法合一，方意突出。

【名典评注】

《金匮要略方论本义》："天雄散一方，纯以温补中阳为主，以收涩肾精为佐，想为下阳虚甚而上热较轻者设也。"

9. 男子平人，脉虚弱细微者，喜盗汗也。

【注释】

喜盗汗：喜当"善"字解，或"多"字体会。

【精解导读】

本条论述阴阳气血俱虚的脉象和盗汗之证。脉象虚细而微弱，是为不足之脉，可知为阴阳气血不足之证。阳气虚而不能固表，阴血虚则不能内守，故容易发生盗汗。盗汗，睡而汗出，阳加于阴，而阴虚不守之证。

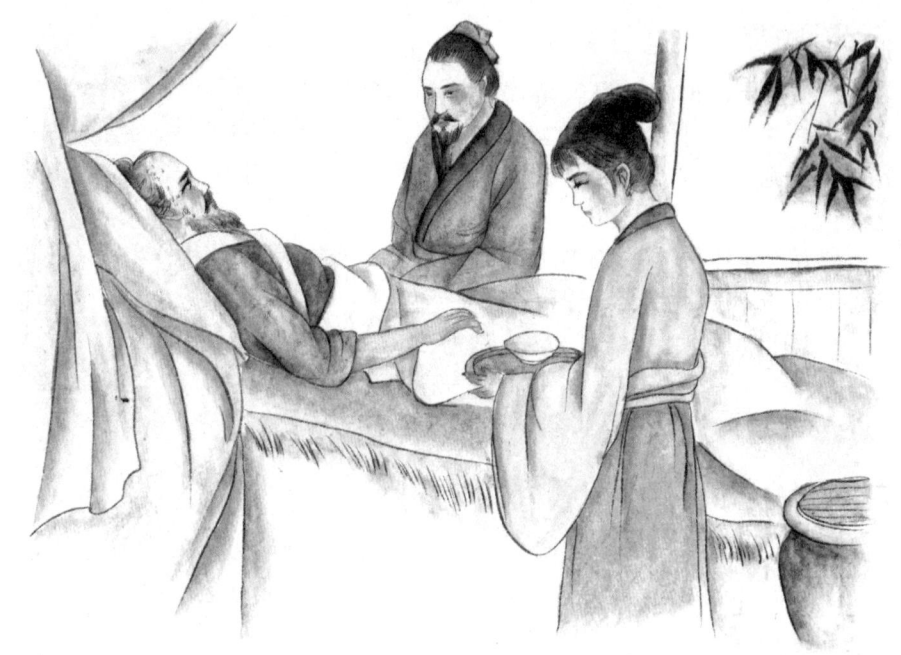

左側縦書き：彩色图解金匮要略

【名典评注】

《金匮要略方论本义》："男子平人，为形无病者言也。其形虽不病，而其脉之虚而弱，则阳已损也；细而微，则阴已消也。阳损必驯至于失精，阴耗必驯至于亡血。验其外证，必喜盗汗。阳损斯表不固，阴损而热自发。皆盗汗之由，亦即虚劳之由也。"

10.人年五六十，其病脉大者，痹侠背行，若肠鸣、马刀侠瘿者，皆为劳得之。

【注释】

痹侠背行：指背后脊柱两旁有麻痹感。

马刀侠瘿：结核物生于腋下，名马刀。马刀，长形蚌名。生于颈旁名侠瘿。瘿，同缨，缨帽而有带，结于项间，此处结核叫"侠瘿"。

【精解导读】

本条论述三种虚劳病的辨证。病人五六十岁而精气衰少，虚阳外浮，虚火上炎，故脉大而中软。卫阳不足，督脉气衰，则脊柱两旁有麻木痹阻之感。气虚而陷，则肠鸣矢气，或者阴虚阳郁，痰核结于腋下，如"马刀"形，称为马刀。结于颈旁，称为侠瘿。以上三种病，都属于虚劳病的范畴。

【名典评注】

《金匮要略心典》："人年五六十，精气衰矣，而病脉反大者，是其人当有风气也。痹侠背行，痹之侠脊者，由阳气不足，而邪气从之也。若肠鸣、马刀、侠瘿者，阳气以劳而外张，火热以劳而上逆。阳外张，则寒动于中而为肠鸣，火上逆，则与痰相搏而为马刀、侠瘿。"

11. 脉沉小迟，名脱气，其人疾行则喘喝，手足逆寒，腹满，甚则溏泄，食不消化也。

【注释】

脱气：元气脱失。

喘喝：疾行时张口喝喝而喘。

【精解导读】

本条论述脾肾阳气亏损的虚劳证。脉来沉小而迟，是脾肾阳气亏损的征象，故名脱气。肾阳虚不能纳气，急行则喝喝而喘。肾阳虚，不能温暖四肢，则手足逆寒。肾阳不足，脾阳又衰，脾胃运化功能不足，则饮食不能消化，故见腹满、溏泄等。肾阳虚则生机衰弱，脾阳虚则气血来源不足，这是一种难以恢复的虚劳病，故名"脱气"，以喻其甚。

【名典评注】

《医宗金鉴》："脉沉、小、迟，则阳大虚，故名脱气。脱气者，谓胸中大气虚少，不充气息所用，故疾行喘喝也。阳虚则寒，寒盛于外，四末不温，故手足逆冷也。寒盛于中，故腹满溏泄，食不消化也。"

12. 脉弦而大，弦则为减，大则为芤，减则为寒，芤则为虚，虚寒相搏，此名为革。妇人则半产漏下，男子则亡血失精。

【精解导读】

本条论述脉见芤革，主亡血失精。正如陈修园所注：脉轻按则弦而重按则大，弦则为阳微而迟减，大则为中盛而中芤，减则阳不自振为诸寒，芤则阴不守中为中虚；虚寒相搏，此名为革。革脉不易明，以弦减芤虚二脉形容之，则不易明者明矣。得此脉者，则正气不足，气血虚寒，妇人则主不能安胎而半产，不能调经而漏下；男子不能统血则亡血，不能藏精则失精。

【名典评注】

《金匮要略心典》："脉弦者阳不足，故为减为寒；脉大者阴不足，故为芤为虚。阴阳并虚，外强中干，此名为革，又变革也。妇人半产、漏下，男子亡血、失精，是皆失其产乳生育之常矣，故名曰革。"

13. 虚劳里急，悸，衄，腹中痛，梦失精，四肢酸疼，手足烦热，咽干口燥，小建中汤主之。

小建中汤方

桂枝三两（去皮）　甘草三两（炙）　大枣十二枚　芍药六两　生姜三两　胶饴一升

上六味，以水七升，煮取三升，去滓，内胶饴，更上微火消解，温服一升，日三服。呕家不可用建中汤，以甜故也。

《千金》疗男女因积冷气滞，或大病后不复常，若四肢沉重，骨肉酸疼，吸吸少气，行动喘乏，胸满气急，腰背强痛，心中虚悸，咽干唇燥，面体少色，或饮食无味，胁肋腹胀，头重不举，多卧少起，甚者积年，轻者百日，渐致瘦弱，五脏气竭，则难可复常，六脉俱不足，虚寒乏气，少腹拘急，羸瘠百病，名曰黄芪建中汤，又有人参二两。

【精解导读】

本条论述脾胃阴阳两虚的辨证论治。脾胃衰弱，阴血阳气来源不足，可发生元阳衰惫、虚阳上浮和营养不足三种病情，表现出阴阳失调、寒热错杂的证候。如偏于寒的，阳气不能温煦，阴血不能濡养内脏，则为里急腹中痛。如偏于热的，阴虚内热，虚阳浮动，则为手足烦热，咽干口燥，衄血，多梦失精。如气血虚少不能濡养肌肉，则为四肢酸疼；血不养心，则为心悸。

由上可知，在阴阳失调的病情中，补阴则碍阳，补阳必损阴，只有用甘温之剂以恢复脾胃的运化功能，脾胃运化正常，则阴阳气血来源充足，则阴阳平衡，营卫调和，而寒热错杂诸症状自然消失。用小建中汤是本着治劳以甘之旨，使其温补脾胃，以滋生化之源，内调气血，外调营卫，则阴阳自在其中。方中桂枝辛温通行阳气，温中散寒；饴糖味甘而厚，缓急止疼，合芍药酸甘以化阴，合桂枝辛甘以化阳；芍药味酸，收敛阴血，养营平肝；甘草甘平，调中益气；大枣补脾滋液；生姜健胃理气。此方调营卫、和阴阳，为何名以建中？

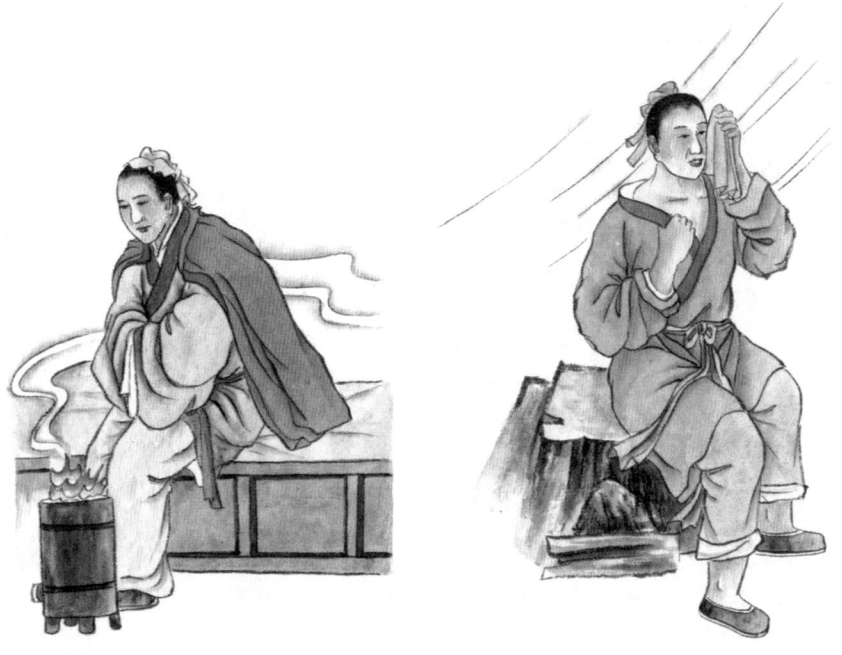

曰：中者脾胃也，营卫生成于水谷，而水谷转输于脾胃，故中气立则营卫流行，而不失治疗之意。

【名典评注】

《金匮要略心典》："此和阴阳调营卫之法也。夫人生之道，曰阴曰阳，阴阳和平，百疾不生。若阳病不能与阴和，则阴以其寒独行，为里急，为腹中痛，而实非阴之盛也；阴病不能与阳和，则阳以其热独行，为手足烦热，为咽干、口燥，而实非阳之炽也。昧者以寒攻热，以热攻寒，寒热内贼，其病益甚，惟以甘酸辛药，和合成剂，调之使和，则阳就于阴，而寒以温，阴就于阳，而热以和。医之所以贵识其大要也。岂徒云寒可治热，热可治寒而已哉。或问和阴阳调营卫是矣，而必以建中者何也？曰中者脾胃也，营卫生成于水谷，而水谷转输于脾胃，故中气立，则营卫流行而不失其和。又中者四运之轴，而阴阳之机也，故中气立，则阴阳相循，如环无端，而不极于偏。是方甘与辛合而生阳，酸得甘助而生阴，阴阳相生，中气自立。是故求阴阳之和者，必于中气，求中气之立者，必以建中也。"

【病例与诊治】

曹某，男，11 岁。

一诊（1972 年 7 月 11 日）：腹痛反复发作，已有年余。近日寒热不已，其腹痛时作时止，大便或泄或干，有时便血，纳谷不佳，面色萎黄，形体消瘦，脉虚软，舌淡无苔。西医外科诊为节段性小肠炎。此为太阴虚寒，营卫失和，脾不摄血。治用小建中汤。

处方：桂枝3克，白芍9克，煨姜3片，红枣5枚，炙甘草3克，饴糖30克（冲）。4剂。

二诊（7月15日）：腹痛已和，便中带血，低热不退，纳谷尚少，脉舌同前。原法不变，增以补气。上方加党参6克，黄芪9克。4剂。

三诊（7月19日）：痛除血止，面色转润，但大便不实，胃纳较差，脉沉，舌淡苔润。此中下虚寒，须温里扶阳，拟附子理中汤加味主之。

处方：党参6克，焦白术9克，姜炭3克，炙甘草3克，陈皮3克，淡附片4.5克，怀山药12克，煨木香3克。5剂。

四诊（7月24日）：大便已调，胃纳亦开，但时有低热起伏，脉细舌淡。仍须以甘温退虚热，再拟小建中汤加味。

处方：桂枝3克，白芍9克，煨姜3片，红枣5枚，炙甘草3克，饴糖30克（冲），党参9克，焦白术9克，云苓9克，怀山药12克。5剂。

药后热退而安。经西医检查，认为病情基本痊愈而出院。

（摘自《中医杂志》，1980年）

14. 虚劳里急，诸不足，黄芪建中汤主之。于小建中汤内加黄芪一两半，余依上法。气短胸满者，加生姜；腹满者去枣，加茯苓一两半，及疗肺虚损不足；补气加半夏三两。

【精解导读】

本条承上条论述阴阳两虚而卫气偏虚的辨证论治。上述之脾胃两虚，营卫气血来源不足，若气虚为甚，形成里虚脉急腹痛，以及眩悸喘喝、失精亡血等，而又见倦怠少气、自汗恶风等，可用黄芪建中汤治疗。

黄芪建中汤，即小建中汤加黄芪，以补脾肺之气，而有益气生津、补气固表止汗之功。若因阳气不能温煦，肺中寒凝气滞，聚湿生痰，引起气短胸满等，则加生姜散饮化痰以理气；若痰湿停于肺中，肺气不降，而生咳逆，则加半夏降逆涤痰；若寒湿凝于脾胃，运化失常，引起腹满，而小便不利，则加茯苓渗湿，以利小便。去大枣之甘，以防其滞腻。本方亦治胃与十二指肠溃疡，如辨证得法，效果颇著。

【名典评注】

《金匮要略论注》："小建中汤，本取化脾中之气，而肌肉乃脾之所生也，黄芪能走肌肉而实胃气，故加之以补不足，则桂、芍所以补一身之阴阳，而黄芪、饴糖又所以补脾中之阴阳也。

若气短胸满加生姜，谓饮气滞阳，故生姜以宣之。腹满去枣加茯苓，蠲饮而正脾气也。气不顺加半夏，去逆即所以补正也。"

【病例与诊治】

易某，男，33 岁，医生。1971 年 4 月初诊，患肺结核十余年，反复咯血，经西医抗结核治疗，中医滋阴保肺或金水双培等法治疗，效果均不明显。X 线胸片见右上肺大片阴影，密度甚高，左肺及右下肺透亮度增高，诊为肺硬变，肺气肿。

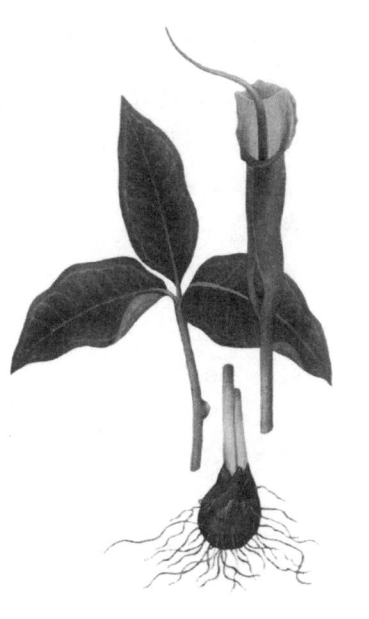

症见：恶风自汗，心悸短气，面色少华，形体羸瘦，少腹拘急，手足烦热，饮食少进，口燥咽干，溺清便少，脉虚细，前医投月华丸、百合固金汤等皆无显效。

证属肺病日久，子盗母气，导致脾胃亏虚，生化无源。投黄芪建中汤加人参：黄芪 20 克，人参 10 克，饴糖 30 克，白芍 20 克，桂枝 7 克，炙甘草 10 克，生姜 2 片，大枣 5 枚。

服至 10 剂诸症见减，饮食增进，精神转佳。效不更方，守方再进，服至 30 剂时诸症大减，食纳如常人，面色转红润，体重增 4 斤。服至 70 剂时各症消失，恢复全日工作。

（摘自《江西中医药》，1980 年）

15. 虚劳腰痛，少腹拘急，小便不利者，八味肾气丸主之方见脚气中。

【精解导读】

本条论述肾之阴阳双虚的辨证论治。肾之阴阳两虚，则阴不濡，而阳不煦，气血虚空，故少腹拘急，腰痛膝软，肢冷畏寒。肾与膀胱为表里，若阳不足，则气化无权，故小便为之不利。方用八味肾气丸，补阴之虚以生气，助阳之弱以化阴，阳生阴化，气化乃行，则诸症自愈。

【名典评注】

《金匮要略直解》："腰者肾之外候，肾虚则腰痛。肾与膀胱为表里，不得三焦之阳气以决渎，则小便不利，而少腹拘急，州都之官亦失其气化之职，此水中真阳已亏，肾间动气已损，与是方以益肾间之气，气强则便溺行而小腹拘急亦愈矣。"

【病例与诊治 1】

白某，女，26 岁。一年来心悸、胸闷、头晕、多汗、口干、腰酸、腿软，血压 130/90mmHg，心率 120~180 次 / 分，心电图示窦性心动过速，未发现有关器质性变化，诊为交感神经 β 受体功能亢进综合征。此属心肾阳虚，拟金匮肾气汤加减：熟附子、桂枝、山萸肉、山药、泽泻、生地、牡丹皮、茯苓各 9 克。

经治月余，诸症消失。

（摘自《浙江中医杂志》，1980 年）

【病例与诊治 2】

陈某，女，34 岁。患病已二载，症状为咽喉干燥，而欲频频饮水，然干燥不得解，反而小便增多，尤以夜晚则更甚。尿色清长，量多而畅，除此而又于三五天内必然发生小腹疼痛，痛时则周身发冷，毛孔竖起，如同感冒风寒之状。

月经正常，唯带下略多。切其脉沉而无力，视其舌苔薄白而润，咽喉未见红肿。

辨证：肾气虚衰，气化不行，水不变津，则咽喉干燥，虚则饮水自救，故而多饮。然饮入之水，不能变化为津液，所以咽喉干燥不解。今阳气衰于下，则阴气独治，是以夜尿多而小腹痛，《黄帝内经》云"三焦膀胱者，腠理毫毛其应"，则小腹痛而又周身发冷亦势所必然矣。病名"肾消"，非八味地黄丸不能愈。共服二斤，则诸症皆瘳。

（刘渡舟治验）

16. 虚劳诸不足，风气百疾，薯蓣丸主之。

薯蓣丸方

薯蓣三十分　当归、桂枝、神曲、干地黄、豆黄卷各十分　甘草二十八分　人参七分　芎劳、芍药、白术、麦门冬、杏仁各六分　柴胡、桔梗、茯苓各五分　阿胶七分　干姜三分　白蔹二分　防风六分　大枣百枚（为膏）

上二十一味，末之，炼蜜和丸如弹子大；空腹酒服一丸，一百丸为剂。

【精解导读】

本条论述气血两虚又感风邪的辨证论治。虚劳病人，由于脾胃虚弱，气血

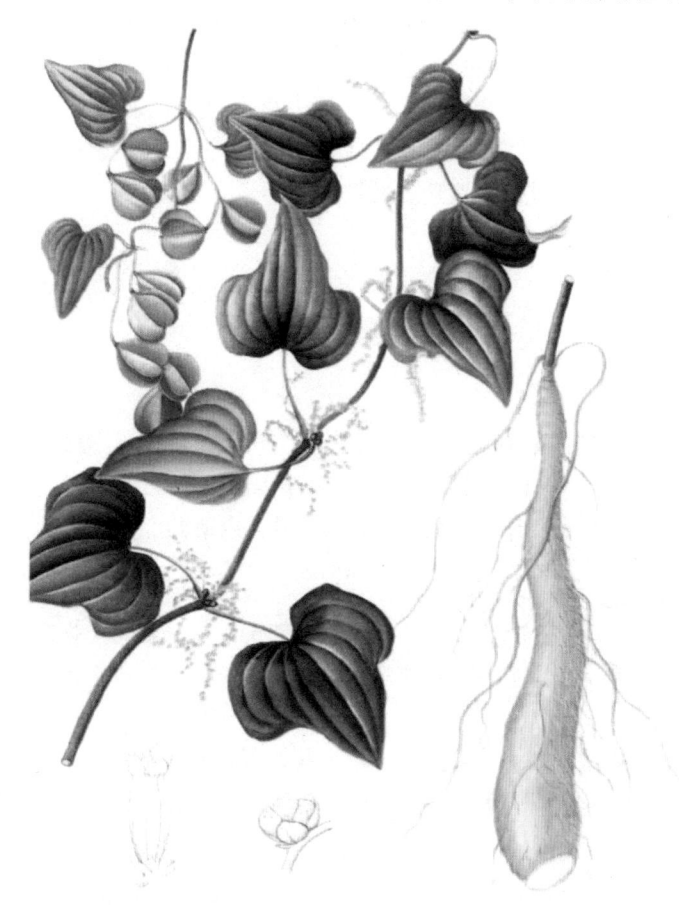

不足，则易被风邪所袭，因而肺气闭郁，则心中郁烦，腰酸骨节烦疼；风邪扰于上，则头晕目眩；脾胃虚弱，则食少不化；气血虚损，故少气乏力，羸瘦，惊悸失眠。本证若单纯补益气血则有恋邪于里之弊，若单纯攻邪则又有伤正之虑，必以正邪兼顾之法，才能祛邪而不伤正，扶正而不留邪。薯蓣丸，君以薯蓣健脾益阴，治在扶正；臣以人参、茯苓、白术、甘草、干姜、大枣，佐薯蓣健脾以益气；当归、芎䓖、芍药、干地黄、麦冬、阿胶养血而滋阴；配以柴胡、桂枝、防风祛风而散邪；桔梗、杏仁、白蔹则利肺开郁，以行治节；佐以豆黄卷、神曲运脾气，行药力，有补而不腻之功。

《金匮要略论注》："此不专言里急，是内外皆见不足证，非独里急诸不足也。然较黄芪建中证，前但云里急，故主建中，而此多风气百疾，即以薯蓣丸主之，岂非此丸似专为风气乎。不知虚劳证，多有兼风气者，正不可着意治风气，故仲景以四君、四物养其气血，麦冬、阿胶、干姜、大枣补其肺胃，而以桔梗、杏仁开提肺气，桂枝行阳，防风运脾，神曲开郁，豆黄卷宣通，柴胡升少阳之气，白蔹化入荣之风。虽有风气，未尝专治之，谓正气运而风气自去也。然薯蓣最多，且以此为汤名者，取其不寒不热，不燥不滑，脾肾兼宜，故以为君，则诸药皆相助为理耳。"

17. 虚劳虚烦不得眠，酸枣仁汤主之。

酸枣仁汤方

酸枣仁二升　甘草一两　知母二两　茯苓二两　芎䓖二两　《深师》有生姜二两

上五味，以水八升，煮酸枣仁，得六升，内诸药，煮取三升，分温三服。

【精解导读】

本条论述虚烦不眠的辨证论治。由于肝血不足，血燥生热，热扰于心，故心烦而不得眠；虚火上炎，故咽干、口燥、盗汗、头晕目眩；血虚则心虚，心虚故心悸。

酸枣仁汤以酸枣仁养肝血、安心神；芎䓖调肝养血解郁；茯苓、甘草补脾和中，宁心安神；知母滋阴降火，养肺肾之阴，以除烦渴。

【名典评注】

《金匮要略编注》："虚劳虚矣，兼烦是挟火，不得眠是因火而气亦不顺也。其过当责心，然心之火盛，实由肝气郁而魂不安，则木能生火，故以酸枣仁之入肝安神最多为君，芎劳以通肝气之郁为君，知母凉肺胃之气，甘草泻心气之实，茯苓导气归下焦为佐。虽曰虚烦，实未尝补心也。"

18. 五劳虚极羸瘦，腹满不能饮食，食伤、忧伤、饮伤、房室伤、饥伤、劳伤、经络营卫气伤，内有干血，肌肤甲错，两目黯黑。缓中补虚，大黄䗪虫丸主之。

大黄䗪虫丸方

大黄十分（蒸）　黄芩二两　甘草三两　桃仁一升　杏仁一升　芍药四两　干地黄十两　干漆一两　虻虫一升　水蛭百枚　蛴螬一升　䗪虫半升

上十二味，末之，炼蜜和丸小豆大，酒饮服五丸，日三服。

【注释】

羸瘦：身体肌肉消瘦无力。

两目黯黑：有两种解释，一是两眼呈黯黑色，二是两眼视物发黑，应以前解为得体。

【精解导读】

本条论述虚劳内有瘀血的辨证论治。由于食伤、忧伤、饮伤、房室伤、饥伤、劳伤、经络营卫伤，而劳热煎熬，使经络营卫气血运行不畅，以致内有干血，肌肤不润而如鳞甲之交错；内有干血，气血不能上荣，故两目之色黯黑，瘀血聚于少腹，则少腹硬满，痛而不移，脉多见沉弦涩。

大黄䗪虫丸，以大黄、桃仁润血泻瘀；干漆急窜，破瘀逐痹；虻虫、水蛭、蛴螬、䗪虫等生物药，实有虫蚁透剔、活血通络之功；芍药、地黄补益肝肾之阴，而有增血行瘀之义；黄芩、杏仁清肺热，利肺气，热去则血不枯，气调则血不停；甘草健脾，调和诸药，以缓中急。

【名典评注】

《金匮要略直解》："此节单指干血而言。夫人或因七情，或因饮食，或因房劳，皆令正气内伤，血脉凝积，致有干血积于中，而虚羸见于外也。血积则不能以濡肌肤，故肌肤甲错，不能以营于目，则两目黯黑。与大黄䗪虫丸以下干血，干血去，则邪除正旺矣，是以谓之缓中补虚，非大黄䗪虫丸能缓中补虚也。"

【病例与诊治】

石姓，女，19 岁。患者 16 岁月经来潮，18 岁初月经渐少，后即经闭不行，形体日渐消瘦，面色㿠白，饮食减少，精神衰弱，头眩心悸，诸医有从气血虚弱论治常服八珍、归脾汤；有从虚寒论治用温经汤等诸药乱投，月经不行，形体更瘦，少腹拘急不舒。脉象迟涩，舌中有紫斑。病久气血内损，治宜补气养血，但月经不行，瘀血内阻，新血不生，因此治当通瘀破瘀。治仿《金匮要略》大黄䗪虫丸，攻补兼施，汤丸并进，久服方能达到气血恢复，月经通行的目的。

处方：当归、党参、白术、熟地各 10 克，桃仁、䗪虫、红花各 6 克，甘草 4 克，大枣 5 枚，芎劳 6 克。两日服一剂。大黄䗪虫丸每服 4 克，日服 3 次。原方加减共服两个月，形体健壮，面渐红润，月经已行 1 次量少。原方既获显效，再服 1 月，经行正常，病即痊愈。

（摘自《辽宁中医杂志》，1980 年）

附方

《千金翼方》炙甘草汤一云复脉汤　治虚劳不足，汗出而闷，脉结悸，行动如常，不出百日，危急者十一日死。

甘草四两（炙）　桂枝、生姜各三两　麦门冬半升　麻仁半升　人参、阿胶各二两　大枣三十枚　生地黄一斤

上九味，以酒七升，水八升，先煮八味，取三升，去滓，内胶消尽，温服一升，日三服。

【精解导读】

本方论述气血两虚，脉结心悸的辨证论治。脾胃虚弱，气血两虚，血脉不养心，心虚则血行不畅，故脉见结代，而见心动悸。血脉虚燥，不能濡养，故失眠盗汗，咽干口燥，身体瘦弱，大便则干。心血不足，血气不畅，故见胸闷。

治以炙甘草汤，补阴血，通阳气。方中炙甘草益气补中，为和中总司，而化生气血，复脉之本；人参、大枣补气益胃，使气血化生有源；桂枝配甘草通心阳；生姜配白酒通血脉；生地、阿胶、麦门冬、麻仁补心血，养心阴，充养血脉。炙甘草汤两补阴血阳气，使心气复而心阳通，心血足而血脉充，则诸症自愈。

【名典评注】

《金匮要略论注》："此虚劳中润燥复脉之神方也。谓虚劳不足者，使阴阳不至暌隔，营卫稍能顺序，则元气或可渐复。若汗出由营卫强，乃不因汗而爽，反得闷，是阴不与阳和也。脉者所谓壅遏营气，令无所避是为脉，言其行之健也。今脉结，是营气不行，悸则血亏，而心失所养，营气既滞，而更外汗，岂不立槁乎？故虽内外之脏腑未绝，而行动如常，断云不出百日，知其阴亡而阳自绝也。若危急，则心先绝，故十一日死。谓心悬绝，该九日死，再加火之生数，而水无可继，无不死也。故以桂、甘行其身之阳，姜、枣宣其内之阳，而类聚参、胶、麻、麦、生地润养之物，以滋五脏之燥，使阳得复行于营中，则脉自复。名曰炙甘草汤者，土为万物之母，故既以生地主心，麦冬主肺，阿胶主肝肾，麻仁主肝，人参主元气，而复以炙甘草为和中之总司。后人只喜用胶、麦等，而畏姜、桂，岂知阴凝燥气，非阳不能化耶。"

《肘后备急方》獭肝散　治冷劳，又主鬼疰一门相染。

獭肝一具，炙干末之，水服方寸匕，日三服。

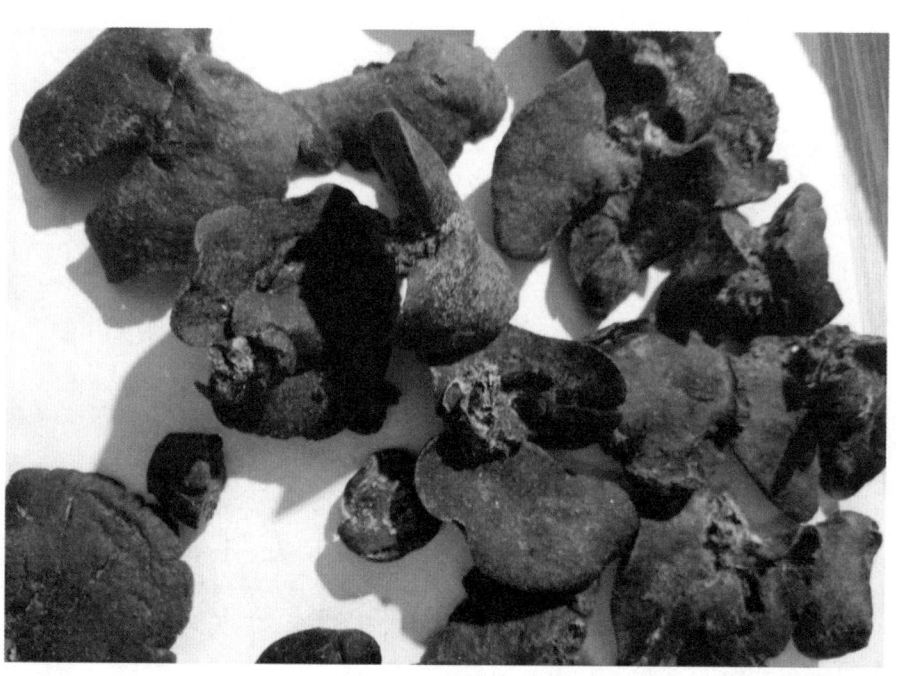

【注释】

冷劳：指寒性虚劳证。

鬼疰：指传染性的痨病。

【精解导读】

本方论述虚劳痨瘵的证治。痨虫传染于体内，耗竭阳气，损伤阴血。阳气虚弱，故病人食少，倦怠乏力，阴血亏损，故潮热，女子血干经闭。津液不润，故音哑。本方用獭肝一具，炙干为末，内服。獭肝性温，温阳化阴，可杀瘵虫，而治冷劳。

【名典评注】

《金匮要略论注》："劳无不热，而犹言冷者，阴寒之气与邪为类，致邪狭寒入肝而搏其魂气，使少阳无权，生生气绝，故无不死。又邪气依正气而为病，药力不易及，故难愈。獭者阴兽也，其肝独应月而增减，是得太阴之正，肝与脾为类，故以此治冷痨，邪遇正而化也。獭肉皆寒，唯肝性独温，故尤宜冷痨，又主鬼疰一门相染，总属阴邪，须以正阳化之耳。"

本章评析

本章论述了由于气血虚损导致的血痹与虚劳两种疾病。血痹病是由营卫不足，感受风邪，血行涩滞所引起，症状以肢体局部麻痹为主。可用针刺疗法和黄芪桂枝五物汤，通阳行痹则愈。

虚劳病是由气血阴阳虚损，正气不足，阴阳失调所引起的。至于虚劳的性质，可分为三种：一是元阳衰惫的，则多偏于寒证；二是虚阳上浮的，则多偏于热证；三是气血不能濡养五脏的，则多见五脏不足之证。虚劳病治疗原则：阴虚的养阴以配阳；阳虚的助阳以配阴；血虚的补血；气虚的补气；若干血成劳，外羸而内实，则用大黄䗪虫丸缓中止痛，补虚活瘀；若气血两虚，中气不立，阴阳不和，难于调理的，可用小建中汤，补脾胃之气，化生血液，而缓急止痛，调和阴阳；若阴阳两虚，而心肾不交，则用桂枝加龙骨牡蛎汤调节阴阳，收敛精气。其他如天雄散之补阳，酸枣仁汤之补血，八味肾气丸之阴阳两补，薯蓣丸之正邪兼顾，黄芪建中汤治虚劳里急，炙甘草汤治心悸脉结，獭肝散治冷劳等。究其治疗宗旨，皆是"后天之治本血气，先天之治法阴阳"而已。

第六章 肺痿肺痈咳嗽上气病脉证治

【导读】

1. 论述了肺痿的脉证及治疗方法。
2. 论述了咳嗽上气的脉证及治疗方法。
3. 论述了肺胀的脉证及治疗方法。
4. 论述了肺痈的脉证及治疗方法。

【品评】

本章论述肺痿、肺痈、咳嗽上气的辨证思想。第1条至第4条为全篇的总论，论述了肺痿、肺痈、咳嗽上气的成因、病理变化、脉证、治则与转归。第5条、第10条是专论肺痿的脉证与治法；第6条至第9条是专论咳嗽上气的脉证与治法；第13条、第14条则是论述肺胀的证治，第11条、第12条、第15条是论述肺痈的脉证与治法。

1. 问曰：热在上焦者，因咳为肺痿。肺痿之病，从何得之？师曰：或从汗出，或从呕吐，或从消渴，小便利数，或从便难，又被快药下利，重亡津液，故得之。曰：寸口脉数，其人咳，口中反有浊唾涎沫者何？师曰：为肺痿之病。若口中辟辟燥，咳即胸中隐隐痛，脉反滑数，此为肺痈，咳唾脓血。脉数虚者为肺痿，数实者为肺痈。

【注释】

浊唾涎沫：浊唾是浓稠痰，涎沫是稀饮。
辟辟燥：辟者，空也。形容口中干燥，津液极少，咳而无痰之状。

【精解导读】

本条论述肺痿、肺痈的病因、证候和鉴别诊断。肺痿病的成因是由于汗出太多，或呕吐频作而伤胃液，或因消渴而津液不滋，或小便利数，而下伤津液，或大便秘结，燥热伤津，或因攻下过度，而重伤津液，如此种种，不一而足。总之，津伤则阴虚，阴虚则生热，热灼肺叶，肺燥火盛，则寸口脉数，热炼津液而为痰，故口中反有浊唾涎沫。

　　肺痈病是由于湿热火毒聚于肺，壅塞不通，腐肉化脓，故咳唾脓血。邪热在肺，津液不布，则口中干燥；热壅于肺，血脉不利，则胸中隐隐作痛。

　　肺痿病是燥热伤阴，故脉来虚数。肺痈病是痰热壅塞，故脉数实有力。

【名典评注】

　　《医宗金鉴》："李彣曰：潘硕甫云：痿与痈，皆热在上焦，其脉皆数，皆咳，亡津液，未有异也。但痿属肺气虚而亡津，虽有热亦不烈，故不致燥涸，虽咳而口中有浊唾涎沫，故脉虽数而虚也；痈则气壅血凝，邪实而热烈，故津液亡而更觉干涸，口中辟辟燥，咳即胸中隐痛，津液既涸，脉应涩滞而反滑数者，蓄热腐脓，脉故数实也。"

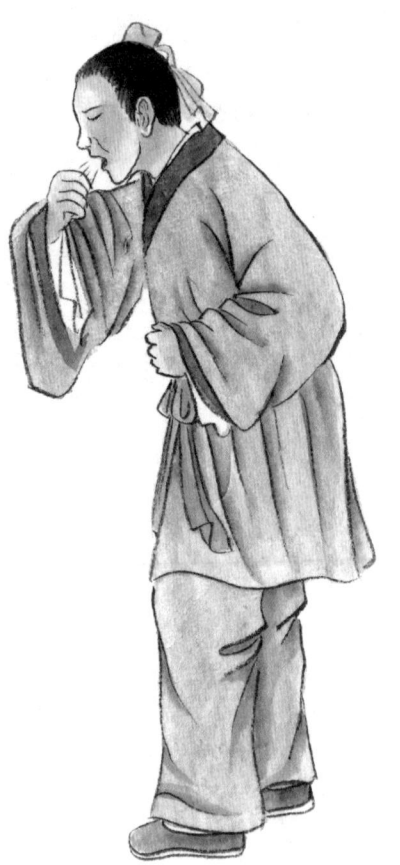

　　2. 问曰：病咳逆，脉之，何以知此为肺痈？当有脓血，吐之则死，其脉何类？师曰：寸口脉微而数，微则为风，数则为热；微则汗出，数则恶寒。风中于卫，呼气不入；热过于荣，吸而不出。风伤皮毛，热伤血脉。风舍于肺，其人则咳，口干喘满，咽燥不渴，时唾浊沫，时时振寒。热之所过，血为之凝滞，蓄结痈脓，吐如米粥。始萌可救，脓成则死。

【注释】

　　脉微：沉取则微而不显，意指浮脉而言。

　　过：经过。

　　浊沫："浊唾涎沫"的简称。

　　振寒：恶寒而身体振动。

　　始萌可救：病邪在萌芽时可以挽救。

【精解导读】

本条论述肺痈的病因及其病理变化。肺痈的形成，可以分为三个阶段：一是风热之邪始伤于卫；二是风热之邪内舍于肺，凡此犹属邪浅病轻，尚未成为肺痈，故易于治疗，其预后也良好；三是风热火毒内传营分，而壅结于肺，邪深病重，则成为肺痈，脓成而不易治疗，其预后则较差。

寸口脉微而数，微，此处指沉取无力，乃浮脉之象，为风中于卫；数脉为热，主热在于内。微为风，风性疏泄则汗出；数为热，内热而外风则反恶寒。风伤于卫，气得风而浮，则吸气不入，故气则呼利而吸难；热过于营，血得热而壅，则气亦因之不伸，故气吸而不出，此证风伤皮毛虽浅，而热伤血脉则深。风邪从卫入营，而内舍于肺，结而不散，则使肺气不利而作咳。肺热而壅，则口干喘满；因热在血中，故咽燥而不渴；热邪必逼肺之津液不布，故多唾浊沫；热盛于里而反时时振寒，由是热之所过，则血为之凝滞，蓄结于肺叶而为痈脓，故吐如米粥之脓样物。

【名典评注】

《医门法律》："然风初入卫，尚随呼气而出，不能深入，所伤者，不过在于皮毛，皮毛者，肺之合也，风由所合，以渐舍肺俞，而咳唾振寒，兹

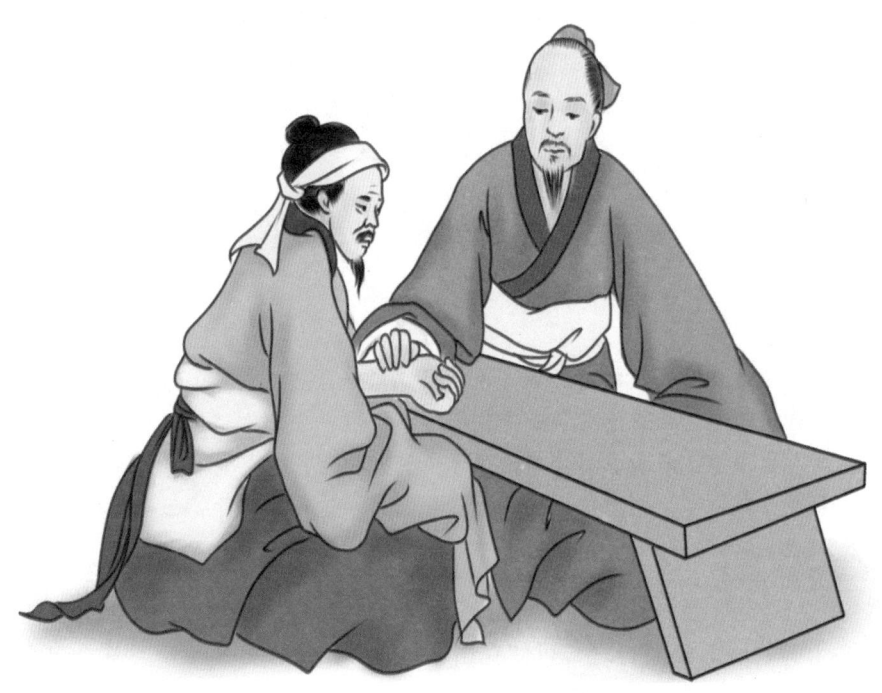

时从外入者，从外出之，易易也；若夫热过于荣，即随吸气深入不出，而伤其血脉矣。卫中之风，得荣中之热，留恋固结于肺叶之间，乃致血为凝滞，以渐结为痈脓，是则有形之败浊，必从泻肺之法而下驱之，若得其毒随驱下移，入胃入腹入肠，再一驱即尽去不留矣，安在始萌不救，听其脓成，而致肺叶腐败耶？"

3. 上气，面浮肿，肩息，其脉浮大，不治；又加利，尤甚。

【注释】

上气：指气喘。

肩息：指呼吸摇肩，气息困难之状。

【精解导读】

本条论述正虚气脱的上气证。上气，面浮肿，摇肩呼吸，气有升而无降。切其脉浮大无根，反映肾不纳气，元阳之根已拔，故为不治。又加下利，则阳脱于上，阴脱于下，离决之象见，故尤甚焉。

【名典评注】

《金匮要略浅注补正》："此是较论上气，而非肺痈者也。师意以为肺痿、肺痈无不上气，而亦有非肺痿、肺痈独见上气之证者。总之，上气而浮肿，肩息，脉浮大者，不但肺不制，兼之肾气脱，为不治也；又加下利，脾肾皆脱，为尤甚矣。此明上气证，又与痈痿之上气有别也。"

4. 上气，喘而躁者，属肺胀，欲作风水，发汗则愈。

【精解导读】

本条论述外寒内饮的上气证。由于风寒外束，肺失宣降，水饮内停，肺气壅闭，气机不利，故肺气胀满，上逆而喘，烦躁不安。本证肺气壅闭，不能通调水道，水湿溢于肌表，可能成为风水。肺胀病因，主要是风寒外束，水饮内积，若发汗散风寒，则肺气通畅，肃降得宜，水饮可以解除，而诸症自减。

【名典评注】

《金匮要略心典》："上气喘而躁者，水性润下，风性上行，水为风激，气凑于肺，所谓激而行之，可使在山者也，故曰，欲作风水。发汗令风去，则水复其润下之性矣，故愈。"

5.肺痿，吐涎沫而不咳者，其人不渴，必遗尿，小便数。所以然者，以上虚不能制下故也。此为肺中冷，必眩，多涎唾，甘草干姜汤以温之。若服汤已渴者，属消渴。

甘草干姜汤方

甘草四两（炙）　干姜二两（炮）

上㕮咀，以水三升，煮取一升五合，去滓，分温再服。

【注释】

不能制下：指肺气不能制约下焦。

服汤已：已，当完了讲。

【精解导读】

本条论述虚寒肺痿的辨证论治。虚寒肺痿，因于上焦阳虚，肺中寒冷，气虚不能敷布津液于诸经，所以多吐涎沫。其人不咳不渴，必遗尿，而且小便亦经常频数，这是上虚不能摄下的证候特点。由于上焦阳气不足，又必见头眩之症。

治以甘草干姜汤温肺气，行津液，制约下焦之阴水。方用甘草、干姜辛甘化阳，以温肺寒。温则润，能行津液，而利阳气，气利则津达，肺得其养，则肺不痿。方有理中之意，具有振中阳、补土暖金之法。

若服甘草干姜汤后，而反口渴者，说明此证已属消渴，则按消渴病治之，不在此列。本条说明虚寒肺痿的治疗要温肺益气，待阳气复，而津液敷布，则唾证自愈，而肺痿可复。

【名典评注】

《医宗金鉴》："肺中冷，则其人必不渴，遗尿小便数，头眩多涎唾。所以然者，以上焦阳虚，不能约制下焦阴水，下焦之水泛上而唾涎沫，用甘草干姜汤以温散肺之寒饮也。"

【病例与诊治】

宁某，女，58岁，1968年11月25日诊。有肺结核、气管炎病史已久，经常低热盗汗、咳嗽，近三年来气喘加重，入冬尤甚，经检查确诊为肺源性心脏病。症见：形体消瘦，咳吐白痰，自觉痰凉，咳即遗尿，浸湿衣裤，胸闷气喘，不能平卧，四肢欠温，舌质淡，苔白腻，脉沉细。证属肾阳虚衰，气虚下陷，治以温补肾阳，益气固正。

方用：熟地 24 克，山萸、山药、陈皮、半夏各 12 克，丹皮、茯苓各 9 克，黄芪 30 克，白术 15 克，桂枝、附子各 4.5 克。

三剂后咳喘稍减，但饮食欠佳，余症同前，乃求治于周师。师观其脉证，谓"此乃中阳虚衰，运化无权，土不生金则肺痿，失去肃降之力，不能通调水道，故咳而遗尿，病机为肺中虚冷，阳气不振，上虚不能制下也。乃甘草干姜汤证无疑"。方用：甘草 30 克，干姜 30 克，浓煎频服。服药 2 剂，遗尿、咳嗽减轻，再增甘草为 60 克，3 剂。症状基本控制，继用肾气丸加减调治而愈。

（摘自《浙江中医杂志》，1982 年）

6. 咳而上气，喉中水鸡声，射干麻黄汤主之。

射干麻黄汤方

射干十三枚一法三两　麻黄四两　生姜四两　细辛、紫菀、款冬花各三两　五味子半升　大枣七枚　半夏大者（洗）八枚一法半升

上九味，以水一斗二升，先煮麻黄两沸，去上沫，内诸药，煮取三升，分温三服。

【注释】

水鸡：即田鸡。水鸡声，是形容咳喘的痰鸣声连连不绝。

【精解导读】

本条论述寒饮咳喘的辨证论治。外受风寒，闭塞肺气，水饮内发，痰阻其气，气触其痰，故咳嗽喘急，喉中连连如水鸡之鸣。

治以射干麻黄汤散寒宣肺，开气道之痹。方中麻黄、细辛温经散寒，开肺化饮；款冬、紫菀温肺止咳；半夏、生姜涤痰降逆；射干开利咽喉气道；五味子酸收肺气，以监麻黄、细辛之散；大枣安中扶虚，调和诸药。

【名典评注】

《医门法律》："上气而作水鸡声，乃是痰碍其气，气触其痰，风寒入肺之一验耳。发表、下气、润燥、开痰，四法萃于一方，用以分解其邪，不使之合，此因证定药之一法也。"

【病例与诊治】

王某，女，62 岁，初诊日期：1979 年 5 月 4 日。

病情摘要：肺炎后患咳喘已十多年，1978 年冬以来喘咳一直未缓解。上月底感冒后喘咳更甚。

现症：喘咳甚，喉中痰鸣，伴咳吐白痰量多，恶寒背冷，口中和，大便溏泄，日二三行，苔白微腻，脉弦细。听诊两肺满布哮鸣音，左肺有湿啰音。脉证合参，此为外寒内饮合邪阻肺，治以散寒化饮，化痰降逆，与射干麻黄汤加减：射干 10 克，麻黄 10 克，桑白皮 10 克，干姜 6 克，桂枝 10 克，杏仁 10 克，炙甘草 10 克，冬花 10 克，半夏 10 克，五味子 10 克。

结果：上药服 3 剂，喘平，咳吐白痰仍多，左肺偶闻干鸣，未闻湿啰音，上方继服 6 剂，7 月 17 日随访，仅胸闷，吐少量白痰。

（摘自《北京中医学院学报》，1981 年）

7. 咳逆上气，时时吐浊，但坐不得眠，皂荚丸主之。

皂荚丸方

皂荚八两（刮去皮，用酥炙）

上一味，末之，蜜丸梧子大，以枣膏和汤服三丸，日三夜一服。

【注释】

酥：酥油，俗称黄油。

【精解导读】

本条论述痰浊咳喘的辨证论治。上焦有热，煎熬津液，形成稠黏的浊痰，阻碍气道，肺金不能肃降，故咳嗽气喘，时时吐出浊痰。痰浊壅盛，吐之不尽，卧则痰上而阻气，呼吸不利，故但坐而不得眠。

本证之痰浊有胶固不拔之势，如不迅速扫除，则痰壅气闭，使人闷绝。治以皂荚丸，皂荚涤痰去垢，扫除痰浊，其力最猛，故饮用枣膏，使其安胃补脾。

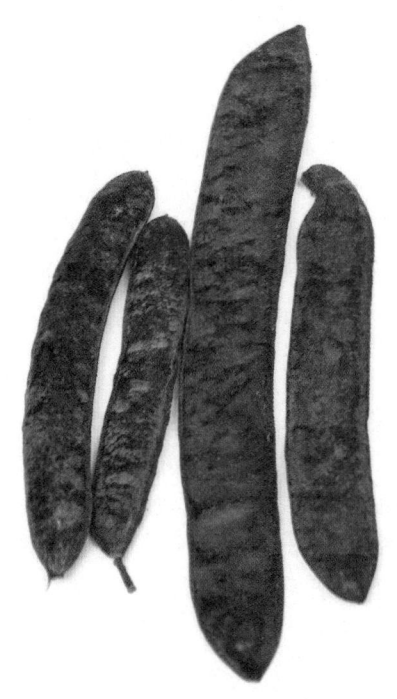

用蜜为丸者，以制药悍也，又有生津润肺之效。俾涤痰破结而又不伤正，为制方之旨。辨证眼目，在于"但坐、唾浊"四字。

【名典评注】

《金匮要略心典》："浊，浊痰也。时时吐浊者，肺中之痰，随上气而时出也。然痰虽出而满不减，则其本有固而不拔之势，不迅而扫之，不去也。皂荚味辛入肺，除痰之力最猛，饮以枣膏，安其正也。"

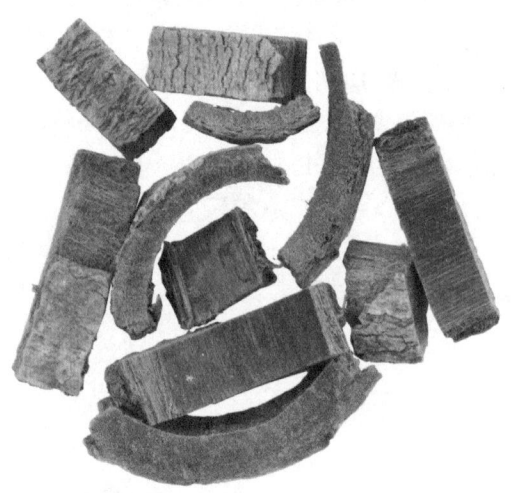

8.咳而脉浮者，厚朴麻黄汤主之。

厚朴麻黄汤方

厚朴五两　麻黄四两　石膏如鸡子大　杏仁半升　半夏半升　干姜二两　细辛二两　小麦一升　五味子半升

上九味，以水一斗二升，先煮小麦熟，去滓，内诸药，煮取三升，温服一升，日三服。

【精解导读】

本条论述脉测证，有外寒与内饮之异，故其治法亦各不同。夫咳而脉浮，则表邪居多，邪在肺家气分，故小青龙汤去桂、芍、草三味，而加厚朴、杏仁利肺以理气；石膏以清热；小麦养心和胃，以扶正气。本方是为有制之师，用药极为巧妙。

【名典评注】

《医宗金鉴》："李彣曰：咳者，水寒射肺也；脉浮者，停水而又挟风以鼓之也。麻黄去风散肺逆，与半夏、细辛、干姜、五味子、石膏同用，即前小青龙加石膏汤，为解表行水之剂也。然土能制水，而地道壅塞，则水亦不行，故用厚朴疏敦阜之土，使脾气健运，而水自下泄矣，杏仁下气去逆，小麦入心经能通火气，以火能生土助脾，而共成决水之功也。"

9. 脉沉者，泽漆汤主之。

泽漆汤方

半夏半升　紫参五两一作紫菀　泽漆三斤，以东流水五斗，煮取一斗五升　生姜五两　白前五两　甘草、黄芩、人参、桂枝各三两

上九味，㕮咀，内泽漆汁中，煮取五升，温服五合，至夜尽。

【精解导读】

本条继上文而言，论述了若咳而脉沉，则里邪居多，为水饮羁縻于肺而不出也。治用泽漆汤逐水通阳，止咳平喘。方中泽漆逐水，消痰之力为猛；桂枝通阳，温化水气；紫参、白前温肺，止咳平喘；生姜、半夏健胃涤痰散饮；黄芩清肺，除水饮郁生之热；人参、甘草扶正健脾，运化水湿。本方先煎泽漆，汤成之后入诸药，取其逐饮为先，领诸药而治咳逆之气。

【名典评注】

《医宗金鉴》："李彣曰：脉沉为水，以泽漆为君者，因其功专于消痰行水也，水性阴寒，桂枝行阳气以导之。然所以停水者，以脾土衰不能制水，肺气逆不能通调水道，故用人参、紫参、白前、甘草补脾顺肺，同为制水利水之方也。黄芩苦以泄之，半夏、生姜辛以散之也。"

10. 火逆上气，咽喉不利，止逆下气者，麦门冬汤主之。

麦门冬汤方

麦门冬七升　半夏一升　人参二两　甘草二两　粳米三合　大枣十二枚

上六味，以水一斗二升，煮取六升，温服一升，日三夜一服。

【注释】

火逆：津虚火炎，虽咳逆而无痰涎。

【精解导读】

本条论述虚火上炎的咳喘证治。肺胃津液耗损，燥火内盛，虚火上炎，肺中燥热而不得滋润，故见咳逆上气，脉来虚数等。阴液虚少，不润咽喉，故咽

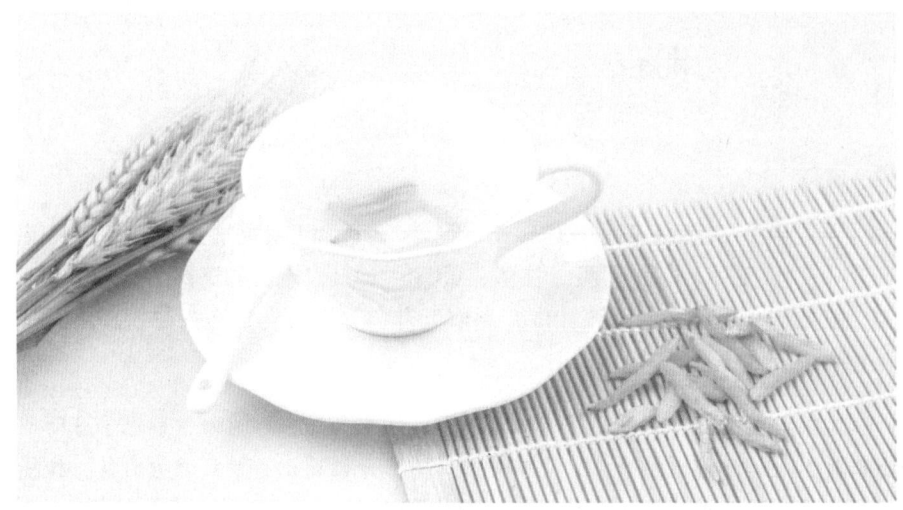

喉燥痒不利，或咽中如有物哽，口干欲得凉润，其舌光红少苔。

治以麦门冬汤，清养肺胃，止逆下气。方中重用麦门冬，滋养肺胃之阴液，清降肺胃之虚火；半夏用量极少，为麦门冬七分之一，则降逆开结，而疏通津液流行之道；用人参、粳米、甘草、大枣益气养胃，生津润燥。脾胃健运，津液充足，上承于肺，虚火自敛，咳逆上气等症亦可随之消解。此条与泽漆汤治水饮凝结之咳逆相比，而有水咳、火逆之分，并引申下文肺痈之实喘，而又不同矣。文法前后比较，读者须知。

【名典评注】

《金匮要略方论本义》："火逆上气，挟热气冲也，咽喉不利，肺燥津干也。主之以麦冬生津润燥，佐以半夏开其结聚，人参、甘草、粳米、大枣概施补益于胃土，以资肺金之助，是为肺虚有热津短者立法也，亦所以预救乎肺虚而有热之痿也。"

【病例与诊治】

李某，女，75 岁，1981 年 1 月 22 日就诊。形瘦体弱，素来不禁风寒，不耐劳作。稍作外感则每易发热咳嗽，稍有劳累则必定气喘息促。半月前因外感发热咳嗽，未得及时治疗，迁延时日，至今虽外邪自解，但仍口干咽燥，气喘息促，咳嗽频繁，吐出大量白色涎沫。面色萎黄，纳食少进，口淡乏味，精神疲惫，卧床不起。脉虚缓，舌质淡红少苔。此属肺痿之证，气阴两伤。治拟《金匮要略》麦门冬汤培土生金，以降冲逆。

处方：麦门冬 12 克，党参 12 克，制半夏 6 克，炙甘草 10 克，大枣 7枚，茯苓 10 克，粳米一把（自加）。

1月25日复诊：服药3剂，纳食增加，口干、咳嗽大有转机，精神好转，已能起床活动。然仍面色萎黄，脉缓右关虚大，苔薄而略干。脾气大虚，胃阴亦伤，再用前方加山药12克、炙黄芪10克。服7剂后，诸症悉除，已能操持家务。

（摘自《浙江中医学院学报》，1982年）

11. 肺痈，喘不得卧，葶苈大枣泻肺汤主之。

葶苈大枣泻肺汤方

葶苈熬令黄色，捣丸如弹子大　大枣十二枚
上先以水三升，煮枣取二升，去枣，内葶苈，煮取一升，顿服。

【注释】

熬：当炒字解。

【精解导读】

本条论述肺痈在将成未成之初，邪气壅于肺的辨证论治。由于肺痈初起，风热病毒，浊唾涎沫，壅滞于肺，阻碍气机，因而咳喘不能平卧，甚或胸中隐隐作痛。治以葶苈大枣泻肺汤，乘其始萌一击而去。方中葶苈苦寒滑利，开泄肺气，泻水逐痰；佐以大枣之甘以和药力，而有安胃补脾，补正生津，调和药性的作用。

【名典评注】

《金匮要略编注》："风中于卫，血气壅逆，呼气不入，则喘不得卧，因循日久，必致肺叶腐败，吐脓而死，故用葶苈急泻肺实之壅，俾气血得利，不致腐溃吐脓，且以大枣先固脾胃之元，其方虽峻，不妨用之耳。"

12. 咳而胸满，振寒，脉数，咽干不渴，时出浊唾腥臭，久久吐脓如米粥者，为肺痈，桔梗汤主之。

桔梗汤方（亦治血痹）

桔梗一两　甘草二两
上二味，以水三升，煮取一升，分温再服，则吐脓血也。

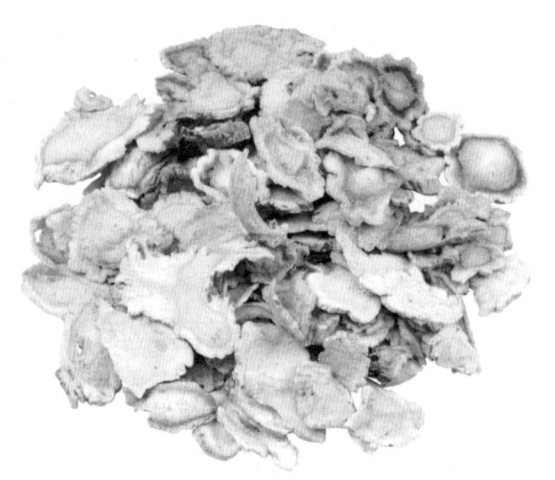

【精解导读】

本条是论述肺痈已经成脓的证治。由于腐血为脓，故时出浊唾腥臭，或久久吐脓如米粥样的，叫作肺痈。毒热郁于里，而使皮表不固，故脉数而振寒。湿热郁于肺络，肺气不利，故咳而胸满。毒热壅于肺的血分，故咽干而不渴。

治以桔梗汤，为治肺痈之主方，此病为风热所壅，故以桔梗开结排脓；热聚成毒，故用甘草清热解毒。甘草倍于桔梗，其力似乎太缓，实为痈脓已成，正伤毒溃之治法。

【名典评注】

《金匮要略论注》："此乃肺痈已成，所谓热过于营，吸而不出，邪热结于肺之营分，故以苦梗下其结热，开提肺气，生甘草以清热解毒，此亦开痹之法，故又注曰：再服则吐脓血也。"

【病例与诊治】

施某，男，17 岁。病史摘要：患者憎寒发热一周，咳嗽胸闷不畅，吐少量白色黏痰。查血常规：白细胞 24.5×10^9/L，中性粒细胞占 85%。X 光胸透并摄片报告：左下肺脓肿。经住院治疗八天，使用大量抗生素，发热不退，遂邀中医诊治，用桔梗 60 克，生甘草 30 克。服药一帖，咳嗽增剧，翌晨吐出大量脓痰，夹有腥臭，原方继进二帖，排出多量脓痰，发热下降，减桔梗为 20 克，生甘草 10 克，加南沙参、金银花、鱼腥草、生薏仁等，服至 10 余帖，服尽热退，精神佳，饮食增。胸透复查：脓肿已消散吸收，血常规亦正常。

（摘自《江苏中医药》，1981 年）

13. 咳而上气，此为肺胀，其人喘，目如脱状，脉浮大者，越婢加半夏汤主之。

越婢加半夏汤方

麻黄六两　　石膏半斤　　生姜三两　　大枣十五枚　　甘草二两　　半夏半升

上六味，以水六升，先煮麻黄，去上沫，内诸药，煮取三升，分温三服。

【注释】

目如脱状：指两目外鼓，有脱出之状。

【精解导读】

本条论述热饮"肺胀"的证治。由于外感风热，水饮内发，内外合邪，热饮上蒸，填塞肺中，肺气胀满，故咳嗽上气，喘急不得息，喘甚则两目鼓出，而欲脱状。其脉浮大者，为风邪热饮盛于表里，而不解也。

治宜越婢加半夏汤。麻黄、生姜攻外宣肺，发越水气；石膏清肺中之热，以降肺气；半夏降逆化痰；大枣健脾补中，调和诸药。

【名典评注】

《金匮要略心典》："外邪内饮，填塞肺中，为胀为喘，为咳而上气。越婢汤散邪之力多，而蠲饮之力少，故以半夏辅其未逮。不用小青龙者，以脉浮且大，病属阳热，故利辛寒，不利辛热也。目如脱状者，目睛胀突，如欲脱落之状，壅气使然也。"

14.肺胀，咳而上气，烦躁而喘，脉浮者，心下有水，小青龙加石膏汤主之。

小青龙加石膏汤方

麻黄、芍药、桂枝、细辛、甘草、干姜各三两　五味子、半夏各半升　石膏二两

上九味，以水一斗，先煮麻黄，去上沫，内诸药，煮取三升，强人服一升，羸者减之，日三服，小儿服四合。

【精解导读】

本条论述痰饮挟热"肺胀"的证治。由于外感风寒，寒饮内发，内外合邪，郁而生热，故咳而上气，烦躁而喘。脉浮，指此

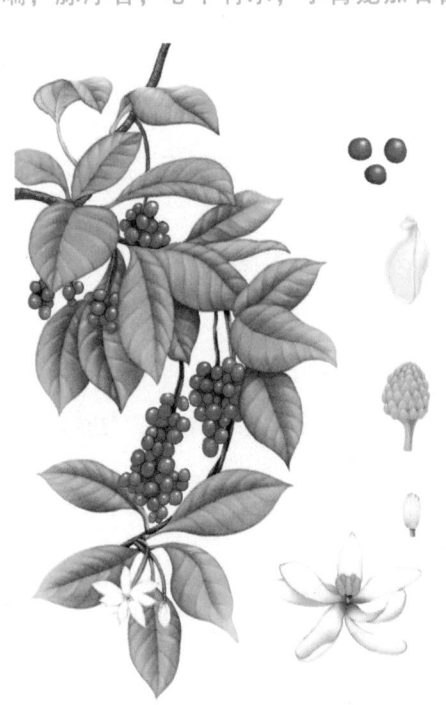

证为风饮，与肺痈证不同。

治以小青龙加石膏汤，外散寒饮，内清烦热。本方介于越婢汤、大青龙汤之间，寒温并进，两不相碍。

【名典评注】

《金匮要略浅注》："心下有水，咳而上气，以小青龙汤为底剂，然烦躁则挟有热邪，故加石膏，参用大青龙之例，寒热并进，两不相碍。石膏宜生用，研末，加倍用之方效。"

【病例与诊治】

李某，男，80岁，1973年夏就诊。哮喘发作旬余，形寒畏冷，时当盛夏，犹着毛线背心，口和不渴，证属寒哮，以发作于暑令，依寒包热证治，予小青龙加石膏汤原方：麻黄9克，细辛2.4克，五味子9克，干姜3克，炒白芍9克，法半夏9克，甘草6克。服3剂减轻大半，继服3剂，哮喘已获控制。

（摘自《湖北中医杂志》，1981年）

附方

《外台秘要》炙甘草汤　治肺痿涎唾多，心中温温液液者方见虚劳中。

【注释】

心中温温液液：泛恶欲吐之意。

【精解导读】

本方论述凉燥肺痿的辨证论治。由于凉燥伤肺，肺虚气乏，不能敷布津液而四达，反聚而成涎，故涎唾为多。肺气虚乏，津液不能流布，化成痰涎，积于膻中，故心中温温液液。

治以炙甘草汤，温润肺气，以行津液。方中人参、炙甘草、生姜、大枣温补脾肺，双补气阴，温润肺气；桂枝温通阳气以行津液；麦冬、生地、麻仁、阿胶滋补阴血，润肺滋燥。

【名典评注】

《金匮要略方论集注》："汪双池曰：肺痿者，肺虚气惫而肺叶枯萎，此乃清燥之甚，如秋树之枯叶，非由火热，与肺痈大不相似。总有热而咳血者，亦属燥淫所郁之阴火，非实火也，故仲景治肺痿用此汤，及甘草干姜汤。肺枯而反多唾者，肺燥之甚，不能复受津液，则胃气之上蒸者皆化痰涎而已。

痰涎积于膻中，津液不复流布，故心中温温液液。"

《备急千金要方》甘草汤

甘草

上一味，以水三升，煮减半，分温三服。

【精解导读】

本方论述凉燥肺痿的治法。由于凉燥之气伤于肺，肺叶枯萎，不能敷布津液，故涎唾多。肺痿不能流布津液，津液化为痰涎，积于膻中，故心中温温液液。治用甘草一味，健脾消饮，生津润燥，清肺胃虚热，解毒扶正，故可疗肺痿疾患。

【名典评注】

《金匮要略论注》："肺痿之热由于虚，则不可直攻，故以生甘草之甘寒频频呷之，热自渐化也。"

《备急千金要方》生姜甘草汤　治肺痿，咳唾涎沫不止，咽燥而渴。

生姜五两　人参二两　甘草四两　大枣十五枚

上四味，以水七升，煮取三升，分温三服。

【精解导读】

本方之治是由于脾胃中虚，则使水寒不运，反阻津液不能上滋，以致肺叶枯萎，故吐唾涎沫不止。胸咽干槁无液以滋，则咽燥而渴。

治宜生姜甘草汤，培土生金，滋津润燥。方中人参、甘草、大枣补脾气，化生津液，润枯泽槁；生姜辛散温通，而暖中宫，布散津液。

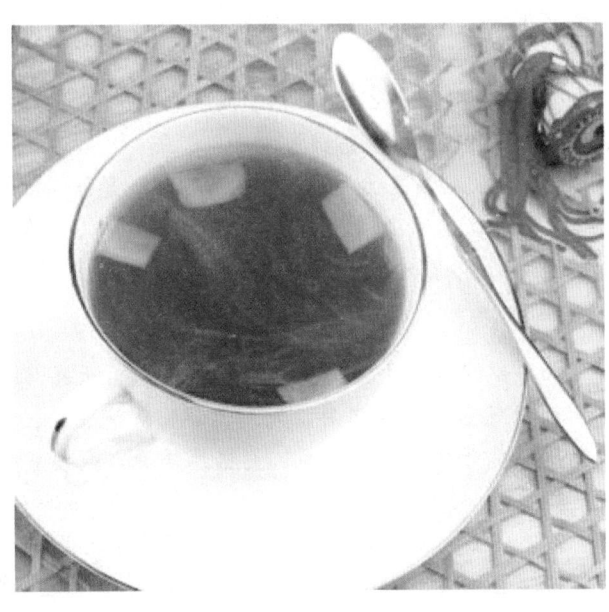

【名典评注】

《金匮要略论注》："此汤即甘草一味方广其法也。谓胸咽之中，虚热干枯，故参、甘以生津化热，姜、枣以宣上焦之气，使胸中之阳不滞而阴火自熄也，然亦非一二剂可以期效。"

《备急千金要方》桂枝去芍药加皂荚汤　治肺痿吐涎沫。

桂枝、生姜各三两　甘草二两　大枣十枚　皂荚一枚（去皮子，炙焦）

上五味，以水七升，微微火煮取三升，分温三服。

【精解导读】

本方论述气不致津的肺痿证治。由于气寒不温，胸阳不布，而使肺津枯槁，因而成痿。此证吐涎沫，则非无津液，乃是虽得津液而不能收摄与分布。

治宜桂枝去芍药加皂荚汤。方中甘草、生姜、大枣温补心肺阳气，有生津润燥，散寒温肺的功效，桂枝温通胸肺，宣行营卫，合皂荚利涎通窍，以除浊痰。

【名典评注】

《金匮要略编注》："用桂枝汤嫌芍药酸收，故去之；加皂荚利涎通窍，不令涎沫壅遏肺气而致喘痿；桂枝和调营卫，俾营卫宣行，则肺气振，而涎沫止矣。"

《外台秘要》桔梗白散　治咳而胸满，振寒，脉数，咽干不渴，时出浊唾腥臭，久久吐脓如米粥者，为肺痈。

桔梗、贝母各三分　巴豆一分（去皮，熬，研如脂）

上三味，为散，强人饮服半钱匕，羸者减之。病在膈上者，吐脓血；膈下者泻出；若下多不止，饮冷水一杯则定。

【精解导读】

本方论述湿热火毒肺痈的辨证论治。由于寒痰冷饮壅滞于肺，日久化热而腐溃气血，则见胸满隐痛，咳嗽吐黄痰腥臭，久久吐脓如米粥，成为肺痈。脓成于内，毒气外见，则振寒脉数，寒痰之邪使津液不布，则咽干不渴。

治以桔梗白散泻痰排脓。方中贝母开胸中之郁结，以利巴豆之峻攻，而急破其脓，驱毒外出；桔梗开提肺气，载药上行，以驱尽胸肺之毒。

【名典评注】

《金匮要略论注》："此即前桔梗汤证也。然此以贝母、巴豆易去甘草，则迅利极矣。盖此等证危在呼吸，以悠忽遗祸不可胜数，故确见人强或证危，正当以此急救之。不得嫌其峻，坐以待毙也。"

《备急千金要方》苇茎汤　治咳有微热，烦满，胸中甲错，是为肺痈。

苇茎二升　薏苡仁半升　桃仁五十枚　瓜瓣半升

上四味，以水一斗，先煮苇茎，得五升，去滓，内诸药，煮取二升，服一升，再服当吐如脓。

【精解导读】

本方论述肺痈的辨证论治。由于湿热内结，痰热瘀血郁结肺中，故咳嗽微热，烦满，吐腥臭黄痰脓血。气滞血凝在肺，不能荣养肌肤，故胸部皮肤粗糙如鳞状。治宜苇茎汤，方中苇茎清肺泄热，利肺滑痰；薏苡仁利湿排脓，清肃肺经毒脓；冬瓜子清化热结，涤脓血浊痰；桃仁活血祛瘀，泻血分热毒。

【名典评注】

《金匮要略论注》："此治肺痈之阳剂也。盖咳而有微热，是邪在阳分也；烦满，则挟湿矣；至胸中甲错，是内之形体为病，故甲错独见于胸中，乃胸上之气血两病也。故以苇茎之轻浮而甘寒者，解阳分之气热，桃仁泻血分结热；薏苡下肺中之湿；瓜瓣清结热而吐其败浊，所谓在上者越之耳。"

15.肺痈胸满胀，一身面目浮肿，鼻塞清涕出，不闻香臭酸辛，咳逆上气，喘鸣迫塞，葶苈大枣泻肺汤主之。方见上，三日一剂，可至三四剂，此先服小青龙汤一剂，乃进。小青龙方见咳嗽门中。

【精解导读】

本条论述湿热壅塞于肺成痈，而脓未成的辨证论治。由于痰热火毒，浊唾涎沫，壅塞于肺，气机被阻，故胸满而胀，喘鸣迫塞；肺气壅塞，通调水道失职，则水气泛滥，故一身面目浮肿；肺气不利，不摄津液，故鼻塞流涕，不闻香臭。

葶苈大枣泻肺汤方解见前。

【名典评注】

《金匮要略直解》："痈在肺，则胸胀满；肺朝百脉而主皮毛，肺病则一身面目浮肿也；肺开窍于鼻，肺气壅滞，则畜门不开，但清涕渗出，而浊脓犹塞于鼻肺之间，故不闻香臭酸辛也。以其气逆于上焦，则有喘鸣迫塞之证，与葶苈大枣汤以泻肺。"

◆◆ 本章评析 ◆◆

本章论述肺痿、肺痈以及咳嗽上气的辨证论治。肺痿有虚热与虚寒两种类型，虚热肺痿可用麦门冬汤，养胃润肺，并清虚火；虚寒肺痿可用甘草干姜汤，温肺复气，以约下焦而布津液。

肺痈要辨脓成与未成，未成脓时，可用葶苈大枣泻肺汤，开泄肺气；若已成脓，时间已久，用桔梗汤排脓解毒而不伤正。至于《千金》苇茎汤，为清泻肺热，兼有逐痰排脓解痈作用，对于肺痈的脓成与未成均可应用。

咳嗽上气有寒热虚实之分：虚火上炎的咳喘，可用麦门冬汤清养肺胃，止逆下气；痰浊壅盛的咳喘，可用皂荚丸涤痰去垢；外寒内饮的咳喘，可用射干麻黄汤散寒开痹化饮；寒饮上迫的咳喘，可用厚朴麻黄汤温散寒邪，降气化饮；水饮内停的实性咳喘，可用泽漆汤逐水气，止咳平喘。

肺气胀满是因痰饮郁肺而引起的，要辨清寒饮与热饮的不同。如热饮填塞肺中，可用越婢加半夏汤，宣肺泄热，降逆平喘；寒饮壅肺，内挟有烦热，可用小青龙加石膏汤，外散寒邪，内清热邪。

◎ 第七章　胸痹心痛短气病脉证治 ◎

【导读】

　　1. 论述了胸痹的发病机制以及虚实两证的鉴别。

　　2. 论述了心痛的发病机制以及治疗方法。

　　3. 论述了短气病的病理表现以及治疗方法。

【品评】

　　本章第 1 条、第 2 条阐述胸痹、心痛的发病机制，以及虚实两证的鉴别。第 3 条至第 7 条论述了胸痹的主证与代表方剂，同时讨论了胸痹的兼证。第 8 条、第 9 条阐述了心痛的证治。胸痹与心痛在病位上有偏上、偏下的区别，不过病变的部位皆在心胸，又可同时发病。至于短气一证，在两证之中，有着必然的联系。

　　胸痹既是证候名，又是病位和病机的概括。

　　心痛主要是说胃脘疼痛证，其病机主要由阳虚阴盛、气机不通所导致。

　　短气是指呼吸迫促似喘的表现，它的病因多属于痰饮湿浊阻碍气机的实证；而少气则多表现为气不足息，是心肺气虚的症状。本章所叙述的短气多为胸痹、心痛的综合征。

　　1. 师曰：夫脉当取太过不及，阳微阴弦，即胸痹而痛，所以然者，责其极虚也。今阳虚知在上焦，所以胸痹心痛者，以其阴弦故也。

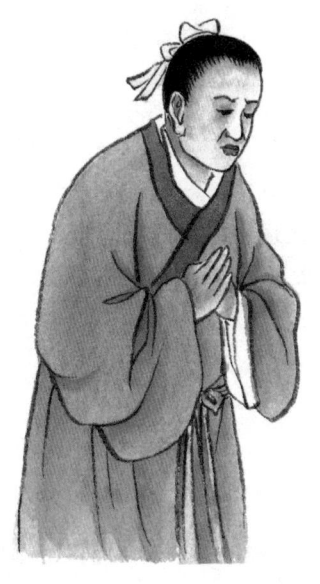

【注释】

　　太过不及：关前阳微为不及，关后阴弦为太过。

【精解导读】

　　本条论述胸痹心痛之病皆由虚处容邪导致，可从其脉象而溯其病源。由于胸中阳气不振，卫气不行，故关前之寸脉微；微为阳微，谓阳气之不及。若寸脉与尺脉相比，而关后之阴脉则见弦，弦为阴弦，谓阴气之太过。于是，阴邪乘于阳位，即胸痹而心痛。

"所以然者"以下，是作者自注句，说明此证责其上焦阳气极虚，虚则无以为胜邪之本，然究其所以胸痹心痛者，以其阴中之弦，乃阴中之寒邪乘上焦之虚而为痹痛，是以虚为致病之因，而弦则是邪客之象也。

【名典评注】

《医宗金鉴》："脉太过则病，不及亦病，故脉当取太过不及而候病也。阳微，寸口脉微也，阳得阴脉为阳不及，上焦阳虚也；阴弦，尺中脉弦也，阴得阴脉为阴太过，下焦阴实也。凡阴实之邪，皆得以上乘阳虚之胸，所以病胸痹心痛，胸痹之病轻者即今之胸满，重者即今之胸痛也。"

2. 平人无寒热，短气不足以息者，实也。

【注释】

平人：正常无病之人。暗示非上条而胸阳虚之比。

无寒热：指无表证。

【精解导读】

本条继上条而言，亦有不从虚得病，而指出实邪之证，与上条对比发明。"平人"，没有感受外邪，亦无寒热，突然气急短促，呼吸不利的，一般属于实证。本证多因痰饮湿浊，阻滞胸中，升降气机不利，故胸膈痞塞短气，不足以息。此与上条胸痹，本虚标实的短气证不同。

【名典评注】

《金匮要略心典》："平人，素无疾之人也。无寒热，无新邪也。而乃短气不足以息，当是里气暴实，或痰，或食，或饮，碍其升降之气而然。盖短气有从素虚宿疾而来者，有从新邪暴遇而得者。二端并否，其为里实无疑，此审因察病之法也。"

3. 胸痹之病，喘息咳唾，胸背痛，短气，寸口脉沉而迟，关上小紧数，栝楼薤白白酒汤主之。

栝楼薤白白酒汤方

栝楼实一枚（捣）　薤白半斤　白酒七升

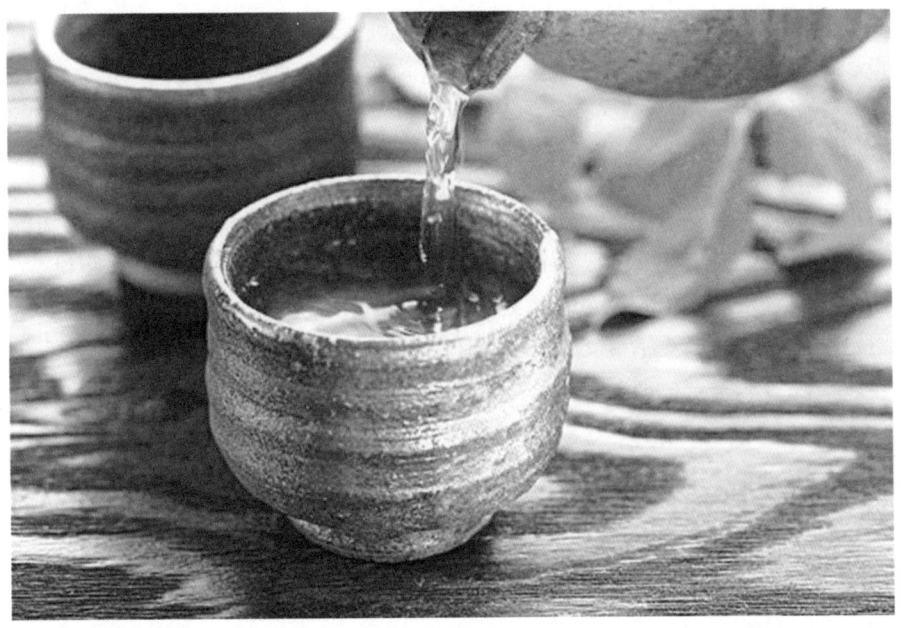

上三味，同煮，取二升，分温再服。

【注释】

白酒：一名清酒，又称米酒。

【精解导读】

本条论述胸痹的证治。胸背居于上，今胸阳不振，阴寒困郁于里，则阴来搏阳，而有喘息咳唾；呼吸之间不相续则短气；胸阳不振，寒邪塞其前后阴阳之位，则胸背疼痛。更审其脉，则寸口之阳脉沉而迟，即上所言阳微之意，关上之阴脉小紧数，即上所言阴弦之意，由尺上溢于关，为阴乘阳位。

治以栝楼薤白白酒汤，通阳散寒，豁痰下气。方中栝楼开散胸中痰结，通行经络血脉之滞；薤白辛温通阳，散结化痰，行气止痛；白酒轻扬温通，消阴散寒，载药上行。以上诸药合用，使胸中阳气宣畅，寒浊消散，胸痹则愈。

【名典评注】

《医宗金鉴》："寸口脉沉而迟，沉则为里气滞，迟则为脏内寒，主上焦脏寒气滞也。关上小紧而疾，小为阳虚，紧疾寒痛，是主中焦气急寒痛也。胸背者，心肺之宫城也，阳气一虚，诸寒阴邪，得以乘之，则胸背之气，痹而不通，轻者病满，重者病痛，理之必然也，喘息、咳唾、短气证之必有也。主之以栝楼薤白白酒汤者，以辛以开胸痹，用温以行阳气也。"

【病例与诊治】

周某，男，25 岁。1974 年 8 月 21 日，因发冷，发烧，右胸剧痛，咳嗽，来门诊。检查：体温 38.5℃，脉搏 101 次 / 分，血压 120 / 84mmHg，右胸部突起，第二肋以下呼吸音、语音均消失，心脏、气管纵隔左移。右胸试穿，抽出 50 毫升浅黄色液体，送检呈瑞氏反应阳性。诊断为渗出性胸膜炎。治用栝楼薤白白酒汤：栝楼实 50 克，薤白 20 克，水煎后加白酒（60 度）一小杯，早晚各服一次，连服 10 剂痊愈。一个月后复查未见异常。

（摘自《吉林中医药》，1981 年）

4. 胸痹不得卧，心痛彻背者，栝楼薤白半夏汤主之。

栝楼薤白半夏汤方

栝楼实一枚（捣）　薤白三两　半夏半斤　白酒一斗
上四味，同煮，取四升，温服一升，日三服。

【注释】

不得卧：有不得平卧和不能卧寐两种含义。
心痛彻背：心胸疼痛，通到后背。

【精解导读】

本条论述痰浊闭塞胸痹的证治。胸痹是以喘息咳唾、胸背痛、短气为主证。由于胸阳不振，寒饮停滞，肺中气机不畅，则喘息咳唾，而致不得安卧。寒浊阻碍气机，故心痛彻背。

治以栝楼薤白半夏汤，通阳散结，逐饮降逆。方中以栝楼薤白白酒汤通阳气，散痰结，而除胸痹；加半夏逐饮降逆，亦可通阴阳，使人安卧而眠。

【名典评注】

《医宗金鉴》："上条胸痹胸背痛，尚能卧，以痛微而气不逆也。此条心痛彻背不得卧，是痛甚而气上逆也，故仍用前方，又加半夏以降逆也。"

【病例与诊治】

李某，女，57 岁。冠心病心绞痛五六年，心前区疼痛每日两三次，伴胸闷气短，心中痞塞，疲乏，脉弦细，苔白质淡边齿痕。此患胸痹之病，乃心阳虚，胃不和遂致气机不畅，血脉痹阻，拟通阳宣痹，心胃同治，仿栝楼薤白半夏汤合橘枳姜汤化裁。处方：栝楼30克，薤白12克，半夏15克，枳壳10克，橘皮15克，生姜6克，党参30克，生黄芪30克，桂枝12克，香附12克。

服上方2月余后，心前区痛偶见，胸闷气憋减轻，脉弦细，苔薄。心电图T波V_{4-6}由倒置转低平，或双向，ST波段V_{4-6}由下降0.1毫伏转回升0.05毫伏。

（摘自《中医杂志》，1981年）

5. 胸痹心中痞，留气结在胸，胸满，胁下逆抢心，枳实薤白桂枝汤主之，人参汤亦主之。

枳实薤白桂枝汤方

枳实四枚　厚朴四两　薤白半斤　桂枝一两　栝楼实一枚（捣）

上五味，以水五升，先煮枳实、厚朴，取二升，去滓，内诸药，煮数沸，分温三服。

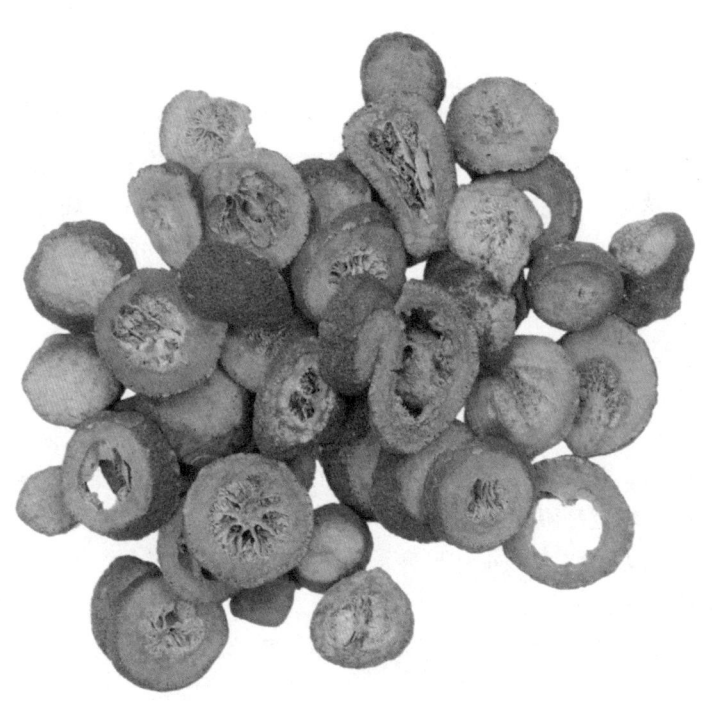

人参汤方

人参、甘草、干姜、白术各三两

上四味，以水八升，煮取三升，温服一升，日三服。

【注释】

抢心：突然心慌。抢，劫夺之意。

【精解导读】

本条论述胸痹病势之剧者，即胸痹再加心中痞满，客气留结不去。除胸痹证，又见胸满、胁下之气逆而抢夺于心。此证由胸及心而牵及胁下，为留，为结，为逆，为抢，反映了阴邪之横行无忌，所以治用枳实薤白桂枝汤，通阳散结，降逆平冲。方中栝楼、薤白通阳散结，豁痰下气，温通血脉；枳实、厚朴泄其痞满，以降冲逆之气；桂枝通阳下气，开滞塞之寒，而降冲逆之气。诸药相配，使阳通结散，而诸症可愈。此方为挞伐邪气而设。若因正气不支，而中焦虚寒为甚，大气不转，阴寒闭塞，故见心下痞满，倦怠无力，语音低微，四肢逆冷，脉沉细等，则治用人参汤，补中温阳，以治寒湿之邪。方中人参、白术、甘草甘温补气健脾；干姜辛温，暖中焦，去寒邪，散痞除结。诸药相配，使中焦阳气开发，痞气能散，胸满则消，胸痹可愈，此即塞因塞用之法。

【名典评注】

《医宗金鉴》："心中，即心下也。胸痹病，心下痞气，闷而不通者虚也。若不在心下，而气结在胸，胸满连胁下，气逆撞心者实也。实者用枳实薤白桂枝汤主之，倍用枳朴者，是以破气降逆为主也。虚者用人参汤主之（即理中汤），是以温中补气为主也。由此可知痛有补法，塞因塞用之义也。"

【病例与诊治】

张某，男，40岁。1975年患脑血栓致轻度半身不遂，1979年在当地县医院针灸过程中，忽然出现剧烈胸痛气短，后送西安某医院救治诊断为"心肌梗死"，住院4个多月病情好转出院。出院后，每日清晨天将明时仍见心绞痛，端坐呼吸，必须含服一片硝酸甘油片。1979年10月邀余诊治，其脉沉涩无力，时有结止，形寒肢冷，每早从胃脘痛起，引至左胸胁，平日气短神怯，乃中阳不运，气虚血瘀而致，拟《金匮要略》人参汤加味：红丽参10克，土白术10克，川红花10克，甘草5克，干姜10克，桃仁10

克，丹参 10 克，降香 10 克，延胡索 10 克，川楝子 10 克，枳实 10 克。两剂药后，黎明时心绞痛即未出现，又以此方加减服药两个多月，近半年来很少出现心绞痛。

（摘自《陕西中医》，1981 年）

6. 胸痹，胸中气塞，短气，茯苓杏仁甘草汤主之，橘枳姜汤亦主之。

茯苓杏仁甘草汤方

茯苓三两　杏仁五十个　甘草一两

上三味，以水一斗，煮取五升，温服一升，日三服，不瘥更服。

橘皮枳实生姜汤方

橘皮一斤　枳实三两　生姜半斤

上三味，以水五升，煮取二升，分温再服。《肘后》《千金》云：治胸痹，胸中愊愊如满，噎塞习习如痒，喉中涩燥，唾沫。

【精解导读】

本条继上条论述胸痹证亦有病势之稍缓者，其证候则为胸中时觉气之阻塞，息之出入亦觉不流利而短气。此水气滞而为病，若水盛于气者则短气，治以茯苓杏仁甘草汤，使水利则气顺矣。若气盛于水者，则胸中气塞，可用橘皮枳实生姜汤，使其气开则痹可通而病可愈。胸痹之病，有挟水、挟气之异，故亦不可不知。

橘皮枳实生姜汤，温通降逆，散水行气。方中橘皮理脾肺之气机；枳实消痞下气；生姜辛温散水，降逆和胃。诸药相合，使脾胃升降得宜，痹散气行，气塞可通，痞满、气短可消。

茯苓杏仁甘草汤，有宣肺化饮之功。方中茯苓渗湿利水，疏通肺气；杏仁利肺气，以祛痰湿；甘草和中扶正。三药相合，使水饮去，而肺气利，诸症可除。

橘皮枳实生姜汤证，病变在胃，偏于食滞气郁；茯苓杏仁甘草汤证，病变在肺，偏于水饮气塞。

【名典评注】

《医宗金鉴》："胸痹胸中急痛，胸痹之重者也；胸中气塞，胸痹之轻者也。胸为气海，一有其隙，若阳邪干之则化火，火性气开不病痹也。若阴邪干之则化水，水性气阛，故令胸中气塞短气，不足以息，而为胸痹也。水盛气者，则息促，主以茯苓杏仁甘草汤，以利其水，水利则气顺矣。气盛水者，则痞塞，主以橘皮枳实生姜汤，以开其气，气开则痹通矣。"

7.胸痹缓急者，薏苡附子散主之。

薏苡附子散方

薏苡仁十五两　大附子十枚（炮）

上二味，杵为散，服方寸匕，日三服。

【注释】

缓急：指治法，主要缓解胸痹急剧疼痛。

【精解导读】

本条论述胸痹急痛证的治法。由于阳气衰微，阴寒痰湿壅盛，阳气不伸，胸阳痹塞，故胸中痛剧；阳气不达四肢，故见四肢厥冷。

治以薏苡附子散，温阳化湿，开痹以缓急痛。方中薏苡通络利湿，开结缓急；炮附子温阳通络，以散阴寒。二药相须，温阳开痹，阳气伸则痛缓。因为病情急迫，故用散剂，取其药力迅速而收效极快，此方有缓解血脉拘急和扶阳抑阴之效。

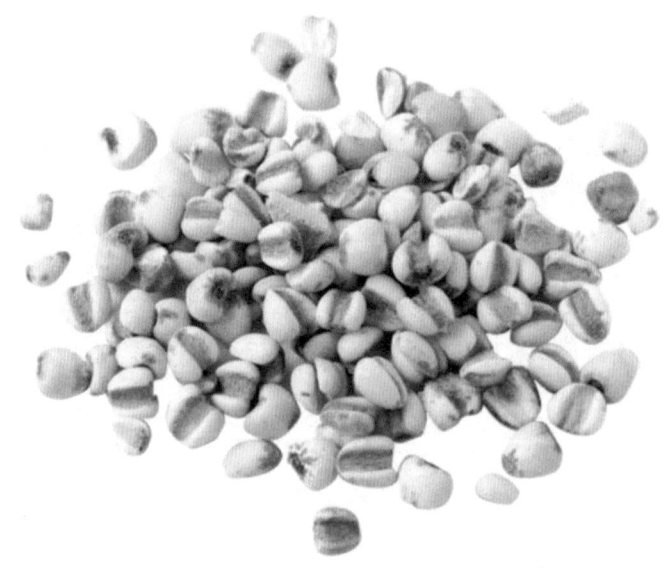

《金匮玉函经二注》："胸痹缓急者，痹之急证也。寒饮上聚心膈，使阳气不达，危急为何如乎？故取薏苡逐水为君，附子辛热为佐，驱除寒结，席卷而下，又乌不胜任而愉快耶。"

8.心中痞，诸逆，心悬痛，桂枝生姜枳实汤主之。

桂枝生姜枳实汤方

桂枝、生姜各三两　枳实五枚
上三味，以水六升，煮取三升，分温三服。

【注释】

心中：指胃脘部。
诸逆：指胃中水饮寒邪向上冲逆。
心悬痛：如空中悬物，动摇而痛。又心痛于上而不下，故叫悬痛。

【精解导读】

本条论述寒饮气逆心痛的证治。因阳气不足，寒邪留于胃，痞塞郁滞，气机不畅，故心下痞；阴寒之邪向上冲逆，则心痛如悬而不下。

治以桂枝生姜枳实汤，温阳散寒，化饮降逆。方中桂枝、生姜通阳散寒，温化水饮，以平冲逆；枳实开结下气，可降冲逆。三药相使，共奏温通阳气、化饮散痞、降逆止痛之功。

本条与第5条皆见心中痞，气上逆证。第5条是胸痹见心中痞，气上逆。因此，在治疗上用栝楼、薤白开其胸痹，用桂枝、枳实、厚朴通阳、散痞、下气。本条是单纯的寒饮心中痞和心悬痛，故不用栝楼、薤白，而用桂枝、枳实、生姜温阳化饮，降冲下气。

本条与第6条橘枳姜汤仅一味药不同，第6条橘皮、生姜、枳实专于理气，本条以桂枝加强温阳降逆之力。可见，前者是胸中气塞较甚，本条则以寒饮上逆之心痛为主。

【名典评注】

《金匮要略心典》："诸逆，该痰饮、客气而言。心悬痛，谓如悬物动摇而痛，逆气使然也。桂枝、枳实、生姜，辛以散逆，苦以泄痞，温以祛寒也。"

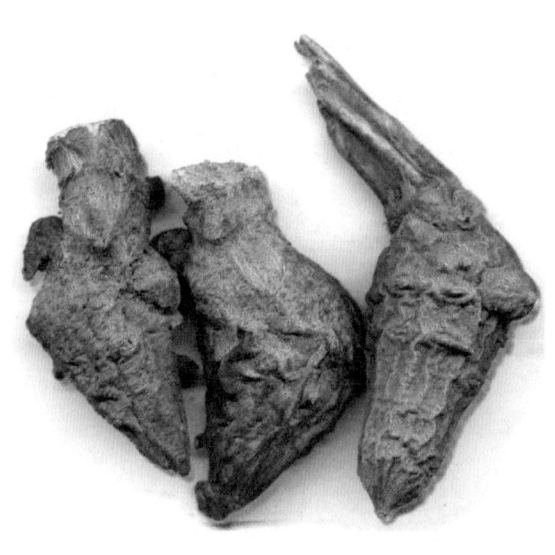

9. 心痛彻背，背痛彻心，乌头赤石脂丸主之。

乌头赤石脂丸方

蜀椒一两一法二分 乌头一分（炮） 附子半两（炮）一法一分 干姜一两一法一分 赤石脂一两一法二分

上五味，末之，蜜丸如梧子大，先食服一丸，日三服。不知，稍加服。

【精解导读】

本条论述阴寒痼结心痛的证治。由于阳气衰微，阴寒痼结，经脉凝滞不通，故心痛彻背，背痛彻心，痛无休止，而四肢厥冷，脉来沉紧。

治以乌头赤石脂丸，温阳化阴，开结止痛。方中乌头、附子、干姜、蜀椒大辛大热，温阳散寒，开结行痹，通经脉而止疼痛；赤石脂收敛心阳，安定心气。

【名典评注】

《医宗金鉴》："李彣曰：心痛在内而彻背，则内而达于外矣；背痛在外而彻心，则外而入于内矣。故既有附子之温，而复用乌头之迅，佐干姜行阳，大散其寒，佐蜀椒下气，大开其郁。恐过于大散大开，故复佐赤石脂入心，以固涩而收阳气也。"

【病例与诊治】

项某，女，47岁。胃脘疼痛，每遇寒或冷而发，发则疼痛牵及背部，绵绵不已，甚或吐酸泛漾，大便溏泄，曾温灸中脘而得缓解，脉迟苔白，以丸剂缓进：

制川乌9克，川椒9克，制附子9克，干姜12克，赤石脂30克，炒白术15克，党参15克，炙甘草9克，高良姜9克，瓦楞子30克。

上药各研细末，和匀再研极细，存贮。每日服2次，每次2克，温开水冲服。

按语：本例脘痛彻背，绵绵不已，与《金匮》"心痛彻背，背痛彻心"证相似，但其病因病机，是由于脾胃阳虚，寒凝气滞所致，故方用《金匮》乌头赤石脂丸加高良姜温中散寒止痛，复用人参、白术、甘草以和中缓急，健脾止泻，赤石脂亦有治泻实肠的作用；煅瓦楞子止酸有显效。丸方组成，妙于化裁。经随访，服药后胃痛明显减轻、少发，大便亦成形，后再继服一料而愈。

（摘自《浙江中医学院学报》，1980 年）

九痛丸　治九种心痛。

附子三两（炮）　生狼牙一两（炙香）　巴豆一两（去皮心，熬，研如脂）　人参、干姜、吴茱萸各一两

上六味，末之，炼蜜丸如梧子大，酒下，强人初服三丸，日三服；弱者二丸。兼治卒中恶，腹胀痛，口不能言。又治连年积冷，流注心胸痛，并冷冲上气，落马坠车血疾等，皆主之，忌口如常法。

【注释】

熬：作"炒"字解。

【精解导读】

本条论述九种心痛的治法。九种心痛，即虫心痛、注心痛、风心痛、悸心痛、食心痛、饮心痛、冷心痛、热心痛、去来心痛。积聚、痰饮、结血、虫疰、寒冷、中恶、跌打损伤等因素，使阳气不足，瘀血饮浊久留，痼结于胸，痹塞不通，则心胸疼痛。

治以九痛丸，温阳散寒，开结解痛。方中附子、干姜、吴茱萸温阳散寒，消散胸中痼结；狼牙燥湿杀虫，祛除痰饮；巴豆驱逐积聚，峻泻痰血凝结；人参补中益气。诸药相配，使冷结消散，阳气得伸，而瘀结去，则心胸诸症自除。

九痛丸是温热之剂，能温散阴寒邪气，故可兼治卒中阴寒恶邪引起的腹胀痛，口不能言等，或兼治阴寒浊气痼结于内，浊气上逆引起的心胸疼痛，冷冲上气者。本方又可温散瘀血，缓解疼痛，故可治落马坠车之瘀血作痛等。

【名典评注】

《金匮要略直解》："九痛者，虽分九种，不外积聚、痰饮、结血、虫疰、寒冷而成。附子、巴豆散寒冷而破坚积；狼牙、茱萸杀虫疰而除痰饮；干姜、人参理中气而和胃。相将治九种之心痛，巴豆除邪杀鬼，故治中恶腹胀痛，口不能言。连年积冷流注，心胸痛，冷气上冲，皆宜于辛热，辛热

能行血破血，落马坠车血凝血积者，故并宜之。"

本章评析

　　本章论述胸痹心痛的病因，是由阳微阴盛、阳气痹塞所引起的。因此，在治疗上，均以温通阳气、驱散寒邪为基本原则，可用栝楼薤白白酒汤，通阳散结，豁痰下气。若痰饮较重，兼有不得卧寐，心痛彻背症者，则用栝楼薤白半夏汤，通阳散结，蠲饮降逆；兼见心下痞气、胸满、胁下逆抢心等气结实证者，用枳实薤白桂枝汤，通阳散结，降逆平冲；中焦阳虚而寒湿不化者，用人参汤，补中温阳，运化水湿；如兼有寒浊瘀滞、气塞、短气，病在脾者，用橘枳姜汤，温通理脾，散水行气；病在肺而短气者，用茯苓杏仁甘草汤，宣肺化饮；如胸痛急剧者，则用薏苡附子散，温阳化湿，开痹缓痛。心痛兼寒饮在胃，心中痞，诸逆心悬痛者，用桂枝生姜枳实汤，温阳散寒，化饮降逆；若阴寒痼结，心痛彻背，背痛彻心者，用乌头赤石脂丸，温阳化阴，固阳充正则使邪不得居；多种寒结心痛，则可用九痛丸，温阳散寒，开结解痛。

第八章　五脏风寒积聚病脉证并治

【导读】

1. 论述了五脏为核心的辨证方法。
2. 论述了五脏中风、中寒等邪，以及气血阴阳不和的病机。
3. 论述了三焦为病与积聚等病。
4. 介绍了积病、聚病、谷气的区别。

【品评】

本章阐述了五脏为病的证治，用以体现五脏为核心的治疗方法。里面既有中风、中寒等，也有气血阴阳不畅的病理表现。至于五脏的死脉论述，反映了胃气为本的主导思想。

第1条至第3条论肺中风、中寒证和真脏脉象的一些问题。第4条至第7条论肝中风、中寒证和真脏脉象的治疗方法。第8条至第12条论心中风、中寒证及真脏脉象和癫狂症的有关问题。第13条至第15条论脾中风、真脏脉象和脾病的治疗方法。第16条、第17条论肾病的证治和真脏脉象。第18条、第19条则论三焦病变。第20条是论积聚槃气的脉证等有关问题。

1. 肺中风者，口燥而喘，身运而重，冒而肿胀。

【注释】

中：音 zhòng。

身运：当身体运动讲。

冒：指头目眩冒。

【精解导读】

本条论述肺中风的辨证。由于风热伤肺，热灼津液，津枯不行，肺气壅滞，津不上承，气不下降，故口燥而喘。肺之清肃之令不行，浊阴不降，故时作昏冒。肺主一身之气，肺气不治，故身运而重。肺气不能通调水道，下输膀胱，水气外溢，故身体肿胀。

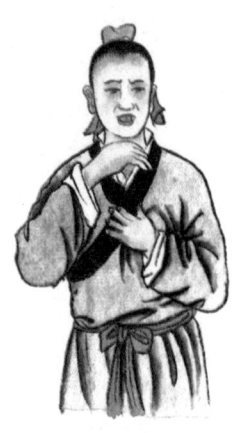
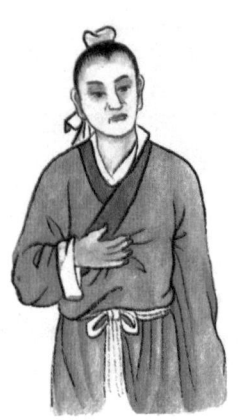
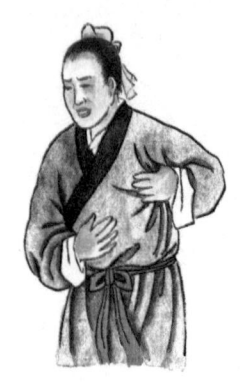

【名典评注】

《金匮要略心典》："肺中风者，津结而气壅。津结则不上潮而口燥，气壅则不下行而喘也。身运而重者，肺居上焦，治节一身，肺受风邪，大气则伤，故身欲动而弥觉其重也。冒者，清肃失降，浊气反上，为蒙冒也。肿胀者，输化无权，水聚而气停也。"

2.肺中寒，吐浊涕。

【精解导读】

本条论述肺中寒的辨证。由于寒邪伤中于肺，肺受阴寒之邪，则津液凝聚不行，故时吐痰涎浊涕。

【名典评注】

《金匮要略心典》："肺中寒，吐浊涕者，五液在肺为涕，寒气闭肺窍而蓄脏热，则浊涕从口出也。"

3.肺死脏，浮之虚，按之弱如葱叶，下无根者，死。

【注释】

肺死脏：指肺将死而真脏之脉见。真脏脉，即无胃气的死脉。

【精解导读】

本条论述肺脏将死的脉候。肺脏将死，肺气将绝，脏真涣散；阳浮于上，故浮取脉虚，沉取弱如葱叶，中空无根者，为肺气已败，故主死。

【名典评注】

《金匮要略心典》："肺死脏者，肺将死而真脏之脉见也。浮之虚，按之弱如葱叶者，沈氏所谓有浮上之气，而无下翕之阴是也。《内经》云：真肺脉至，大而虚，如以毛羽中人肤。亦浮虚中空，而下复无根之象尔。"

4. 肝中风者，头目瞤，两胁痛，行常伛，令人嗜甘。

【注释】

瞤：动也。

行常伛：经常曲背而行。

【精解导读】

本条论述肝中风的辨证。由于风热之邪中于肝经，而使肝血不能滋润，以致风阳上旋，故头目瞤动。

另外，肝之经脉失养，所以两胁作痛，而行则曲背不能伸直。肝经躁急，求助于味，故喜食甘味，以缓肝血之急。

【名典评注】

《医宗金鉴》："肝中风，外合于筋，肝中风邪，风胜则动，故头目瞤动也。两胁，肝之部，肝受病故两胁痛也。风伤筋，故行常伛偻也。肝苦急欲甘缓之，故令人嗜甘也。"

5. 肝中寒者，两臂不举，舌本燥，喜太息，胸中痛，不得转侧，食则吐而汗出也。《脉经》《千金》云：时盗汗，咳，食已吐其汁。

【注释】

舌本：舌根。

【精解导读】

本条论述肝中寒的辨证。阴寒之邪，客于肝经，以致筋脉收引拘急，所以两臂不能上举。肝寒凝滞，气郁而不条达，故喜太息，以及胸中痛，而身体不得转侧。

肝病传胃，胃气失于和降，则食而作吐，吐则汗出。肝寒郁结，津液不行，不能上濡，因肝脉上连舌本，所以舌本干燥。

【名典评注】

《金匮要略心典》："肝中寒，两臂不举者，肝受寒而筋拘急也。徐氏曰：四肢虽属脾，然两臂如枝，木之体也，中寒则木气困，故不举。亦通。肝脉循喉咙之后，中寒者逼热于上，故舌本燥。肝喜疏泄，中寒则气被郁，故喜太息。太息、长息也。肝脉上行者，挟胃贯膈，故胸痛不能转侧，食则吐而汗出也。"

6.肝死脏，浮之弱，按之如索不来，或曲如蛇行者，死。

【注释】

如索不来：沉取脉象如绳索，郁阻坚劲，有伏而不起、劲而不柔之象。

曲如蛇行：脉象如蛇行，弯曲之状，虽左右奔引，而不能上行，亦伏且劲之意。

【精解导读】

本条论述肝脏将死的真脏脉候。由于肝之阴血大伤，真气将散，故脉浮取而弱，沉取按之如索不来。脉委曲不前，或曲如蛇行而无柔和之胃气，故曰死。

【名典评注】

《医宗金鉴》："肝中风寒之邪，若脉见浮之极弱，按之不弦，是失其肝之本脉也。今按之如索不来，曲如蛇行而去，夫索曲蛇行，去而不来，非皆肝脏之死脉乎？"

7.肝着，其人常欲蹈其胸上，先未苦时，但欲饮热，旋覆花汤主之臣亿等校诸本旋覆花汤方，皆同。

旋覆花汤方

旋覆花三两　葱十四茎　新绛少许
上三味，以水三升，煮取一升，顿服之。

【精解导读】

本条论述肝着的辨证论治。由于气郁寒凝，胸胁脉络郁滞，则着而不行，可见胸胁痞闷，或见胀痛不休。若此时以足蹈其胸上，或以手按摩之，可使凝滞的气血暂得舒展，而减轻疼痛。此病先未苦时，但欲饮热为舒，此热能胜寒，而有利于气血之行也。

治宜旋覆花汤，下气散结，活血通络。方中旋覆花咸温，下气散结，疏肝利肺；葱白通胸中之阳气；新绛现无，可用茜草根、红花代替，有活血化瘀之功。本方能使血络畅行，阳气通利，则瘀血去，而肝着可愈。

【名典评注】

《金匮要略浅注》："肝主疏泄，气血滞而不行，如物之粘着为病，故曰肝着，其人常欲以手蹈其胸上，藉按摩以通其气也。盖血气之郁滞，遇热略散，苟至大苦时，则病气发而为热，又非攻热所能胜矣，故必先于未苦时，但欲求其散而思饮热，此由病证而得其病情以为据，以旋覆花汤主之。"

8. 心中风者，翕翕发热，不能起，心中饥，食即呕吐。

【注释】

翕翕：鸟羽闭合之状，用以形容发热在表的情况。一解为鸟羽开合的形状。

【精解导读】

本条论述心中风的辨证。由于心经有热，复中风邪，风热相合，而向外发泄，所以翕翕发热。风热伤气，则无力起床活动。风热壅于上，热伤胃阴，故又心中饥而不能食，食则助热而气逆即吐。

【名典评注】

《金匮要略心典》："翕翕发热者，心为阳脏，风入而益其热也。不能起者，君主病而百骸皆废也。心中饥，食则呕者，火乱于中，而热格于上也。"

9. 心中寒者，其人苦病心如啖蒜状，剧者心痛彻背，背痛彻心，譬如蛊注。其脉浮者，自吐乃愈。

【注释】

心如啖蒜状：心里难受，好像吃蒜后心中嘈杂而辣。
蛊注：据称古时南方有养蛊之术，人被其害，则叫"蛊注"。

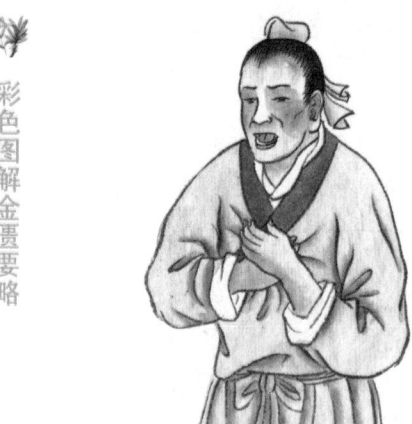

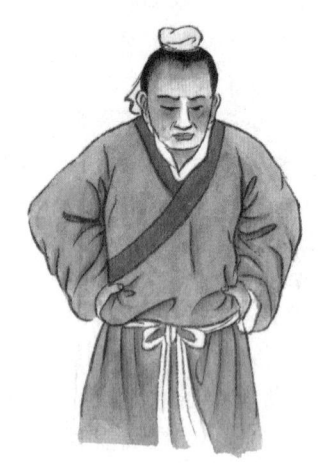

【精解导读】

本条论述心中寒的辨证。由于心中有寒，寒凝脉络，阳气闭结，心火被郁，欲越而不得越，故心中有灼辣感，有如啖蒜之状。如病情进一步加剧，则胸阳为阴寒痹阻尤甚，故见心痛彻背，背痛彻心，譬如似蛊注那样的痛苦。如其人脉浮者，主阳气能伸，将拒邪外出，而自吐乃愈。

【名典评注】

《金匮要略直解》："《内经》曰：心恶寒者，寒邪干心，心火被敛而不得越，则如啖蒜状而辛辣，愦愦然而无奈，故甚则心痛彻背，背痛彻心，如蛊注之状也；若其脉浮者，邪在上焦，得吐则寒邪越于上，其病乃愈。"

10. 心伤者，其人劳倦，即头面赤而下重，心中痛而自烦，发热，当脐跳，其脉弦，此为心脏伤所致也。

【精解导读】

本条论述心经气血损伤的辨证。心伤是由于心经气血损伤于内，故稍有劳倦，心阳即浮于上而不能下周，故症见头面赤，而下身反沉重；血虚不养于心，热动于中，故心中痛而发烦。心阳浮动于上，则不能镇摄下焦之阴与水寒之气，水气跃跃欲动，故而当脐跳动，其脉则弦。弦，主阴，主水也。

【名典评注】

《金匮要略心典》："心伤者，其人劳倦，即头面赤而下重。盖血虚者，其阳易浮，上盛者，下必无气也。心中痛而自烦发热者，心虚失养，而热动于中也。当脐跳者，心虚于上，而肾动于下也……今脉弦，是变温润圆利之常，而为长直劲强之形矣，故曰此为心脏伤所致也。"

11. 心死脏，浮之实如麻豆，按之益躁疾者，死。

【注释】

麻豆：麻当动词解，即用手指捻豆子。

【精解导读】

本条论述心脉将死的脉候。因为心血枯竭，心阳脉动，血脉失去温润和调之象，所以脉浮且坚硬躁疾，如手丸麻豆而按之益躁疾不宁的，为阴气已绝，故主死。

【名典评注】

《金匮要略心典》："经云真心脉至，坚而搏，如循薏苡子，累累然。与此浮之实如麻豆，按之益躁疾者，均为上下坚紧，而往来无情也，故死。"

12. 邪哭使魂魄不安者，血气少也。血气少者属于心，心气虚者，其人则畏，合目欲眠，梦远行而精神离散，魂魄妄行。阴气衰者为癫，阳气衰者为狂。

【注释】

邪哭：人病如邪所凭而为悲哭。

【精解导读】

本条论述气血虚少的辨证。气血虚少，血不养心，魂魄不安，则其人悲泣如邪哭，并时常产生恐怖情绪。精神离散，合目欲眠，多梦远行。若气血虚少，经久不愈，以致阴气衰者可以转变为癫，阳气衰者亦可转变为狂。盖必正气先虚而后邪入为病也。

【名典评注】

《金匮要略心典》："邪哭者，悲伤哭泣，如邪所凭，此其标有稠痰浊火之殊，而其本则皆心虚而血气少也。于是痞寐恐怖，精神不守，魂魄不居，为癫为狂，势有必至者矣。经云：邪入于阳则狂，邪入于阴则癫。此云阴气衰者为癫，阳气衰者为狂。盖必正气虚而后邪气入，经言其为病之故，此言其致病之原也。"

13. 脾中风者，翕翕发热，形如醉人，腹中烦重，皮目眴眴而短气。

【注释】

烦重：心烦而腹重，一解为腹重为甚。

【精解导读】

本条论述脾中风的辨证。由于脾经风热，运化失职，阻滞气机，故腹中烦重。风热外束，故翕翕发热，面色红如醉酒状。风主动，故皮目为之眴动而短气。

【名典评注】

《金匮要略浅注》："脾中风则周身翕翕发热，形如醉人，面赤，四肢俱软；腹中因风动火而烦；本气湿生而重，下上眼胞属脾胃，而名皮目；风入而主动，则见眴眴；脾居肺肾之中界，病则懒于承上接下，天水不交而短气。"

14. 脾死脏，浮之大坚，按之如覆杯，洁洁状如摇者，死臣亿等详五脏各有中风中寒，今脾只载中风，肾中风、中寒俱不载者，以古文简乱极多，去古既远，无文可以补缀也。

【注释】

按之如覆杯：形容脉象中空，如覆空杯，其中绝无涓滴之水。

【精解导读】

本条论述脾脏将死的脉候。脾胃气绝，不能运化水谷，饮食停聚，故脉浮取大坚。脾胃气散，阴津全无，脉重按而中空，而且躁疾不宁如摇者，主死。

【名典评注】

《医宗金鉴》："脾中风寒之邪，若脉见浮之大坚，失其和缓，按之状如覆杯，高章明洁，有力如摇，乃脾脏之死脉也。"

15. 趺阳脉浮而涩，浮则胃气强，涩则小便数，浮涩相搏，大便则坚，其脾为约，麻子仁丸主之。

麻子仁丸方

麻子仁二升　芍药半斤　枳实一斤　大黄一斤　厚朴一尺　杏仁一升

上六味，末之，炼蜜和丸梧子大，饮服十丸，日三，以知为度。

【注释】

约：当约束讲。

【精解导读】

本条论述脾约的辨证论治。由于胃气强盛，故趺阳脉浮。脾脏津液不足，故趺阳脉涩滞而不流利。胃气强，伤于脾，脾阴弱，能食而不能运化，津液不能敷布，不能还入胃中，而反被迫下渗，则小便反数。胃燥而脾阴不濡，故大便难。胃强而脾弱，这是脾约证的病理特点。

治以麻子仁丸，泄热润燥，利气通便。方中大黄泄热通便，治胃气之强；芍药、麻子仁滋阴润燥，治脾阴之弱；枳实、厚朴理脾肺之气，以行津液；杏仁润燥，而利肺气，以通幽导便。

【名典评注】

《医宗金鉴》："趺阳胃脉也，若脉涩而不浮，脾阴虚也，则胃气亦不强，不堪下矣。今脉浮而涩，胃阳实也，则为胃气强，脾阴亦虚也。脾阴虚不能为胃上输精气，水独下行，故小便数也；胃气强，约束其脾，不化津液，故大便难也。以麻仁丸主之，养液润燥，清热通幽。不敢恣行承气者，盖因脉涩终是虚邪也。"

16. 肾着之病，其人身体重，腰中冷，如坐水中，形如水状，反不渴，小便自利，饮食如故，病属下焦，身劳汗出，衣一作表里冷湿，久久得之，腰以下冷痛，腹重如带五千钱，甘姜苓术汤主之。

甘姜苓术汤方

甘草、白术各二两　干姜、茯苓各四两

上四味，以水五升，煮取三升，分温三服，腰中即温。

【精解导读】

本条论述肾着的证治。肾被寒湿之邪滞着为病，由于身劳汗出，腠理开

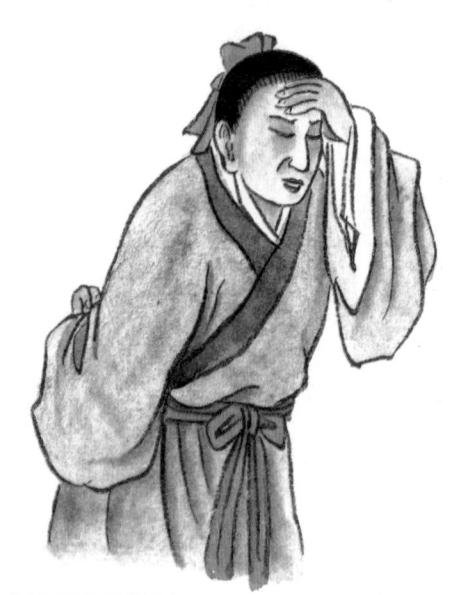

泄，衣里冷湿，寒湿之邪因而留着于肾之外腑，所以腰中冷痛，其状如坐水中，或腰肿如水状，身体沉重，腹重如带五千钱。其人反不渴，小便自利，饮食如故，是说明此病为寒湿所着，滞而不去，是湿非水，应与水证鉴别。

本证是寒湿留着于腰部，病不在于肾之本脏，治宜甘姜苓术汤，温中散湿，健脾利水。方中干姜、甘草温中散寒，以补脾阳之衰；茯苓、白术驱湿外出，健脾以胜湿，俾正气旺而寒湿去，则肾着之病可愈。

【名典评注】

《金匮要略论注》："腰为肾之府，真气不贯，故冷如坐水中。形如水状者，盖肾有邪则腰间带脉常病，故溶溶如坐水中，其不同之状，微胀如水也。药以苓、术、甘扶土渗湿为主，而以干姜一味温中去冷，谓肾之气不病，止在肾之外府，故治其外之寒湿而自愈也。若用桂附，则反伤肾之阴矣。"

【病例与诊治 1】

谢某，女，30 岁，于两年前足月生产第一胎时，胞衣滞留，当时屋冷身寒，历三时许，强努而下，汗出湿被。自此感腰以下冷痛，如坐水中，少腹重坠，小便不禁。素日议论水，想到水，洗身洗脸，过河逢水，室外下雨或闻水声，见小儿撒尿、茶壶倒水等，皆小便不能控制而自行排出。在当地多次检查泌尿系统无器质性病变，久服调节神经类西药无效，就诊前一晚坐浴后症状加重，小便滴沥不断，一夜未能离便盆，遂远途就诊。患者两年来形体衰弱，面色无华，神疲畏寒，饮食如故，大便正常，月事以时下。问诊间谈水即小便淋漓。切两脉寸关弦、尺沉虚，舌质正常，苔薄白布津。病属下焦虚寒，寒湿着而不去，故腰以下冷痛，肾阳虚惫，膀胱失约，故小便失禁。治宜肾着汤。

云苓 20 克，炒白术 60 克，炙甘草 20 克，干姜 15 克，制附子 20 克，水煎服。

复诊：述服上方三剂后，腰以下冷痛除，少腹已无重坠感。虽闻水声，见水时微有尿意，但已能控制。原方加益智仁 30 克、乌药 12 克。带药三剂喜归。最近信访，痼疾悉除，未见复发。

（摘自《山东中医学院学报》，1980 年）

【病例与诊治 2】

刘某，女，26 岁。右侧腰与臀酸重疼痛，白带淋漓不断。切其脉沉迟，视其舌淡嫩而苔白。辨证：寒湿下注腰肾，脾阳不能温焙之证。

处方：干姜 12 克，白术 12 克，茯苓 16 克，炙甘草 6 克，续断 10 克，杜仲 10 克。

共服四剂，腰与臀酸痛愈，而带下减十之七八。

（刘渡舟治验）

17. 肾死脏，浮之坚，按之乱如转丸，益下入尺中者，死。

【精解导读】

本条论述肾死脏的脉候。肾阴亏竭，真气不固，浮动于外，势将外脱，故脉浮取坚实，按之乱如转丸，有躁动不柔，下于尺部更为明显。此为肾之真脏脉现，故死。

【名典评注】

《医宗金鉴》："肾中风寒之邪，若见浮之极坚，按之乱动有如转丸，及下入尺中，通然乱动，皆肾死真脏之脉也。"

18. 问曰：三焦竭部，上焦竭善噫，何谓也？师曰：上焦受中焦气，未和，不能消谷，故能噫耳；下焦竭，即遗溺失便，其气不和，不能自禁制，不须治，久则愈。

【注释】

噫：嗳气。

【精解导读】

本条论述三焦气不和的辨证。三焦各部所属的脏腑生理功能衰退，如上焦心肺的功能衰退，反而出现嗳出食气的中焦症状，其原因为上焦心肺功能衰退，气化失常，中焦脾胃精微之气不能上达，陈腐之气聚于中焦，故中焦不能消化水谷，经常嗳出食气。由于上焦心肺功能衰退，其气不和，营不能内守，卫不能外固，下焦不能制约二便，而出现遗尿，或大便失禁。本证不须治疗下焦，须待上焦心肺正气恢复，营卫之气调和则愈。

上焦受气于中焦，下焦受气于上焦，中焦受气于下焦，三焦是相互作用、相互维系的。三焦发病，是相互影响、相互传变的。如上焦心肺的气血不和，可以引起中焦发病，也可引起下焦发病。在治疗过程中，调和上焦心肺之血气，使五脏元真通畅，既能治疗中焦善噫，又能治疗下焦遗尿失便。在辨证过程中，要看其整体，考虑疾病的传变，认清疾病局部和整体的关系，才能制定出全面的治疗原则。

【名典评注】

《医宗金鉴》："若中焦虚竭，不能消化水谷，谷气不受，则上焦不相为用而失和也。失和则谷气郁而不宣，故善噫。下焦虚竭，不能供升生之气于中焦，则失和也。失和则肾气独沉，自不能禁，故前遗溺而后失便也。"

19. 师曰：热在上焦者，因咳为肺痿；热在中焦者，则为坚；热在下焦者，则尿血，亦令淋秘不通。大肠有寒者，多鹜溏；有热者，便肠垢；小肠有寒者，其人下重便血，有热者，必痔。

【注释】

鹜：水鸟，其粪溏而不成形。又说鸭，一名鹜。

【精解导读】

本条论述三焦的辨证。热在上焦，肺热燥火内盛，耗伤肺阴，肺叶不润，则为燥咳肺痿。热在中焦，脾胃热盛，伤津耗液不润大肠，故大便燥实坚硬。热在下焦，肾与膀胱热盛，迫血妄行，则为尿血。煎熬尿液，故尿少而赤疼，或热炼为砂淋、石淋与尿闭等证。

大肠有寒，水谷不分，则水粪杂下而为鹜溏。大肠有热，燥伤肠液，涩滞不行，成为肠垢，故大便脓血，黏滞而臭。小肠有寒，阳不化阴，湿浊停留，故下重便血。小肠有热，热向下注，蓄于肛门，则为痔。

【名典评注】

《医宗金鉴》："热在上焦者，篇中所谓肺痿吐涎沫也。热在中焦者，篇中所谓腹满坚痛也。热在下焦者，篇中所谓小便淋沥也。其外大肠有寒者，多清澈鹜溏，即下利溏泻也。有热者，便稠黏肠垢，即下利脓血也。小肠有寒者，下重便血，即结阴便血也。有热者，热流于大肠，蓄于肛门必病痔也。"

20. 问曰：病有积、有聚、有䅽气，何谓也？师曰：积者，脏病也，终不移；聚者，腑病也，发作有时，展转痛移，为可治；䅽气者，胁下痛，按之则愈，复发，为䅽气。诸积大法：脉来细而附骨者，乃积也。寸口积在胸中；微出寸口，积在喉中；关上积在脐傍；上关上，积在心下；微下关，积在少腹；尺中，积在气冲；脉出左，积在左；脉出右，积在右；脉两出，积在中央；各以其部处之。

【注释】

䅽气：食气。

【精解导读】

本条论述积聚䅽气的辨证，并说明积聚的脉诊。积病在脏，由于气郁血瘀，阴凝积结在脏，所以形成痞块，推之不移，痛有定处。聚病在腑，由于气郁而滞，感寒而聚，偏聚于腑，所以痛无定处，发作有时，推之能移。聚病其根不深，较积病易治。䅽气即食积之病，由于脾胃宿食停滞，胃壅肝郁，所以恶心嗳气，腹满胁痛，按之则气血流畅，疼痛缓和，但不久又气壅肝郁，胁下疼痛。

诊断积病的重要方法是辨脉，脉来细而附骨，就是积病。因为气郁血瘀，阴凝积结在脏，所以气血营卫不能上行而外达，脉来细而沉，好像附在骨上。可以根据脉沉细出现的部位，诊断积病的部位。如寸口脉沉细，积病在胸中；寸口微上脉沉细，积病在喉中；关位脉沉细，积病在脐旁；关位微上脉沉细，积病在心下；关位微下脉沉细，积病在少腹；尺部脉沉细，积病在气冲；沉细脉象在左脉出现，积病在身体左侧；沉细脉象在右脉出现，积病在身体右侧；沉细脉象在左右两侧出现，积病在中央。治疗积病的立法处方，要根据不同部位，用不同的方法。

【名典评注】

《医宗金鉴》："积者脏病，无时不有，不移其处也。聚者腑病，发作有时，展转痛移也，为可治，谓腑病易治也。䅽深者，饮积胁下痛也，按之则止，不按复痛，以水气得按暂散，故痛暂止也。此即其证而言之。然诸积大法，尤当以诊候之也，脉来沉伏附骨而细者，乃诸积之诊也。若见两寸，积在胸中也；微出近鱼际，积在喉中也。两关，积在脐旁也；上关近寸，积在心下也；微下近尺，积在少腹也。尺中，积在气冲也；脉出左，积在左；脉出右，积在右；脉两出，谓左右俱见，积在中央也。各以其部之处，而诊积之所在也。"

本章评析

本章主要论述五脏风热、阴寒的辨证方法。所谓中风，代表阳证、实证。中寒代表阴证、虚证。可知风和寒是代表两类不同性质的疾病。五脏之风寒和真脏脉，说明在脏腑病机辨证过程中，一要辨准疾病的部位，二要辨清疾病的性质，三要辨明疾病的程度。

本章也论述了肝着、肾着、脾约三种病的辨证论治方法。肝着非只肝病，而是肝脉肺络郁滞之病，故治以旋覆花汤，活血通络，下气散结。肾着非只肾病，是寒湿留着于腰部，故治以甘姜苓术汤以温中散湿，健脾利水。脾约非只脾病，而是胃强约束脾阴之病，故治以麻子仁丸泄胃热，滋脾阴。以上三病的辨证论治说明不但要掌握辨证论治的一般规律，也要掌握辨证论治的特殊规律。

本章还论述了三焦的辨证，指出上、中、下三焦相互为用，彼此制约，平衡协调的关系。

第九章　痰饮咳嗽病脉证并治

【导读】

1.论述了痰饮的分类、证候特点以及治疗方法。

2.针对痰、悬、溢、支、留诸饮进行了辨证论治，并指出了痰饮病的脉诊和预后。

3.介绍了水饮停留在身体不同部位的表现及症状。

【品评】

本章第 1 条至第 15 条重点论述了痰饮的分类、证候特点、治疗方法等。从第 16 条至第 32 条，针对痰、悬、溢、支、留诸饮进行了辨证论治，并指出了痰饮病的脉诊和预后方法。本章叙述非常精彩全面，可以说是古今治痰饮病的经典之作。

1.问曰：夫饮有四，何谓也？师曰：有痰饮，有悬饮，有溢饮，有支饮。

【注释】

痰饮：指狭义的痰饮，为四饮之一。痰饮又称淡饮，形容清稀流动之状。

悬饮：指水饮留于胁下，如同悬挂之物而不上不下，偏于一侧。

溢饮：指水饮泛溢于外。

支饮：指水饮结于心下两边，如树枝旁出，又解为支撑上逆之状。

【精解导读】

本条论述痰饮病的分类。由于水饮停留的部位不同和主证不同，因此又分痰饮、悬饮、溢饮、支饮四种类型。

【名典评注】

《金匮要略论注》："饮非痰，乃实有形之水也。其所因不同，所居不同，故有痰、悬、溢、支之分。悬者如物空悬，悬于膈上而不下也；溢者如水旁积，满盈而偏溢肢体也；支者如果在枝，偏旁而不正中也，所以伤寒论有支结之条。痰饮者，亦即饮与涎相杂，久留不去者，其间或凝或不凝，凝者为痰，不凝者为饮也。"

《医宗金鉴》："夫饮有四，而此独以痰饮名。总之，水积阴或为饮，饮凝阳或为痰，则分而言之，饮有四，合而言之，总为痰饮而已。"

2. 问曰：四饮何以为异？师曰：其人素盛今瘦，水走肠间，沥沥有声，谓之痰饮；饮后水流在胁下，咳唾引痛，谓之悬饮；饮水流行，归于四肢，当汗出而不汗出，身体疼重，谓之溢饮；咳逆倚息，短气不得卧，其形如肿，谓之支饮。

【注释】

素盛今瘦：指未病之前，身体丰满，患病之后，则身体消瘦。
沥沥有声：水饮在肠内流动时所发出的声音，同"辘辘有声"。
咳逆倚息：指咳嗽气逆不得平卧，只能倚物坐息。

【精解导读】

本条论述四饮的病机和主证。痰饮病是由于脾胃虚弱，不能运化精微，肺气不能敷布津液，而使饮食精微变成痰饮，若下流肠间，则沥沥有声可闻。饮食精微化为痰饮，不得充养肢体，所以日渐消瘦。

悬饮病是由于水饮形成以后，停留积聚在胁下，气机升降不利，所以咳唾时牵引胁肋疼痛。

溢饮是由于水饮形成之后，停积于内，泛溢于四肢体表，所以身体疼痛而沉重。水邪瘀滞，表闭不开，故不汗出。

支饮是水饮停留在心下的胸膈，水气凌肺，气失宣降，而咳逆倚息，不能平卧，气逆于上，饮停不化，故形如水肿。

【名典评注】

《金匮玉函经二注》："水性下走，而高原之水流入于川，川入于海。塞其川，则洪水泛溢，而人之饮水亦若是。内经曰：饮入于胃，游溢精气，上输于脾，脾气散精，上归于肺，通调水道，下输膀胱，水精四布，五经并行。今所饮之水，或因脾土壅塞而不行，或因肺气涩滞而不通，以致流溢，随处停积。水入肠间者，大肠属金主气，小肠属火，水与火气相搏，气火皆动，故水入不得流走肠间，沥沥有声，是名痰饮。然肠胃与肌肤合，素受水谷之气，长养而肥盛，今为水所病，故肌肉消瘦也。水入胁下者，属足少阳经，少阳经脉从缺盆下胸中，循胁里，过季肋之部分，其经多气，属相火，今为水所积，其气不利，从火上逆胸中，遂为咳吐，吊引胁下痛，是名悬饮。水泛溢于表，表阳也，流入四肢者，四肢为诸阳之本，十二经脉之所起，水至其处，若不胜其表之阳，则水散当为汗出，今不汗，是阳不胜水，反被阻碍经脉营卫之行，故身体疼重，是名溢饮。水流入肠间，宗气不利，阳不得升，阴不得降，呼吸之息，与水迎逆于其间，遂作咳逆倚息，短气不得卧。营卫皆不利，故形如肿也，是名支饮。"

3.水在心，心下坚筑，短气，恶水不欲饮。

【注释】

水在心：水，是指水饮。在心，是指水饮影响于心。

心下坚筑：是指心下痞坚，而又筑筑惕惕，悸动不安。

【精解导读】

本条论述水饮影响于心的辨证。水饮形成之后，停于心下，聚而动荡，上凌于心，内搏阳气，故心下坚筑。饮邪遏阻心阳，宗气滞而不畅，故见短气。阴寒凝聚，水饮内停，故恶水，不欲饮。

【名典评注】

《金匮要略论注》："心主火，水逼之，故气收而筑，如相攻然。坚者，凝阴之象。短气，心气抑而宗气弱，则呼气自短也。恶水不欲饮，水本为火仇，水多则恶益增矣。"

4.水在肺，吐涎沫，欲饮水。

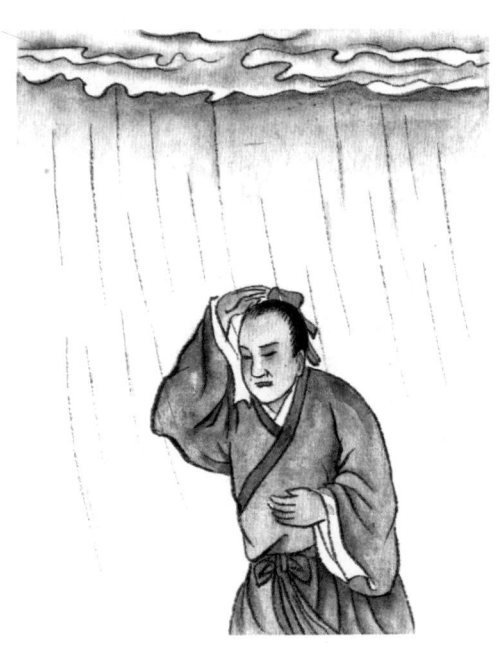

【精解导读】

本条论述水饮影响于肺的辨证。水饮形成之后，饮邪射肺，肺气激动水饮，水随气泛，故上吐涎沫。由于多吐涎沫，耗损津液，故又口干欲饮。

《金匮要略心典》："吐涎沫者，气火相激而水从气泛也，欲饮水者，水独聚肺，而诸经失溉也。"

5.水在脾，少气身重。

【精解导读】

本条论述水饮影响于脾的辨证。水饮形成之后，饮邪困脾，中阳不运，湿浊不化，停于肢体，故身重。脾不运化，则气血不足，故少气倦怠。

【名典评注】

《金匮要略论注》："脾主肌肉，且恶湿，得水气则濡滞而重，脾精不运，则中气不足，而倦怠少气矣。"

6.水在肝，胁下支满，嚏而痛。

【注释】

支满：支撑胀满。

【精解导读】

本条论述水饮影响于肝的辨证。水饮形成之后，饮邪壅塞于肝，肝络不畅，故胁下支撑胀满，嚏时引胁内痛。

【名典评注】

《金匮要略心典》："肝脉布胁肋，水在肝，故胁下支满，支满犹偏满也。嚏出于肺，而肝脉上注肺，故嚏则相引而痛也。"

7.水在肾，心下悸。

【精解导读】

本条论述水饮影响于肾的辨证。水饮形成之后，饮邪犯肾，肾不主水，水饮上逆，水气凌心，故心下悸动。

【名典评注】

《金匮玉函经二注》："心属火而宅神，畏水者也。今火在肾，肾水愈盛，上乘于心，火气内郁，神灵不安，故作悸动，筑筑然惧也。"

8. 夫心下有留饮其人背寒冷如掌大。

【精解导读】

本条论述留饮的辨证。水饮形成之后，饮邪留于心下，困阻心阳，则使阳气不布，不能温暖背部的心俞，故病人背感寒冷处如掌大。

【名典评注】

《金匮玉函经二注》："心之俞出于背，背阳也。心有留饮，则火气不行，唯是寒饮注其俞，出于背。寒冷如掌大，论其俞之处。明其背之非尽寒也。"

9. 留饮者，胁下痛引缺盆，咳嗽则辄已一作转甚。

【精解导读】

本条论述留饮的辨证。水饮形成之后，若留于胁下，肝络闭阻，壅塞不通，阻碍阴阳升降之机，故胁下痛引缺盆。咳嗽之时，气满更甚，故咳嗽则胁痛加重。

【名典评注】

《金匮要略直解》："缺盆者，五脏六腑之道，故饮留于胁下，而痛上引缺盆。引缺盆则咳嗽，咳嗽则痛引胁下而转甚，此属悬饮。"

10. 胸中有留饮，其人短气而渴，四肢历节痛，脉沉者，有留饮。

【精解导读】

本条论述胸中留饮的两种变化。水饮停留在胸中，压抑肺气，故其人短气。肺气不利，气不布津，故又口渴。

饮邪留于胸中，渐渐增多，又流于四肢，而使关节气血痹着不通，则四肢历节疼痛。凡有留饮，必滞于气，故其脉沉。沉脉主气郁，又主水结，故可一脉两断。

【名典评注】

《金匮悬解》："饮阻窍隧，肺无降路，津液凝滞，故短气而渴。湿流关节，故四肢关节烦痛，此饮之自胸膈而流四肢者，所谓溢饮也。"

11.膈上病痰，满喘咳吐，发则寒热，背痛腰疼，目泣自出，其人振振身
瞤剧，必有伏饮。

【注释】

目泣自出：指痰喘剧咳，气逆而甚，则使眼泪自出。

振振身瞤剧：形容咳时身体努动振振而摇，坐立不稳之状。

伏饮：水饮潜伏于内，而有巢囊，不易治愈。

【精解导读】

本条论述膈上伏饮的辨证。膈上有伏饮，又外感风寒，闭塞肺气，则使伏
饮加重，饮邪射肺，故胸肺胀满，喘息咳嗽，呕吐痰涎，咳喘胀满，肺气不胜
其扰，则目泣自出。风寒束于外，水饮动于中，阳气不得宣通，故发热恶寒，
背痛腰疼，身体振振瞤动而剧。

【名典评注】

《金匮要略浅注》："饮留而不去，谓之留饮。伏而难攻，谓之伏饮。膈
上伏饮之病，时见痰满喘咳，病根已伏其中，一值外邪暴中，其内饮与外
邪相援，一时吐露迅发，则以外邪之为寒热，背痛，腰疼；激出内饮之痰
满喘咳大作，以致目泣自出，其人振振身瞤剧，因以断之曰，必有伏饮。
俗谓哮喘，即是此证。"

12.夫病人饮水多，必暴喘满，凡食少饮多，水停心下，甚者则悸，微者
短气。脉双弦者寒也，皆大下后喜虚，脉偏弦者饮也。

【注释】

脉双弦：指两手寸口脉俱弦。

偏弦：指一手寸口脉弦。

【精解导读】

本条论述痰饮的病因和辨证。由于食少饮多，水液内停，聚而为饮，水
饮上逆于肺，故轻微者，仅见短气，重者暴发喘满。水饮重者，停于心下，
上凌于心，故心悸。痰饮之邪多停留于一处，故常见一侧脉弦。脉双弦者，
阴气盛也，为寒疝之疾。又往往由于大下之后，脾胃虚寒，全身虚寒，则脉

双弦。

【名典评注】

《金匮要略心典》："饮水过多，水溢入肺者，则为喘满，水停心下者，甚则水气凌心而悸，微则气被饮抑而短也。双弦者，两手皆弦，寒气周体也。偏弦者，一手独弦，饮气偏注也。"

13. 肺饮不弦，但苦喘短气。

【精解导读】

本条论述肺饮的辨证。由于肺气不化，不能通调水道，水饮之邪上停于肺，肺气受阻而不利，故苦喘短气。肾阳尚能温和，又无风寒外束，仅有肺中微饮，故脉来不弦。

【名典评注】

《金匮玉函经二注》："脉弦为水为饮，今肺饮而曰不弦，何也？水积则弦，未积则不弦，非谓肺饮尽不弦也。此言饮水未积，犹得害其阳，虽不为他病，亦适成其苦喘短气也。"

《金匮要略心典》："肺饮，饮之在肺中者，五脏独有肺饮，以其虚而能受也，肺主气而司呼吸，苦喘短气，肺病已着，脉虽不弦，可以知其有饮矣。"

14. 支饮亦喘而不能卧，加短气，其脉平也。

【注释】

脉平：谓平和之脉。

【精解导读】

本条论述支饮的辨证。支饮轻证，未伤脉络，故其脉平。饮邪支撑，上附于肺，肺气不能宣降，故短气，喘而不能卧。

【名典评注】

《金匮玉函经二注》："脉平当无病，何以有病而反平也，正与上条不弦意同，明其虽有支饮，而饮尚不留伏，不停积，以其在上焦，未及胸中，不伤经脉，故脉平，然终碍其阴阳升降，故喘不能卧短气耳。"

15. 病痰饮者，当以温药和之。

【精解导读】

　　本条论述痰饮病的治疗大法。痰饮的形成是由于胃虚，不能游溢精气，上输于脾；脾虚不能散精，上归于肺；肺虚不能通调水道，下输膀胱；肾阳虚弱，不能化气行水。水精不能四布，水湿停留，积为水饮。水饮多在肺、脾、

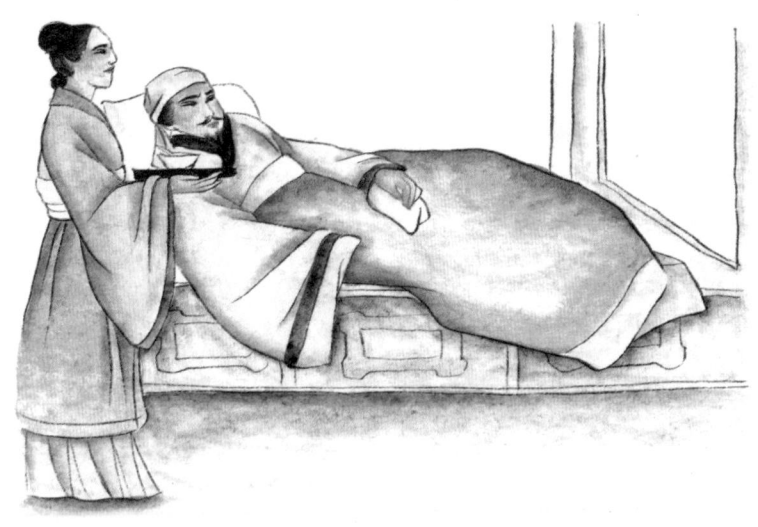

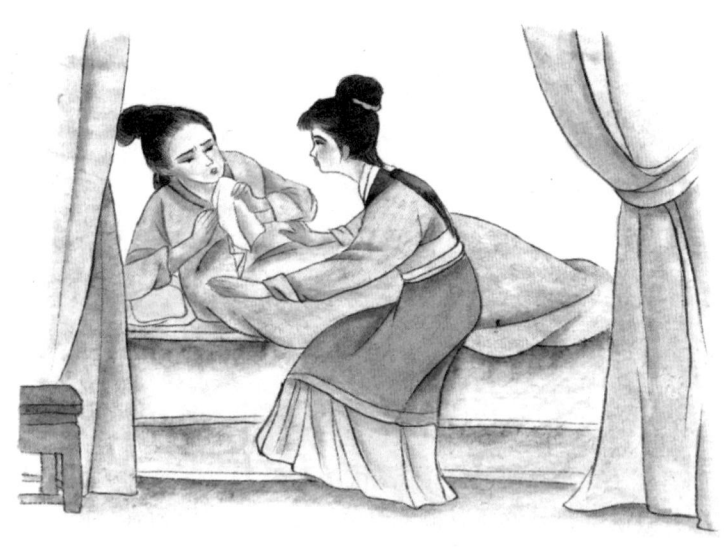

肾所虚之处，停留为患。总之，人体内水液流行因虚而停，因寒而凝，聚成痰饮，病变多端。治宜温药和之，温药可化水饮为气，可使水气流行，水饮消散，津液布达，以致和平。用温药暖脾胃，可以运化；温暖肺气，可以通调水道；温暖肾阳，可以化气，则水液按其常度流行，不停不聚，痰饮无由而生。

痰饮病为阳不化阴，本虚标实之病。若久用温补，则滞腻而不去；若久用燥热，则结而不散；若久用寒凉，则饮凝益多；若久用泻下，水饮虽可暂去，而脏腑亦虚，导致饮去而复聚。故痰饮病的重要治疗大法，是当以温药和之。至于寒凉补泻等法，可暂用一时，实非长久之计。仲景提出治以温药和之的原则，治缓而力专，正邪兼顾，是耐人寻味的。

【名典评注】

《金匮玉函经二注》："痰饮由水停也，得寒则聚，得温则行，况水行从乎气，温药能发越阳气，开腠理，通水道也。"

《金匮要略方论本义》："言和之，则不专事温补，即有行消之品，亦概其例义于温药之中，方谓之和之，而不可谓之补之益之也。盖痰饮之邪，因虚而成，而痰亦实物，必少有开导，总不出温药和之四字，其法尽矣。"

《金匮悬解》："痰饮者，水寒土湿，火冷金凉，精气埋郁所作，当以温药和之，寒消湿化，自然涣解。盖土不得火，湿气滋生，此痰饮化生之原也。土湿则土不生金，痰凝于心胸，下不制水，饮聚于肠胃，肺冷故气不化，水熏蒸而为痰，肾寒故水不化气，停瘀而为饮，是以当温也。"

16. 心下有痰饮，胸胁支满，目眩，苓桂术甘汤主之。

苓桂术甘汤方

茯苓四两　桂枝、白术各三两　甘草二两
上四味，以水六升，煮取三升，分温三服，小便则利。

【精解导读】

本条论述痰饮的证治。由于心胸之阳气不振，不能温化水饮，而脾胃虚弱，又不能运化水湿，痰饮之邪留于心下不去，所以胸胁支满。饮邪上犯，清阳不升，所以头目眩晕。

治以苓桂术甘汤，温阳化气，健脾利水。方中桂枝温阳，化气行水；白术健脾运湿；甘草和中益气；茯苓淡渗利水，通畅三焦。本方温暖心脾之阳，以化水饮之邪，是用温药治饮的代表方剂。

【名典评注】

《金匮要略方论本义》："此痰饮之在胃，而痞塞阻碍及于胸胁，甚至支系亦苦满，而上下气行愈不能利，清阳之气不通，眩晕随之矣。此虽痰饮之邪未尝离胃，而病气所侵，已如斯矣。主之以苓桂术甘汤，燥土升阳，导水补胃，化痰驱饮之第一法也。胃寒痰生，胃暖则痰消也。脾湿饮留，胃燥则饮祛也。可以得此方之大义用之诸饮，亦无不行矣。"

【病例与诊治】

陈某，女，65岁，素有痰嗽旧疾，饱食后与人诟詈不胜，怅然而蹭，不省人事，抬至家中，更医多人，迄未得效。1979年9月10日初诊，病者面色黯青，昏不知人，时太息，胸腹膨隆，哕声频频，唇部瞤动不息，牙关微紧，脉细弦若丝，启口视舌，舌苔腻，质暗红，此为痰浊食积滞塞中脘为恙也。

俾用瓜蒂散1.4克、麝香0.15克调匀灌服，越二时许，吐出酸腐积食，杂以大量痰涎，泄下痰沫甚多。翌日二诊时，人事已清，且能啜粥。觉气短，心悸而喘，起坐则头眩欲仆。脉细弦，苔腻而斑剥。盖吐后脾胃气伤，健运失职，水湿内停，上冲为眩，凌心则悸，冲肺作喘。治以扶阳涤饮法：茯苓30克，桂枝15克，白术12克，甘草10克，6剂而安。

（摘自《中医杂志》，1981年）

17. 夫短气有微饮，当从小便去之，苓桂术甘汤主之方见上，肾气丸亦主之方见脚气中。

【注释】

微饮：指轻微的痰饮。

【精解导读】

本条论述痰饮病的辨证论治。由于阳虚而不能化气行水，则心脾气弱，不能运化水湿，而使微饮内留，妨碍升降之机，所以常有短气之症。用苓桂术甘汤，可温化中焦，使水邪从小便排出。若为肾阳虚弱，不能温阳化气，则小腹拘急不仁，而小便不利，或见畏寒肢冷，用肾气丸可温养肾气，以助气化，利水消饮。痰饮的由来多是肺、脾、肾的气化不及所致，然治疗方法应有侧重。苓桂术甘汤是侧重于脾，而肾气丸则侧重于肾。

【名典评注】

《金匮要略心典》："气为饮抑则短，欲引其气，必蠲其饮。饮，水类也，治水必自小便去之，苓、桂、术、甘，益土气以行水，肾气丸养阳气以化阴，虽所主不同，而利小便则一也。"

《金匮要略浅注补正》："有饮者，必短气，诚以水化则为气，水不化则气不生，故呼出之气短也；水停则阻气，水不化则气不降，故吸气短也。水饮重者，则兼有咳满等证；若但短气而不兼咳满等证者，为饮未透，但有微饮而已。凡水饮皆当利小便，此短气也，尤属水停不化，亟当从小便而利去之也。"

18. 病者脉伏，其人欲自利，利反快，虽利，心下续坚满，此为留饮欲去故也。甘遂半夏汤主之。

甘遂半夏汤方

甘遂大者三枚　半夏十二枚（以水一升，煮取半升，去滓）　芍药五枚　甘草如指大一枚（炙）一本作无

上四味，以水二升，煮取半升，去滓，以蜜半升，和药汁煎取八合，顿服之。

【注释】

欲自利：病人未经攻下而欲下利。

利反快：指下利之后，病人感觉症状轻快。

【精解导读】

本条论述留饮的证治。留饮指饮邪留于心下不解，饮留则气滞而脉道不利，故脉则伏。若正气拒饮欲从下去，故其人欲自利，因利则心下坚满而反快，可知饮有下解之势。但留饮已有巢穴可据，不能得下即去，故又心下续坚满。治宜因势利导，采通因通用之法，以甘遂半夏汤泻下而除。方中甘遂攻逐水饮，通利二便；半夏散结除痰；芍药敛阴液，去水气；白蜜、甘草缓中解毒，安中和胃。甘草与甘遂相反，合而用之，可增加攻逐水饮的功效。

【名典评注】

《金匮要略方论本义》："病者脉伏，为水邪所压混，气血不能通，故脉反伏而不见也。其人欲自利，利反快，水流湿而就下，以下为暂泄其势，故暂安

适也。然旋利而心下续坚满，此水邪有根蒂以维系之，不可以顺其下利之势而为削减也，故曰此为留饮欲去故也。盖阴寒之气立其基，水饮之邪成其穴，非开破导利之不可也。主之以甘遂半夏汤，甘遂以驱邪为义，半夏以开破为功，而俱兼燥土益阳之治；佐以芍药收阴，甘草益胃，更用蜜半升和药汁，引入阴分，阴邪留伏之处而经理之，八合顿服之，求其一泄无余也。"

19.脉浮而细滑，伤饮。

【注释】

伤饮：指被水饮所伤。

【精解导读】

本条论述初伤于饮的脉象。此证因外证未解，若饮水过多，水气不行，在中则心下必悸；在下小便不利，必苦里急。脉浮主表有邪，细而滑则主内伤于饮。

【名典评注】

《金匮要略方论本义》："脉浮而细，即弦也，兼滑，饮中有痰也，此痰饮之脉也，但在胃不浮矣，浮必不在胃也。"

《金匮要略心典》："伤饮，饮过多也，气资于饮，而饮多反伤气，故脉浮而细滑，则饮之征也。"

20.脉弦数，有寒饮，冬夏难治。

【精解导读】

本条论述寒饮冬夏难治之脉。由于寒饮内停，故脉弦。寒饮久郁，郁阳化热，故脉数；冬季寒冷，饮邪加重，欲温其寒，不利于热；夏季炎热，郁热加重，欲清其热，不利于饮。故曰：冬夏难治。

【名典评注】

《金匮要略论注》："脉数弦者，当下其寒，可知弦数之脉，为阳中有阴，故曰有寒饮。病既阳中有阴，值大寒大热，病气复因时令而变，东垣所谓复病也。复病深而易感，故曰冬夏难治。"

《金匮要略心典》："脉弦数而有寒饮，则病与脉相左，魏氏所谓饮自寒而挟自热是也。夫相左者，必相持。冬则时寒助饮，欲以热攻，则脉数必

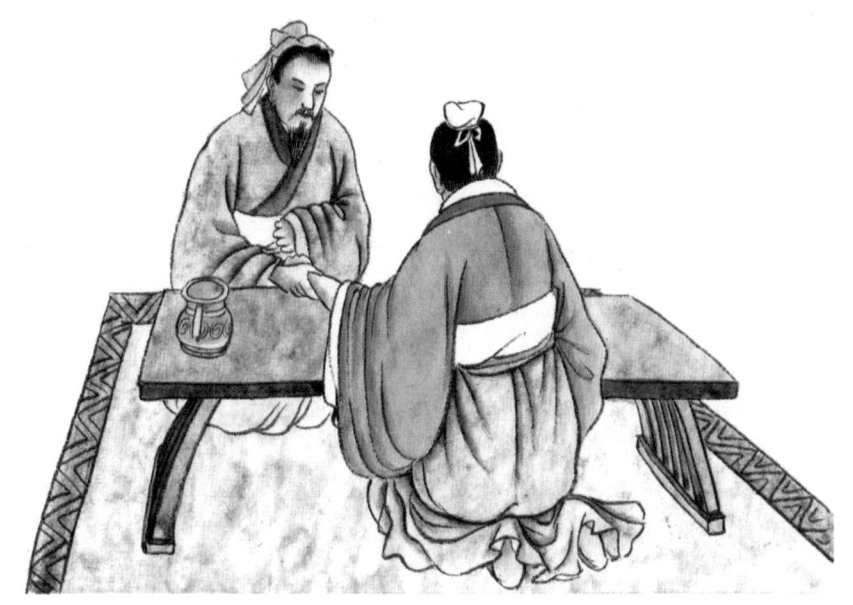

甚；夏则时热助脉，欲以寒治，则寒饮为碍，故曰难治。"

21. 脉沉而弦者，悬饮内痛。

【注释】

内痛：指胁内疼痛。

【精解导读】

本条论述悬饮的脉证。悬饮结在胁下，胁主里，故脉沉，弦主饮，故脉沉而弦。悬饮在胁，困郁脉络，故胁内有牵引性疼痛。

【名典评注】

《金匮玉函经二注》："脉沉病在里也，凡弦者为痛为饮为癖。悬饮结积在内作痛，故脉见沉弦。"

22. 病悬饮者，十枣汤主之。

🍵 十枣汤方

芫花（熬）、甘遂、大戟各等分

上三味，捣筛，以水一升五合，先煮肥大枣十枚，取八合，去滓，内药末，强人服一钱匕，羸人服半钱，平旦温服之，不下者，明日更加半钱，得快之后，糜粥自养。

【精解导读】

本条论述悬饮的治法。饮邪结实，僻于胁下，故用十枣汤破结逐水。方中大戟泻脏腑水湿；芫花散水饮结聚；甘遂泻经络水湿；大枣十枚，调和诸药，缓解药毒，使峻下之后不伤正气。大戟、芫花、甘遂三药为末，每服2~3克，一日一次，清晨空腹，浓煎枣汤调下。

【名典评注】

《金匮要略论注》："十枣汤者，甘遂性苦寒，能泻经隧水湿，而性更迅速直达；大戟性苦辛寒，能泻脏腑之水湿，而为控涎之主；芫花性苦温，能破水饮窠囊，故曰被癖须用芫花。合大枣用者，大戟得枣，即不损脾也。盖悬饮原为骤得之证，故攻之不嫌峻而骤；若稍缓而为水气喘急浮肿。《三因方》以十枣汤，药为末，枣肉和丸以治之，可谓善于交通者也。"

【病例与诊治】

宋某，男，40岁。患胸腔积水，经过多次引流放水，但时放时生。病人全身虚胖，行动气喘，自谓右胸连胁，痛胀不舒，不能深呼吸及右侧睡卧，大便时干。接诊后以十枣汤治之，令其以大枣煨烂后去皮核将药末包入，每天服药一次，三味药末等量，总量不超过一钱，服一周。据病人反映，每次药后两小时，即开始腹泻腹痛，初带粪便，后段即纯下稀水，便后胀痛见轻，余嘱令继服，又一周，下水仍同前，胸胁胀痛已不明显。再令服至16天时，泻下物已为粪便，不见稀水，乃令停药观察，症状消失，恢复上班工作。

（摘自《北京中医学院学报》，1981年）

23. 病溢饮者，当发其汗，大青龙汤主之，小青龙汤亦主之。

大青龙汤方

麻黄六两（去节）　桂枝二两（去皮）　甘草二两（炙）　杏仁四十个（去皮尖）　生姜三两　大枣十二枚　石膏如鸡子大（碎）

上七味，以水九升，先煮麻黄，减二升，去上沫，内诸药，煮取三升，去滓，温服一升，取微似汗，汗多者，温粉粉之。

小青龙汤方

麻黄三两（去节） 芍药三两 五味子半升 干姜三两 甘草三两（炙） 细辛三两 桂枝三两（去皮） 半夏半升（汤洗）

上八味，以水一斗，先煮麻黄，减二升，去上沫，内诸药，煮取三升，去滓，温服一升。

【精解导读】

本条论述溢饮的证治。水饮之邪不散，若外溢于肌表四肢，郁遏营卫之气，故身体疼重而无汗。饮邪停留体表，故当发其汗，使水饮从汗而解。

大青龙汤治溢饮而兼热证，小青龙汤治溢饮而兼寒证。大青龙汤方用麻黄汤的麻黄、桂枝、杏仁、甘草发汗宣肺，以散水气；生姜、大枣调和脾胃，而利营卫；石膏清解阳郁之热。

小青龙汤方用麻黄、桂枝发汗散饮，宣肺行津；干姜、细辛、半夏温中化饮，散寒降逆；五味子收敛肺气；芍药敛阴护正；甘草和药守中。大青龙汤治溢饮而兼烦躁，小青龙汤治溢饮而兼咳喘。

【名典评注】

《金匮要略编注》："此出溢饮之方也。溢饮者，风寒伤于胸膈，表里气郁不宣，则饮水流行，归于四肢，皮肤肿满，当汗出而不汗出，身体疼重，此表里风寒两伤。偏于表寒多者，故以麻桂二汤去芍药加石膏，为大青龙，并驱表里之邪，石膏以清风化之热，使阳气通而邪从汗解，饮从下渗，或因寒邪而偏伤于内，脾胃气逆，痰饮溢出躯壳肌肉之间，浮肿疼重者，当以小青龙汤逐痰解表，使内之饮无地可容，故小青龙汤亦主之。"

【病例与诊治 1】

陈某，男，44 岁，医生。1976 年 12 月 6 日初诊，诊断：哮喘性支气管炎。起始两侧鼻腔作痒、喷嚏频作、鼻流清涕，继而咳喘痰鸣，胸闷气短，咳大量泡沫样痰，夜间尤甚，不能平卧。两肺听诊：满布哮鸣音。曾屡用强的松、扑尔敏、抗生素及胎盘组织液等治疗，不能奏效，乃停用西药，求治于中医。辨证属寒饮伏肺，累及肺肾，升降气机失调，拟予温肺化饮为主，参以温肾纳气之品，选用小青龙汤。

处方：麻黄 9 克，桂枝 9 克，白芍 15 克，干姜 4.5 克，细辛 15 克，五味子 9 克，制半夏 9 克，甘草 6 克。3 剂。另用紫河车研末，空心胶囊装。每服

9 克，1 日 3 次，连续服用 3 个月。

药后症状基本控制，继服中药 7 剂。后随访两个冬天，病情未作，基本痊愈。

（摘自《上海中医药杂志》，1980 年）

【病例与诊治 2】

吕某，男，46 岁，四肢肿胀酸痛已十余日。仰手诊脉为之吃力，西医诊为神经炎，注射维生素无效。视其人身材魁梧，面色鲜泽。舌红而苔腻，脉浮且大，按其手足有凹陷。自称身上经常出汗，唯手足不出。

辨证：脉浮为表，大为阳郁，《金匮要略》云："饮水流行，归于四肢，当汗出而不汗出，身体酸重，谓云溢饮。"又说："病溢饮者，当发其汗，大青龙汤主之。"此证四肢肿胀，脉又浮大，为"溢饮"无疑，遂用大青龙汤加薏米、茯苓皮，服两剂而瘳。

（刘渡舟治验）

24. 膈间支饮，其人喘满，心下痞坚，面色黧黑，其脉沉紧，得之数十日，医吐下之不愈，木防己汤主之；虚者即愈，实者三日复发，复与不愈者，宜木防己汤去石膏加茯苓芒硝汤主之。

木防己汤方

木防己三两　石膏十二枚（鸡子大）　桂枝二两　人参四两
上四味，以水六升，煮取二升，分温再服。

木防己加茯苓芒硝汤方

木防己、桂枝各二两　芒硝三合　人参、茯苓各四两
上五味，以水六升，煮取二升，去滓，内芒硝，再微煎，分温再服，微利则愈。

【注释】

面色黧黑：指面色黑兼黄。
虚者：指心下痞坚变为柔软。
实者：指心下仍然痞坚，病根未去。

【精解导读】

本条论述支饮的证治。膈间有支饮，水饮上逆于肺，故咳喘胸满。饮邪聚

结于中，故心下痞坚。寒饮凝聚于里，阳气不得外达，营卫运行不利，故面色黧黑；水饮内结，故脉沉紧。本证得之数十日之久，医见心下痞，而用吐下之法不愈。此为支饮在于膈间，虚实皆有，病情复杂。

治用木防己汤，行水散结，补虚消痞。方中木防己辛温，通结气，散留饮；桂枝温通经脉，温化水饮；石膏清除伏郁之阳热；人参补肺脾之气，恢复久病吐下之虚损。四药合用，可以温化水饮，消散痞坚，降逆平喘，扶正补虚。

服木防己汤之后，痞坚消散，变成柔软，为病已愈。若药后心下仍然痞坚，几日后复发，再用本方不愈者，可用木防己汤去石膏加茯苓芒硝汤。本方加芒硝者，软坚以破凝结之邪；加茯苓者，行水化饮，导水下行；去石膏者，避其气寒而尽防己、桂枝温通之用。

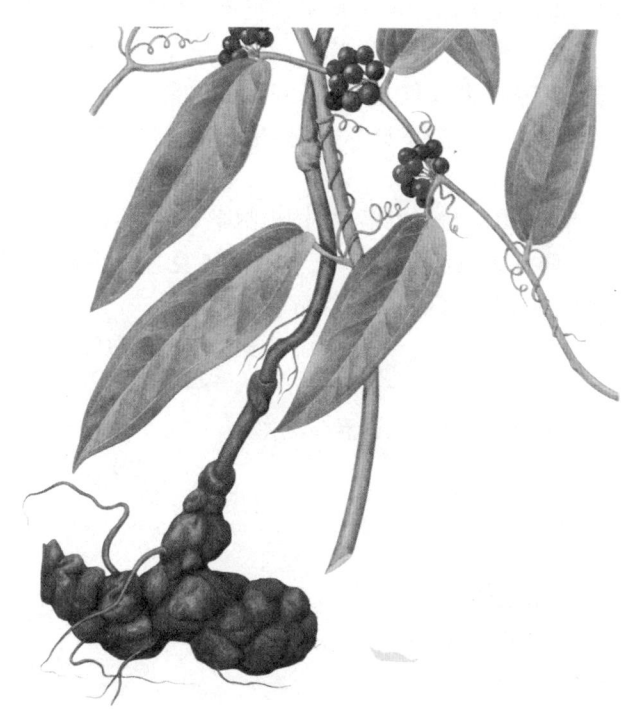

【名典评注】

《金匮玉函经二注》："心肺在膈上，肺主气，心主血，今支饮在膈间，气血皆不通利，气为阳主动，血为阴主静，气不利，则与水同逆于肺而为喘满。血不利，则与水杂糅，结于心下而为痞坚。肾气上应水饮，肾气之色黑，血凝之色亦黑，故黧黑之色见于面也。脉沉为水，紧为寒，非别有寒邪，即水气之寒也。医虽以吐下之法治，然药不切于病，故不愈。用木防己者，味辛温，能散留饮结气，又主肺气喘满，所以用为主治。石膏味辛甘微寒，主心下逆气，清肺定喘，人参味甘温，治喘，破坚积，消痰饮，补心肺气不足，皆为防己之佐，桂枝味辛热，通血脉，开结气，且支饮得温则行，又宣导诸药，用之为使，若邪之浅，在气分多而虚者，服之即愈。若邪客之深，在血分多而实者，则愈后必再发。以石膏是阳中之治气者则去之，加芒硝味咸寒，阴分药也，治痰实结，赖之去坚消血癖，茯苓伐肾邪，治心下坚满，佐芒硝则行水之力益倍。"

【病例与诊治】

俞某，男，56 岁，农民，于 1978 年 2 月 2 日诊治。

患者慢性咳嗽史已有 10 年，遇冷天更甚，面色黧黑，精神疲乏，咳嗽气逆近日增剧，痰呈泡沫样，头昏且晕，畏寒，纳差脘胀，时觉呕恶，呕吐痰涎，眼胞浮肿，唇紫，舌质红苔薄白腻，脉象浮大而软。检查：慢性病容，桶形胸，两肺呼吸音低，粗糙，两下肺闻及湿性啰音，心无异常发现，胸透肺纹理加深，膈下降，双肺透光度增强。诊断：气管炎，肺气肿。

此属痰饮，治以木防己汤加味：桂枝、制半夏、白芍、百部、石膏各 10 克，党参 30 克，防己 15 克，干姜、五味子各 5 克。服 5 剂后，呕吐已止，脘胀已除，前方继服 7 剂，病情显著缓解。

（摘自《成都中医学院学报》，1979 年）

25. 心下有支饮，其人苦冒眩，泽泻汤主之。

泽泻汤方

泽泻五两　白术二两
上二味，以水二升，煮取一升，分温再服。

【注释】

冒眩：冒，阴浊蔽住清阳。眩，目中生黑花，而有眩晕之意。

【精解导读】

本条论述支饮发生眩冒的证治。由于脾胃虚弱，不能运化水湿，饮邪停于心下，上乘清阳之位，所以头目昏冒，痛苦已极。

治以泽泻汤，健脾行饮，消阴通阳。方中白术健脾益气，运化水湿，升清降浊；泽泻利水消饮，降浊消阴。

【名典评注】

《金匮要略论注》："支饮在心下，虽不正中而近心，则心火为水气所蚀。心者君火，为阳气之宗，所谓火明外视，阳气有权也；饮气相蚀，阴气盛而清阳阻抑，又适与气道相干，故冒眩。冒者，如有物蒙之也；眩者，目见黑也。肾为水之源，泽泻味咸入肾，故以之泻其本而标自行。白术者，壮其中气，使水不复能聚也。然以泽泻泻水为主，故曰泽泻汤。"

【病例与诊治】

魏某，男，60 岁。患头晕目眩，兼有耳鸣，鼻亦发塞，嗅觉不佳。病有数载，屡治不效，颇以为苦。切其脉弦，视其舌则胖大无伦，苔则水滑而白。辨证：此证心下有饮，上冒清阳，是以头冒目眩，其耳鸣、鼻塞，则为浊阴踞上，清窍不利之所致。治法：渗利水饮之邪。方药：泽泻 24 克，白术 10 克。

此方服 1 剂而有效，不改方，共服 5 剂，则头晕、目眩、耳鸣、鼻塞等症愈其大半，转方用五苓散温阳行水而收全功。

（摘自《中医杂志》，1980 年）

26. 支饮胸满者，厚朴大黄汤主之。

🥣 厚朴大黄汤方

厚朴一尺　大黄六两　枳实四枚
上三味，以水五升，煮取二升，分温再服。

【精解导读】

本条论述支饮胸满的证治。痰饮结聚，郁而化热，饮热郁蒸，散漫胸间，所以胸满；若饮热郁于胃肠，胃肠气滞不通，故腹满疼痛。

本证为支饮，又挟有湿热蕴结于胸腹，故治以厚朴大黄汤，理气散满，疏导胃肠。方中厚朴降气，枳实理气，开滞消痞；大黄之量最重，泻胃肠之滞热，泻水饮有形之邪气。本方以枳实、厚朴利气行饮，推荡向下，又用大黄疏导胃肠，泻下而去，可收痰饮湿满并治之功。

【名典评注】

《金匮要略浅注》："此节指支饮在胸，进一层立论。云胸满者，胸为阳位，饮停于下，下焦不通，逆行渐高，充满于胸故也。主以厚朴大黄汤者，是调其气分，开其下口，使上焦之饮，顺流而下。厚朴、枳实皆气分之药，能调上焦之气，使气行而水亦行也，继以大黄之推荡，直通地道，领支饮以下行，有何胸满之足患哉。此方药品与小承气同，其分量、主治不同，学者宜体认古人用药之妙。"

27. 支饮不得息，葶苈大枣泻肺汤主之方见肺痈中。

【精解导读】

本条论述支饮不得息的证治。支饮阻于胸膈，肺气不利，痰涎壅塞，则胸满咳喘，呼吸困难。

治以葶苈大枣泻肺汤，专泻肺气，而逐痰饮。方中葶苈子泻肺下气，破水逐饮，令肺气通降，则气行水降；大枣安中，补气血，益津液，以杜泻下之虚，本方泻肺治水，虽峻而不伤正。

【名典评注】

《金匮要略编注》："此支饮偏溢于肺也。支饮贮于胸膈，上干于肺，气逆则呼吸难以通彻，故不得息。然急则治标，所以佐大枣之甘养胃和中以保脾，葶苈之苦以泻肺，俾肺气通调，脾得转输，为峻攻支饮在肺之主方也。"

28. 呕家本渴，渴者为欲解，今反不渴，心下有支饮故也。小半夏汤主之《千金》云：小半夏加茯苓汤。

🥣 小半夏汤方

半夏一升　生姜半斤
上二味，以水七升，煮取一升半，分温再服。

【精解导读】

本条论述支饮呕吐的证治。胃有饮邪，气不和降，则呕吐。若饮邪吐尽，胃阳得复，故口渴。口渴为饮邪已去，胃气已复，故曰"渴者为欲解"。若呕吐不尽，饮邪仍在胃中，而胃阳不复，故口不渴。此为心下有支饮，故治宜小半夏汤。方中生姜辛散走窜，温化寒凝，消散水饮，饮去则胃和呕止；半夏可涤痰行水，降逆止呕。

【名典评注】

《金匮要略心典》："此为饮多而呕者言。渴者饮从呕去，故欲解；若不渴，则知其支饮仍在，而呕亦未止。半夏味辛性燥，辛可散结，燥能蠲饮；生姜制半夏之悍，且以散逆止呕也。"

【病例与诊治】

患者郝某，男，65岁。呕吐频繁，而口不渴，所吐皆为痰涎之物。脉弦而滑，舌苔白滑且腻。辨为胃中有饮。

处方：半夏15克，生姜15克，陈皮10克。1剂即愈。

（刘渡舟治验）

29. 腹满，口舌干燥，此肠间有水气，己椒苈黄丸主之。

己椒苈黄丸方

防己、椒目、葶苈（熬）、大黄各一两

上四味，末之，蜜丸如梧子大，先食饮服一丸，日三服，稍增，口中有津液，渴者加芒硝半两。

【精解导读】

本条论述肠间有水气的证治。由于脾胃不能运化水湿，肺气不能通调水道，水饮停滞，走于肠间，故腹中胀满，而沥沥有声可闻。水走肠间，津液不能上承，所以口干舌燥。

治以己椒苈黄丸，分消水饮，导邪下出。方中防己宣通肺气，通调水道，下利水湿；葶苈子泻肺下气，使水气下行；椒目利水逐饮；大黄通利大便，攻逐实邪从大便而出。本方能通利水道，攻坚决壅，前后分消，则诸症自愈。方后自注云："日三服，稍增，口中有津液，渴者，加芒硝半两。"说明运化通调之职，稍有恢复，则口中有津液。但水饮结聚未去，应加芒硝以破水饮结聚。

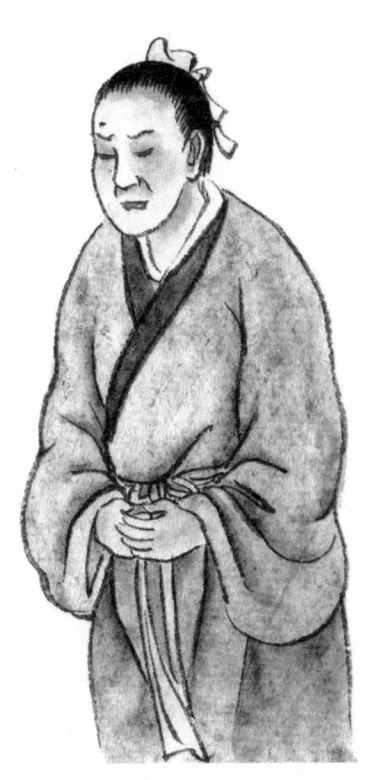

【名典评注】

《金匮玉函经二注》："肺与大肠，合为表里。肺本通调水道，下输膀胱，今不输膀胱，仅从其合，积于肠间，水积则金气不宣，郁成热为腹满，津液遂不上行，以成口燥舌干。用防己、椒目、葶苈，皆能利水行积聚结气。而葶苈尤能利小肠，然肠胃受水谷之气，若邪实腹满者，非轻剂所能治，必加大黄以泻之。"

【病例与诊治】

傅刘氏，35 岁，因患闭经，延医数人，有按瘀血论治者，有从血亏论治者，有从气血双虚而治者，医治年余，经未行而身体日衰。患者素体健壮，曾因怒气而逐渐食少，形瘦腹大，经闭，腹内辘辘有声，对坐即能听到。自言腹满甚，口干舌燥，舌淡苔薄白，双手脉均沉细而弦。脉证合参，证属痰饮阻经。给予己椒苈黄丸方：防己 10 克，川椒目 15 克，炒葶苈子 10 克，大黄 10 克（后入）。水煎服 2 剂。

服药后当晚泻下痰液水一瓷脸盆余，泻后除感乏力外，反而有腹中舒适与饥饿感，脉弦象亦减。余曰：药已中病，隔日再服 1 剂。

二诊：患者两次泻下后（第二次泻之痰水为前次的一半）身感舒适，饮食增加。宗"衰其大半而止"之旨，嘱停药后以饮食调养。月后随访，经血已通，康复如前。

（摘自《山东中医学院学报》，1980 年）

30. 卒呕吐，心下痞，膈间有水，眩悸者，小半夏加茯苓汤主之。

小半夏加茯苓汤方

半夏一升　生姜半斤　茯苓三两一法四两
上三味，以水七升，煮取一升五合，分温再服。

【注释】

卒呕吐：突然呕吐。
眩悸：指头昏目眩，心悸而不安。

【精解导读】

本条论述痰饮眩悸的证治。饮邪停于胃中，故心下作痞；水饮之气上逆，故卒然呕吐；水饮上逆，凌于心则悸；水邪蔽于清阳，则头目眩晕。

治以小半夏加茯苓汤，行水散痞，引水下行。上方中生姜、半夏温化寒凝，行水散饮，降逆止呕；茯苓健脾益气，渗利水湿，导水下行，而有降浊升清之功。

【名典评注】

《金匮要略心典》："饮邪逆于胃则呕吐，滞于气则心下痞，凌于心则悸，蔽于阳则眩。半夏、生姜止呕降逆，加茯苓去其水也。"

【病例与诊治 1】

黄某，女，41 岁。1974 年 6 月 14 日初诊。

自诉于 1973 年 3 月起，每夜入寐不久，即起床独步梦游里许路程而返，或途中偶然惊醒折回，严重时一夜间梦游竟达四五次之多。曾服养心安神之剂经年无效，近月来呃逆频作，寐食几废，痛苦万状。望其面容苍黄，肌肤甲错，毛发枯黄，两目无神，舌淡，苔白湿润，呃声短弱，脉濡细无力。

审其脉证，属心脾两亏，精血虚耗，心肾不交，神不守舍。但为何屡进养心安神之剂不但无效，反而呃逆频作？沉思良久，才恍然有悟，盖中虚脾失健运，痰浊内生，补益滋腻之品最易与痰浊胶结，壅滞气机，致使胃失和降而上逆。然呃逆乃是病标，心脾两亏，肾精虚空，心肾不交，神不守舍为病本。治疗当标本兼顾，治标应力避香燥，以免加重标病。方选《金匮要略》小半夏加茯苓汤加味：太子参 30 克，姜半夏 12 克，茯苓 24 克，枇杷叶 9 克，白蜜 30 克（冲），姜汁少许。连服 6 剂。

二诊：上方服后呃逆大减，食欲增进，精神愉快。标病好转，胃得和降，转以图本为主。方拟：大枣 18 克，甘草 9 克，浮小麦 30 克，太子参 30 克，半夏 9 克，茯苓 15 克，远志 6 克，枸杞子 15 克，女贞子 15 克，菟丝子 15 克。连服 4 剂。

三诊：呃逆全止，寐安神宁，梦游 4 天内发一次，此后继服上方 30 余剂，梦游痊愈，追访至今未见复发。

（摘自《广西中医药》，1980 年）

【病例与诊治 2】

袁某，男，37 岁。患高血压病，头目眩冒，呕吐时发，心悸，脘部作痞。脉弦滑，舌苔白滑。辨证：呕吐、悸、眩、痞四证俱见，此乃膈间水饮也。处方：半夏 15 克，茯苓 30 克，生姜 15 克。服 3 剂病减轻，又服 3 剂痊愈。

（刘渡舟治验）

31. 假令瘦人脐下有悸，吐涎沫而癫眩，此水也，五苓散主之。

五苓散方

泽泻一两一分　猪苓三分（去皮）　茯苓三分　白术三分　桂枝二分（去皮）

上五味，为末，白饮服方寸匕，日三服，多饮暖水，汗出愈。

【注释】

瘦人：指其人素盛今瘦而言。

脐下有悸：水气相搏于下，故脐下悸动。

癫眩：癫同颠，是指病人头目眩晕。又解，本证可令人昏冒扑地，所以叫癫眩。

【精解导读】

本条论述痰饮上逆的证治。水饮积于下焦，其人小便不利，则水无去路，反逆而上行。若水气相搏，始于脐下，则脐下悸动；水气上冲于胃，故呕吐涎沫；水气上冒清阳，故头目眩晕。

治宜五苓散化气利水。方中白术健脾，运化水湿；茯苓健脾利肺，渗利水湿，桂枝温通阳气，以化水湿；猪苓、泽泻利膀胱之气，引水邪下出。

【名典评注】

《金匮要略心典》："瘦人不应有水，而脐下悸，则水动于下矣；吐涎沫，则水逆于中矣；甚而颠眩，则水且犯于上矣。形体虽瘦，而病实为水，乃病机之变也。颠眩即头眩。苓、术、猪、泽，甘淡渗泄，使肠间之水，从小便出。用桂者，下焦水气，非阳不化也。日多服暖水汗出者，盖欲使表里分消其水，非挟有表邪而欲两解之谓。"

附方

《外台秘要》茯苓饮　治心胸中有停痰宿水，自吐出水后，心胸间虚，气满不能食，消痰气，令能食。

茯苓、人参、白术各三两　枳实二两　橘皮二两半　生姜四两

上六味，水六升，煮取一升八合，分温三服，如人行八九里进之。

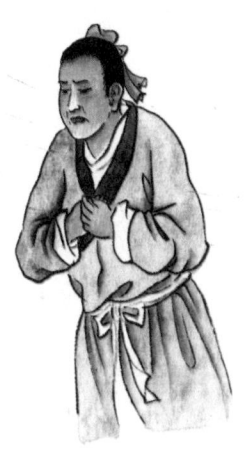 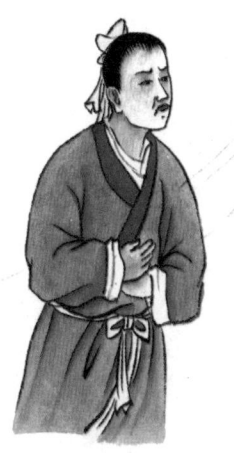 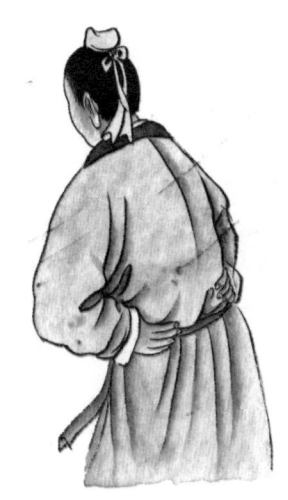

【注释】

宿水：指素有水邪。

【精解导读】

本方论述痰饮有治本之法。胃气与水邪相搏，胃气拒水于外，故自吐水液。水邪虽去，而心胸间虚弱，不能行气化水，故气满不能食。本证治法，必须补脾消饮，攻补兼施。若消痰气和令能食不同时治疗，则旧饮去而新饮又聚，呕吐又发，循环往复，病久不愈。

治以茯苓饮，健脾益胃，行水化饮。方中人参、白术温补脾胃，令人能食；茯苓、生姜温通化饮，淡渗利湿，可消痰气；橘皮、枳实行气，运化水湿，使水液不停不聚，则痰饮可愈。

【名典评注】

《金匮要略编注》："脾虚不与胃行津液，水蓄为饮，贮于胸膈之间，满而上溢，故自吐出水后，邪去正虚，虚气上逆，满而不能食也。所以参、术大健脾气，使新饮不聚；姜、橘、枳实以驱胃家未尽之饮，日消痰气，令能食耳。"

32.咳家其脉弦，为有水，十枣汤主之方见上。

【精解导读】

本条论述痰饮侵肺的证治。痰饮形成之后，若水停膈间，上犯入肺，故经常咳嗽短气，脉来端直以长如张弓之弦，乃饮邪凝结之候。

治以十枣汤，攻逐水饮，饮去则咳嗽自愈。

【名典评注】

《金匮要略心典》："脉弦为水，咳而脉弦，知为水饮渍入肺也，十枣汤逐水气自大小便去，水去则肺宁而咳愈。"

33.夫有支饮家，咳烦，胸中痛者，不卒死，至一百日或一岁，宜十枣汤方见上。

【注释】

不卒死：虽不能马上死亡。

【精解导读】

本条论述支饮久咳的证治。由于支饮久留膈上，饮邪结实，胸阳被郁，故胸中疼痛，心烦。支饮渍入肺中，故久咳不已。

久病支饮，阳气痹于胸，饮邪塞于肺，心肺俱病，若不卒死，可延至百日或一年。此证要用十枣汤以拔饮邪之根，如不用十枣汤则病不能去，终无愈期，而预后不良。

【名典评注】

《医门法律》："五饮之中，独膈上支饮，最为咳嗽根底。外邪入而合之固咳，即无外邪，而支饮渍入肺中，自足令人咳嗽不已，况支饮久蓄膈上，其下焦之气逆冲而上者，尤易上下合邪也。夫以支饮之故，而令外邪可内，下邪可上，不去支饮，其咳终无宁宇矣。去支饮取用十枣汤，不嫌其峻。岂但受病之初，即病蓄已久，亦不能舍此别求良法。其曰：咳家其脉弦，为有水，十枣汤主之，正谓弦急之脉，必以去支饮为亟也，犹易知也。其曰：夫有支饮家咳烦，胸中痛者不卒死，至一百日一岁，宜十枣汤。此则可以死而不死者，仍不外是方去其支饮，不几令人骇且疑乎？凡入胸膈间孰无支饮，其害何以若此之大？去其害何必若此之力，盖膈上为阳气所治，心肺所居，支饮横据其中，动肺则咳，动心则烦，搏击阳气则痛，逼处其中，营卫不行，神魂无根据，则卒死耳。至一百日一年而不死，阳气未散，神魂未散可知。惟亟急去其邪，可安其正，所以不嫌于峻攻也。扫除阴浊，俾清明在躬，较彼姑待其死，何得何失耶？"

34. 久咳数岁，其脉弱者可治，实大数者死，其脉虚者必苦冒，其人本有支饮在胸中故也，治属饮家。

【精解导读】

本条论述支饮久咳的预后。由于脾肺虚弱，津液化为痰饮，支饮停于胸中，肺气不利，故久咳数岁，缠绵不愈。病久正衰，故脉来虚弱，因顺合病情为可治；若饮邪盛而正气不支，脉来实大数者，则为脉证不顺，故其预后不良。若饮证脉虚，为阳虚有饮，头必苦眩。"其人本有支饮在胸中故也"为自注句，以说明眩冒之病是支饮，治属饮家而以苓桂术甘汤之法意在言外。

【名典评注】

《金匮要略方论本义》："久咳数岁，饮之留伏也久矣，证之成患也深矣。诊之脉弱者，久病正虚，是其常也，久病而邪亦衰，是其幸也，可以于补正气中寓逐水饮之法治之，徐徐可收功也，故曰可治。若夫诊其脉而实而大而数，则正虚而邪方盛，欲补其正，有妨于邪，欲攻其邪，有害于正，可决其死也；然此亦为治之不如法者言耳。苟能遵奉仲景以扶阳益气为本，以温中散寒，清热散邪为斟酌，以导水于二便，宣水于发汗为权宜，何遽致于必死乎？再为谛脉虚者之证必苦冒，脉虚则气弱，气弱而水湿混杂于中，清阳之气必不能升，如物掩覆之，所以苦冒，其人本有支饮在胸中之故显然矣。仲景又明此治不必问之冒家也，还属之饮家，饮消而冒自除矣。"

35. 咳逆倚息，不得卧，小青龙汤主之 方见上。

【精解导读】

本条论述支饮咳嗽的证治。寒饮内伏于胸膈，又因风寒外束，卫气闭塞，内饮外寒，壅塞肺气，故咳嗽，痰多白沫，气逆倚息而不得卧。

治以小青龙汤发散风寒，温中化饮，利痰降逆。

【名典评注】

《金匮要略编注》："此表里合邪之治也。肺主声，变动为咳，胸中素积支饮，招邪内入，壅逆肺气，则咳逆倚息不得卧，是形容喘逆不能撑持，体躯难舒，呼吸之状也。故用小青龙汤之麻、桂、甘草开发腠理，以驱外邪从表而出；半夏、细辛温散内伏之风寒，而逐痰饮下行；干姜温肺行阳而散里寒；五味、白芍以收肺气之逆，使表风内饮，一剂而解，此乃寒风挟饮咳嗽之主方。"

36. 青龙汤下已，多唾口燥，寸脉沉，尺脉微，手足厥逆，气从小腹上冲胸咽，手足痹，其面翕热如醉状，因复下流阴股，小便难，时复冒者，与茯苓桂枝五味甘草汤，治其气冲。

茯苓桂枝五味甘草汤方

茯苓四两　桂枝四两（去皮）　甘草三两（炙）　五味子半升

上四味，以水八升，煮取三升，去滓，分温三服。

【注释】

下已：指已服下小青龙汤。

多唾：吐出很多黏稠痰浊。

面翕热如醉状：指面红而热，如醉酒之状。

下流阴股：指虚火冲气下流到两腿的内侧。

【精解导读】

本条论述服小青龙汤后引动冲气的变证和救治。病人膈上有支饮，而肾气素虚，故寸脉沉，尺脉微。服小青龙汤后，饮气稍平，但辛温发散之品损伤阴液，扰动阳气，虚阳上越，随冲任之脉上冲胸咽，故气从少腹上冲胸咽，而口中干燥。阳虚不化，痰浊内生，故多唾稠痰。下元本虚又因发散而上浮，故其面翕热如醉状。冲气上及而复下流阴股，膀胱水液无气以化，故小便难。阳气虚弱，不能温暖四肢，故手足厥逆，麻木如痹。冲气往返，扰动痰饮，痰饮阻碍升清降浊，故时复眩晕。

治以桂苓五味甘草汤，扶阳敛冲以固肾气。方中桂枝扶心肾之阳，平冲降逆；茯苓化湿利水，偕桂枝可平冲逆之气；甘草补脾，配桂枝以补心阳之虚；五味子收敛冲气，潜阳于下。

【名典评注】

《金匮要略发微》："阳气张于上，则冲气动于下。小青龙汤发其阳气太甚，则口多浊唾而燥。寸脉沉为有水，尺脉微而阳虚。手足厥逆者，中阳痹也。气从小腹上冲胸咽者，以麻黄、细辛之开泄太甚，少阴水气，被吸而上僭也。中阳既痹，故手足不仁。虚阳上浮，故其面翕热如醉状，且浮阳之上冒者，复下流阴股而吸其水道，致小便不利。阳不归根，故时上冒巅顶，方用苓桂五味甘草汤。"

《金匮要略心典》："茯苓、桂枝能抑冲气使之下行，然逆气非敛不降，故以五味之酸敛其气，土厚则阴火自伏，故以甘草之甘补其中也。"

37. 冲气即低，而反更咳，胸满者，用桂苓五味甘草汤，去桂加干姜、细辛，以治其咳满。

苓甘五味姜辛汤方

茯苓四两　甘草、干姜、细辛各三两　五味子半升

上五味，以水八升，煮取三升，去滓，温服半升，日三服。

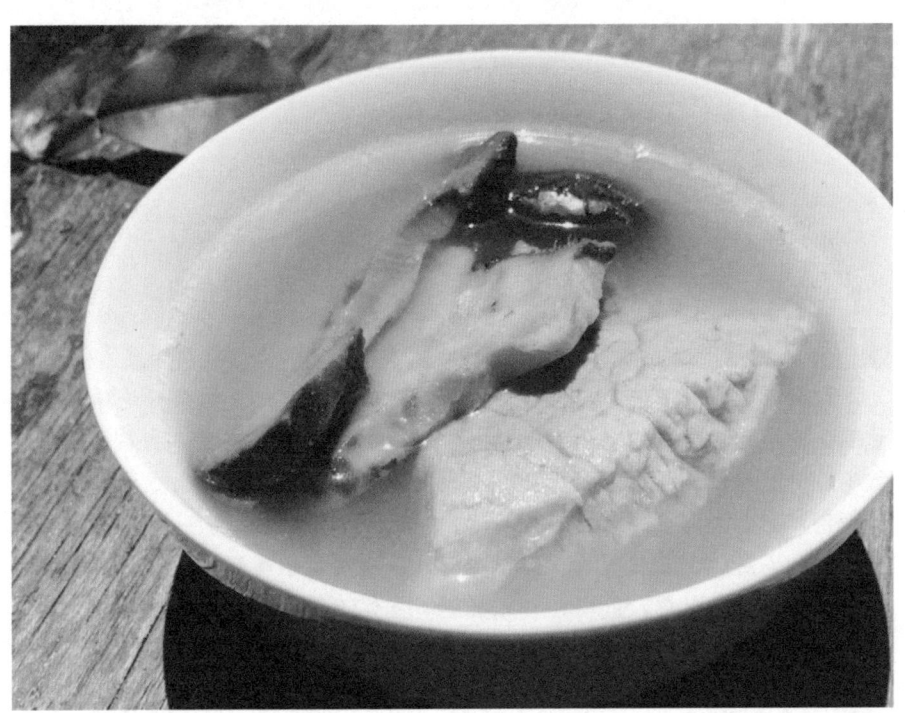

【精解导读】

本条论述冲气平后，咳饮又作的治法。服桂苓五味甘草汤后，冲气已止，但膈上支饮又聚，壅闭肺气，故胸满，咳嗽又作。

治以苓甘五味姜辛汤，温肺化饮，敛气止咳。于苓桂方中加干姜上温肺寒，运化津液，断其生痰之源；细辛温散寒饮之结，五味子收敛肺气；又有茯苓利水消饮；桂枝通阳降冲，温化胸肺水寒之邪。

【名典评注】

《金匮要略方论本义》："服后如冲气即低，是阴抑而降矣；然降而不即降，反更咳胸满者，有支饮在胸膈留伏，为阴邪冲气之东道，相与结聚肆害，不肯遽降。心从阳也，法用桂苓五味甘草汤去桂枝之辛而升举，加干姜、细辛之辛而开散，则胸膈之阳大振，而饮邪自不能存，况敢窝隐阴寒上冲之败类乎？虽云以治其咳满，而支饮之邪，亦可骎衰矣。"

《金匮要略心典》："服前汤已，冲气即低，而反更咳胸满者，下焦冲逆之气即伏，而肺中伏匿之寒饮续出也，故去桂枝之辛而导气，加干姜、细辛之辛而入肺者，合茯苓、五味、甘草消饮驱寒，以泄满止咳也。"

38.咳满即止，而更复渴，冲气复发者，以细辛、干姜为热药也。服之当遂渴，而渴反止者，为支饮也；支饮者，法当冒，冒者必呕，呕者复内半夏，以去其水。

桂苓五味甘草去桂加干姜细辛半夏汤方

茯苓四两　甘草、细辛、干姜各二两　五味子、半夏各半升

上六味，以水八升，煮取三升，去滓，温服半升，日三服。

【精解导读】

本条在上条的基础上，论述冲气与饮逆的鉴别及饮逆的辨证论治。服苓甘五味姜辛汤后，可能有两种病情：一种是支饮减轻，咳嗽、胸满已止。但细辛、干姜温散之品能下扰虚阳，虚火随冲任上冲至胸咽，上损津液，故口燥而渴。治以桂苓五味甘草汤，摄纳虚阳，平冲降逆。另一种病情是支饮上逆，反不渴。由于肺脾气虚，形成水饮，支饮留于胸膈，饮邪上乘清阳之位，故冒。饮邪犯胃，故呕吐清水痰涎。支饮不得降泄，逆冲于上，故冒者必呕。治以苓甘五味姜辛汤加半夏，温化寒饮，温散水气，行气降逆，饮逆之症可愈。

【名典评注】

《金匮要略论注》："寒得热而消，故咳满即止；然热则津耗，津耗则渴；热伤元气，元气伤而阴乃侮阳，故冲气复发。故曰以细辛、干姜为热药也，因而津耗胃干，当遂渴。遂者，不止也，今不应止而止，故曰反，明是素有支饮，故火不胜水。但支饮必有的据，故曰支饮者，法当冒，冒者必呕，呕者有水故也，故复纳半夏以去之。同是冲气，而此不用桂枝者，盖冒而呕，则重驱饮，以半夏为主，桂枝非所急也。"

39. 水去呕止，其人形肿者，加杏仁主之。其证应内麻黄，以其人遂痹，故不内之。若逆而内之者，必厥。所以然者，以其人血虚，麻黄发其阳故也。

苓甘五味加姜辛半夏杏仁汤方

茯苓四两　甘草三两　五味子半升　干姜三两　细辛三两　半夏半升杏仁半升（去皮尖）

上七味，以水一斗，煮取三升，去滓，温服半升，日三服。

【精解导读】

本条是承上条，论述水去呕止，其人形肿的治法。服苓甘五味姜辛汤加半夏以后，胃中饮邪得以降泄，故呕吐清水痰涎、眩冒等症已除。由于膈上支饮未除，肺失通调之常，经络血脉涩滞不畅，气滞水停，水饮溢于体表，故其人形肿。治以苓甘五味姜辛汤加半夏、杏仁。于前方中加杏仁一味，开降肺气，饮散水下，肺气疏通，气行水行，则肿可去。本方为散寒化饮、温中利肺之剂。

肺失通调之常，饮邪溢于体表，用麻黄宣肺利气，发汗行水，符合道理，但不符合病情。因为麻黄能发越阳气，可以引起四肢厥冷，又可引起冲气上逆等，故以不用为是。

【名典评注】

《金匮要略论注》："形肿，谓身肿也。肺气已虚，不能遍布，则滞而肿，故以杏仁利之，气不滞则肿自消也。其证应内麻黄者，《水气篇》云：无水虚肿者谓之水气，发其汗则自已，发汗宜麻黄也。以其人遂痹，即前手足痹也，咳不应痹而痹，故曰逆，逆而内之，谓误用麻黄，则阴阳俱虚而厥。"

40. 若面热如醉，此为胃热上冲熏其面，加大黄以利之。

苓甘五味加姜辛半杏大黄汤方

茯苓四两　甘草三两　五味子半升　干姜三两　细辛三两　半夏半升
杏仁半升　大黄三两

上八味，以水一斗，煮取三升，去滓，温服半升，日三服。

【精解导读】

本条承上条论述痰饮挟胃热上冲于面的证治。服苓甘五味姜辛汤加半夏、杏仁等方，温化水饮，通调水道，水饮能去。若温化水饮，水气不行，湿郁生热，积于胃肠，故有胃热亢盛，热气熏蒸，面红而热，如醉酒状。

治以苓甘五味姜辛汤加半夏、杏仁、大黄。于前方中又加一味大黄，泻胃肠实热，引热下行，涤荡胃肠中的湿热饮邪，使其从大便而下，故曰"加大黄以利之"。

【名典评注】

《金匮要略论注》："面属阳明，胃气盛，则面热如醉，是胃气之热上熏之也；既不因酒而如醉，其热势不可当，故加大黄以利之，虽有姜辛之热，各自为功，而无妨矣。前既云：以干姜、细辛为热药故也，本方只加半夏，不去姜辛，及形肿，又不去姜辛；及面热，又不去姜辛，何也？盖支饮久咳之人，胸中之宗气久为水寒所触，故极易咳满；逮咳满而藉姜辛以泄满止咳，则姜辛自未可少，谓饮气未即去，则肺之寒侵，刻刻须防之也。至面热如醉，与首条翕然如醉不同，前因冲气，病发在下，此不过肺气不利，

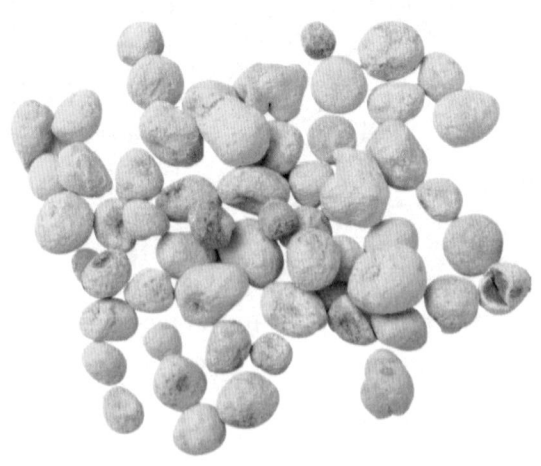

乃滞外而形肿，滞内而胃热，故但以杏仁利其胸中之气，复以大黄利其胃中之热耳。"

41.先渴后呕，为水停心下，此属饮家，小半夏茯苓汤主之方见上。

【精解导读】

本条论述痰饮呕吐的证治。由于脾虚不能运化，肺虚不能通调水道，水饮停于中，津液不能敷布于上，所以口渴饮水。饮后水停于胃，水气上逆，则呕吐清水痰涎。

治宜小半夏茯苓汤，温化水饮，降逆止呕。方中生姜温胃散饮，输布津液；半夏涤痰降逆止呕；茯苓利水行饮。三药共成温和之法，使旧饮能去，新饮不生，痰饮可愈。

【名典评注】

《金匮要略方论本义》："先渴后呕，则水逆也，水停心下，阻隔正气不升，则正津不上于胸咽，故渴也。渴必饮水，水得水而愈滋其冲逆，所以先渴而后必呕也。此属饮家，当治其饮，不可以为渴家治其渴也。治饮则用辛燥，治渴必用寒润，大相矛盾矣。可不明其属于何家而妄理乎？主之以小半夏加茯苓汤，无非渗水开格，温中散寒为治也。"

本章评析

本章论述了痰饮的病因、病机、症状及治法。痰饮是由于脾阳虚不能运化，肺气虚不能通调，肾阳虚不能温化等造成的，治疗原则当以温药和之为法。

痰饮的辨证，主要分四种类型：痰饮、悬饮、溢饮、支饮。若饮邪阻于脾肺，而胸胁支满、目眩者，可用苓桂术甘汤补心健脾，利肺行水；若微饮不去，短气而心悸者，亦可用苓桂术甘汤；下肢寒冷，小便不利，可用肾气丸温养肾气，俾气化一行，则微饮可去。若痰饮成实，留而不行，心下坚满者，或悬饮结于胁下者，可用甘遂半夏汤和十枣汤攻逐水饮。若溢饮溢于肌表，身体疼重，有发热心烦等，可用大青龙汤，发散水气，清除郁热。有寒饮咳喘者，可用小青龙汤，发散水气，温中化饮。

支饮在胸膈，若支流旁出，拒于心下，支撑上逆，病变复杂。有膈间支饮，咳喘胸满，心下痞坚者，可用木防己汤；有心下支饮，其人苦冒眩者，可用泽泻汤；有支饮胸腹胀满者，可用厚朴大黄汤；有支饮壅肺不得息者，可用葶苈大枣泻肺汤；有支饮溢于胃，呕吐清水痰涎者，可用小半夏汤；有支饮入肺，胸阳被郁，咳嗽心烦，胸中痛，有卒死之险者，急用十枣汤攻逐水饮。

痰饮邪气，游走于肠间、膈间、脐下、胃中等部位，可选用己椒苈黄丸、小半夏加茯苓汤、五苓散，以去其水饮为主。

支饮在膈上，留伏已久，病情较为复杂，在治法上，具体论述了观其脉证，随证应变的治疗原则。如用小青龙汤内温外散，若引动冲气，则有桂苓五味甘草汤之治；又有冲气即低，肺饮复动的苓甘五味姜辛汤，为化饮敛阳之法；以及饮气上逆，昏冒呕吐的苓甘五味姜辛汤加半夏，降逆止呕之法；有水去呕止，气滞水停，其人形肿者，可用苓甘五味姜辛汤加半夏、杏仁，利肺行三焦之治；也有胃中热气上熏其面，面红如醉状的，可用苓甘五味加姜辛半杏大黄汤，引胃热下行。

总之，仲景设法御变，因证用药，不拘一格，能于其中举一反三，心领神会，则庶几近之矣。

第十章　消渴小便不利淋病脉证并治

【导读】

1.论述了消渴的病机、脉证、证治和方药。

2.论述了小便不利、消渴的治疗方法。

3.论述了淋病的脉证和治疗方法。

【品评】

本章第 1 条、第 2 条阐述了消渴的病机和脉证。第 3 条、第 6 条、第 12 条论述消渴的治疗方法。第 4 条、第 5 条、第 13 条论述小便不利兼有消渴的治疗方法。第 10 条、第 11 条则论述小便不利的治疗方法。第 7 条、第 8 条、第 9 条阐述了淋病的脉证和治疗方法。

消渴病指口渴能饮，饮水能消，也就是说水入不足以制火，而反为火所消的病变，可是亦有由于津液内凝，变而为水，水蓄于下，则小便可出现消渴的症状。消渴可分为上消、中消、下消三种。上消在于肺，则口干舌燥，而渴欲饮水；中消在于胃，热盛而燥，以消谷善饥而多食为突出表现；下消在于肾，气虚寒冷，不能蒸水化气，则有多饮多尿之变。

小便不利只是一个证候，它可以并发于很多疾病。例如，肾阳虚的气化不行，或少腹有瘀血，郁而化热，或脾肾两虚，气化不利等一些原因，都会引起小便的不畅。

1.厥阴之为病，消渴，气上冲心，心中疼热，饥而不欲食，食即吐蛔，下之不肯止。

【精解导读】

本条论述消渴病的辨证。厥阴肝为风木之脏，中见少阳相火，为阴中之阳脏，若风郁火燔之为病，脏燥求救于水，则为消渴。火生于木，肝气通于心，故气上冲心，心中疼热。胃受木克而求救于食，则知饥；然胃虚未复，故胃腑虚热，饥而不欲食。如强与食则随肝气上冲，故食后即吐，有蛔则随吐而出，此乃厥阴消渴证外兼之证。此证与"二阳结谓之消"病机不同，故彼则可下，此则禁下，若误下厥阴，则徒伤脾胃，而下利不肯止。

【名典评注】

《金匮要略方论本义》："肾中水竭则命门火发，命门火发必缘木而升……所以消渴一证，既责之肾水，再责之肾火，终责之肝木，阙一不可与言消渴之由来矣……其证必气上冲心，心中疼热，一皆水不足而火有余之象也。于是其人善饥而不食，此何以故？以胃虚而膈热，热必入于胃，胃中蛔虫因热而不能安伏于胃之下脘，乃乘热而浮游于胃之上脘，胃热故善饥；蛔在上脘故不欲食。食入而蛔在食下，则相安；食入而蛔反在食上，则吐蛔，此胃热之所致也……肾水枯竭之人，胃气不足久矣，徒以热入胃中耗其津而扰其蛔，而初无实邪可以攻伐也。设误下之，下利自不可止矣……此非滋其肾火，养其肝木，充实其阳气，宣散其邪热，则消渴之证未易言除也。于此误下固非矣，即妄用寒凉以为能滋阴止渴，不知阳火以滋阴而渴止，阴火以滋阴而渴证且更他变矣。故主治者，壮水之本，法之要也，益火之源，尤法之要也。阳能生阴，阳足而阴自足，是又本治中之先务也。"

2. 寸口脉浮而迟，浮即为虚，迟即为劳，虚则卫气不足，劳则营气竭。跌阳脉浮而数，浮即为气，数即为消谷而大坚一作紧，气盛则溲数，溲数即坚，坚数相搏，即为消渴。

【精解导读】

本条论述消渴病的病机构成。消渴病的原因很多，本条的消渴是由于营虚的燥热和胃气的热盛引起津液不滋，从而形成消渴的病理机制。

营血虚竭，则不能充盈血脉；血少则不能滋灌全身，故脉来迟涩，反映

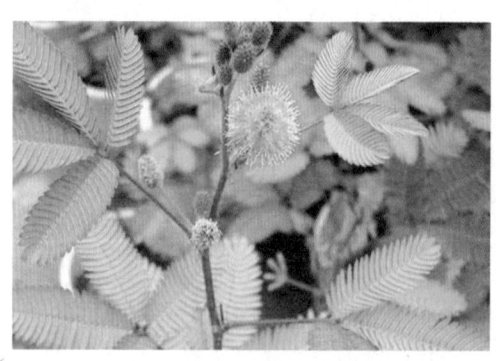

了营虚的一方面。营血虚竭，则燥热内生，进而更耗阴伤气，而使卫气不足。阳虚气浮，故脉浮而无力。阴血虚少，阳气浮动，燥热内生，势必形成消渴病变。

胃气热盛，则消谷善饥，脉浮而数。胃热伤阴，不润肠道，故大便坚硬。胃热伤津，燥热炽盛于肺，故胸膈躁烦，而口干多

饮。脾不能运化水湿，敷布津液，反被胃之燥热所逼，偏渗于下，故而小便频数；小便频数，则大便必坚，即为消渴之病。

【名典评注】

《金匮要略方论本义》："浮者，浮取大而无力也；迟者，沉取涩而不滑也。寸口主肺，属气，浮弱之诊，中气不足，而卫气何有于足乎。寸口又主膻中，属血，涩迟之诊，心血不足，而营气何得不竭乎。一言虚，阳虚气病也；一言劳，阴虚血病也。合言之，则虚劳内热，消渴之证甚明也，此其一诊也。再诊趺阳，阳明胃气也。脉浮而数，浮者气散而不收也；数者热盛而不熄也。气散不收则流注多而漫无检制；热盛不熄则谷虽消而津液日亡。所以气盛而小便常苦多，故溲数。溲数而津液日益耗，大便愈坚。以大便坚与小便数相搏，而正津亏竭，邪热炽盛，胸膈躁烦，口舌干裂求救于水，水入气不足运，随波逐流直趋而下，饮多溲多，无补于渴。此消渴之热发于肾，冲于肝，而归结于胃，受害于肺也。"

3.男子消渴，小便反多，以饮一斗，小便一斗，肾气丸主之_{方见脚气中}。

【精解导读】

本条论述下消的证治。由于肾阴虚少，肾阳衰弱，不能蒸腾津液以上润，又不能摄水，以固州都，故多饮多尿，饮一溲一。治以肾气丸，温阳化气，滋阴生津。方中干地黄、山药、山茱萸、泽泻、丹皮、茯苓滋阴润燥，补益真阴；附子、桂枝温暖肾阳，蒸水化气，施化四布，则津液升而小便缩，以上诸症自可消除。

【名典评注】

《金匮要略直解》："肾中之气犹水中之火，地中之阳，蒸其精微之气达于上焦，则云升而雨降，上焦得以如雾露之溉，肺金滋润得以水精四布，五经并行，斯无消渴之患。今其人也摄养失宜，肾本衰竭，龙雷之火不安于下，但炎于上而刑肺金，肺热叶焦则消渴引饮。其饮入于胃，下无火化直入膀胱，则饮一斗溺亦一斗也，故用桂附辛热，引真火归原；地黄纯阴，壮真水以滋肾，则阳光行于地下，而雾露自降于中天，何消渴之有，此属下消。"

4.脉浮，小便不利，微热消渴者，宜利小便发汗，五苓散主之。

【精解导读】

本条论述太阳膀胱表里皆病，而水蓄于下，津液不化的证治。由于外感风寒，表邪不解，故脉浮，身有微热；太阳之气不利，而使水气不化，则小便不利；津液不能上润，故消渴能饮。

治以五苓散，解表清热，利水化气，方中桂枝疏风解肌，温化水液；茯苓、白术调畅三焦，渗利水湿；猪苓、泽泻清热利水。诸药相合，使表解热除而气化通畅，小便一利，则诸症可愈。

【名典评注】

《金匮要略方论本义》："然又有证亦消渴而因不同者，又不可概以虚劳之目也，如脉浮而小便不利，则非水无制而火衰，火升上而津耗之证矣；其脉亦浮者，必风湿外感之邪也。表外中风，脉必浮，内有湿热，故小便不利，正津为湿邪所格，不能上于胸咽，故消渴，是饮多而不小便，水为内热所消，非同于虚劳之饮一斗溲一斗，以小便为消也……主之以五苓散，导水清热滋干，且用桂枝祛风邪于表，表里兼治之道，为外感风湿内生邪热者，治消渴与虚劳之消渴迥然不同也。"

【病例与诊治】

钟某，男，57岁，老中医。因饱食山猪肉下酒，突然尿闭4天，西医外科检查前列腺极度肿大，堵塞膀胱及尿道内口，软胶导管无法导入，金属导尿管虽导入而尿仍不出。病者拒绝膀胱造瘘，只得在耻骨联合上膀胱处抽尿。老人痛苦难忍，于1971年6月转中医科治疗。此时病者膀胱胀急，疼痛哭吼，面色淡黄，口淡不渴，舌苔薄腻而滑，脉浮。此为酒湿伤中，湿热下流膀胱之证。盖膀胱因湿热阻滞，不得气化而闭塞不通。患者自服中药数剂，荟萃一派峻利之品，服之仍无效者，是以不得气化之故也。予五苓散重用桂枝，以转膀胱之气化，气化得行小便通矣。

处方：桂枝45克，白术12克，泽泻12克，茯苓30克，猪苓15克，车前子15克。入夜服药，鸡鸣小便即通。

18个月后，旧病复发，二次手术摘除前列腺后小便仍点滴不通，予补中益气汤合五苓散，小便方行。

（摘自《上海中医药杂志》，1982年）

5. 渴欲饮水，水入则吐者，名曰水逆，五苓散主之_{方见上}。

【精解导读】

本条在上一条基础上论述了水邪上逆形成呕吐者，仍以五苓散为主。

【名典评注】

《金匮要略心典》："热渴饮水，热已消而水不行，则逆而成呕，乃消渴之变证。曰水逆者，明非消渴而为水逆也。故亦宜五苓散，去其停水。"

【病例与诊治】

患者吉某，男，36 岁。发热，继以腹泻，日夜 10 余次之多，伴有腹鸣，纳少欲呕，旋忽小便不畅，渐至少腹胀。住本院观察室一昼夜，经治疗腹泻渐止，而少腹胀、尿少依然，烦渴引饮，水入即吐，体温 38.1℃，脉浮弦滑，舌薄苔白。脉证结合，属太阳腑病蓄水证无疑，五苓散主之。

方用：炒白术 9 克，云茯苓 12 克，猪苓 9 克，泽泻 9 克，川桂枝 5 克，法半夏 9 克，陈皮 7 克，生知母 6 克，黄柏 6 克，藿香梗 6 克，佩兰梗 6 克，鲜荷叶 1 角。2 剂之后，越一日再诊时，患者主诉：药后佳良，小溲畅通，少腹胀已好，服头煎药即有效，服二煎药病若失。苔脉均有起色，体温已趋正常，原方加进 2 剂以资巩固疗效。

（摘自《江苏中医药》，1980 年）

6. 渴欲饮水不止者，文蛤散主之。

🥄 **文蛤散方**

文蛤五两

上一味，杵为散，以沸汤五合，和服方寸匕。

【精解导读】

本条论述阴虚燥热消渴的辨证论治。由于肾阴虚少，虚火上炎，移热于肺，肺燥阴伤，故饮水不止。虽然渴饮不止，但犹不能以制燥渴，故其人饮水不止。治以文蛤散，益水行水以治消渴。文蛤咸凉，有润下退火、益水行水之功，故治上消的渴饮。

此条接五苓散证之后，亦行水清热、调治津液之法，此条与《伤寒论》的文蛤散证，可以对比发明。

【名典评注】

《金匮玉函经二注》："尝考《本草》文蛤、海蛤，治浮肿，利膀胱，下小便，则知内外之水，皆可用之。其味咸冷，咸冷本于水，则可益水，其性润下，润下则可行水，合咸冷润下，则可退火，治热证之渴饮不止，由肾水衰少，不能制盛火之炎燥而渴，今益水治火，一味两得之。《内经》曰：心移热于肺，传为膈消者，尤宜以咸味，切于入心也。"

7. 淋之为病，小便如粟状，小腹弦急，痛引脐中。

【精解导读】

本条论述淋病的辨证。淋之为病，小便短而频数，尿出如粟米状。此乃湿热之邪煎熬膀胱津液，结成固体物质，小者如沙如米，阻塞尿道，使尿液通行不畅，故尿灼热，疼痛，淋漓不快，小腹拘急，且痛引脐中。

【名典评注】

《金匮要略心典》："淋病有数证，云小便如粟状者，即后世所谓石淋是也。乃膀胱为火热燔灼，水液结为滓质，犹海水煎熬而成咸碱也。

8. 趺阳脉数，胃中有热，即消谷引食，大便必坚，小便即数。

【精解导读】

本条论述胃热下注转成淋病的病机。由于胃中有热，故消谷善饥，趺阳脉数。胃热伤津，不润肠道，故大便必坚。胃热伤津，津液不布，膀胱水少而热，故尿黄量少而频数，则形成热淋。

【名典评注】

《金匮要略浅注》："淋病为下焦之热，而下焦则本于中焦。趺阳者胃也；趺阳脉数，胃中有热，即消谷引饮，大便必坚，小便则数，数而无度，茎中不痛，是热气燔灼，消渴之渐也。频数而短，茎中作痛，是热气下注，淋病之根也。此言淋病由于胃热下注，与消渴异流而同源也。"

9. 淋家不可发汗，发汗则必便血。

【精解导读】

本条论述淋病禁用汗法。淋病多为肾阴虚而膀胱热，津液自是不足，虽有表证亦不可发汗。若发阴虚有热之汗，更夺其津液，则使阳热之邪更重，若热甚迫血妄行，则有尿血等症发生。

【名典评注】

《金匮玉函经二注》："淋者，膀胱与肾病热也。肾属于阴，阴血已不足，若更发汗，则动其营，营动则血泄矣。"

10. 小便不利者，有水气，其人苦渴，栝楼瞿麦丸主之。

栝楼瞿麦丸方

栝楼根二两　茯苓、薯蓣各三两　附子一枚（炮）　瞿麦一两

上五味，末之，炼蜜丸梧子大，饮服三丸，日三服，不知，增至七八丸，以小便利，腹中温为知。

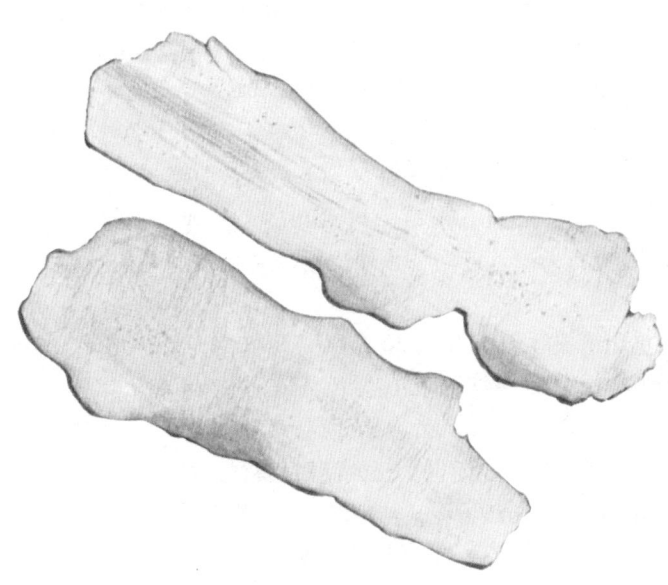

【精解导读】

本条论述气化不行、小便不利的证治。由于肾阳不足，气化无权，水气不行，故小便不利。气化不行，小便不利，则生寒，故腹中冷。肾阳虚弱，不能蒸化，津不上承，故其人苦渴（谓为口渴所困扰）。

本证为下寒上燥之证，单纯温阳，则上焦热燥更甚，单纯滋阴润燥，则又碍于肾阳之虚，故以栝楼瞿麦丸，清上焦之热，补中焦之虚，妙在加附子一枚，振作肾气，以为诸药之帅。方后注云"腹中温"三字，为治疗之眼目，此方亦肾气丸之变化。

【名典评注】

《金匮要略浅注》："膀胱之所以能出者，气化也；气之所以化者，不在膀胱而在肾。故清上焦之热，补中焦之虚，行下焦之水，各药中加附子一味，振作肾气，以为诸药之先锋。方后自注腹中温三字，为大眼目，即肾气丸之变方也。"

【病例与诊治】

刘某，女，40 岁。1964 年 12 月 20 日初诊：水肿，小便不利一年许，口渴增剧，水肿加重两月左右。

现症：全身水肿，口渴引饮（工作和就诊时，自带大型瓷缸子一个，每天要喝 24 缸水，至少 10 升），腰冷腿软，精神萎靡不振，纳差，每餐约一两米饭，小便不利，短小而淡黄，尿无热感，大便 2~3 天一次，不结燥，面色浮白，唇淡，舌质淡，无苔乏津，脉沉细。医生诊断为慢性肾小球肾炎，经服中西药，治疗一年左右，疗效不显。近两月来，病情加剧，其人苦于渴饮，水肿愈增，小便淡黄短少，于是去某院就诊。当时诊断为水肿，此系肾阴不足，气化紊乱，形成上燥下寒之渴、肿、小便不利证，拟以润燥生津、温阳利水主治，方用栝楼瞿麦汤（丸剂改用汤剂），加鹿胶以填补精血。

方药：栝楼根 30 克，怀山药 30 克，茯苓 15 克，瞿麦 15 克，制附子 15 克（另包，先煎 2 小时），鹿胶 12 克（另包蒸化兑服）。

1964 年 12 月 23 日二诊：上方服 2 剂，口渴大减，饮水量减少一半，每天喝水约 5 升，水肿亦大减，小便量增多而畅利，饮食增加，每餐吃二两米饭，其余舌脉同上。效不更方，将原方再进 2 剂。

1964 年 12 月 26 日三诊：上方又服 2 剂，口渴更减，饮水量每天约 1.5 升，小便畅利，水肿基本消失，饮食接近正常，每天一次大便，腰冷消失。现腰酸腿软，精神仍疲倦，夜尿三四次，舌质淡，无苔微润，脉沉细。此肾阳渐复，气化功能逐渐趋向正常之象，而病理稍有变化，在治法原则上不变，拟以温阳（肾阳）利水为主，辅以生津润燥，佐以填补精血，于原方中将栝楼根改用 15 克，其余药物和剂量不变，嘱进 2 剂。

1964 年 12 月 29 日四诊：上方服 2 剂，渴饮消失，水肿消失，食饮正常，精神比原来大有好转，时而仍感疲乏，尿色淡黄无热感，夜尿二三次，面色接近正常，唇淡红，无苔津润，脉沉细。效不更方，仍宗前法，继服第三诊方，嘱服 2~10 剂，以巩固疗效。

（摘自《成都中医学院学报》，1980 年）

11. 小便不利，蒲灰散主之，滑石白鱼散、茯苓戎盐汤并主之。

蒲灰散方

蒲灰七分　滑石三分
上二味，杵为散，饮服方寸匕，日三服。

滑石白鱼散方

滑石二分　乱发二分（烧）　白鱼二分
上三味，杵为散，饮服半钱匕，日三服。

茯苓戎盐汤方

茯苓半斤　白术二两　戎盐一枚（弹丸大）
上三味，先将茯苓、白术煎成，入戎盐，再煎，分温三服。

【精解导读】

本条论述小便不利的三种辨证论治方法。蒲灰散适用于湿热郁于下焦，少腹瘀血，气郁血瘀，郁热更重，引起尿赤而少，小便不利，尿道疼痛，少腹急疼等症。蒲灰散有化瘀止血，清热利湿之功。方中蒲灰化瘀止血，凉血消肿；滑石清热利湿，利窍止疼。

滑石白鱼散适用于少腹瘀血，阻碍气血运行，湿郁化热，引起小腹胀痛，小便不利，尿黄赤或有血尿等症。滑石白鱼散有散瘀止血，清热利湿之功。方中血余炭（人发制成的炭化物）消瘀止血，通利关窍；白鱼理血脉，行水气；滑石清热利湿。

茯苓戎盐汤适用于脾肾两虚，气化不利，湿热聚于下焦引起的小腹胀满，小便不利，尿后余沥不尽等症。茯苓戎盐汤有温肾健脾，渗利水湿之功。方中茯苓健脾利肺，渗水行湿；戎盐补益肾气，通络利水，除阴水，清湿热；白术补脾制水。

【名典评注】

《金匮玉函经二注》："自三分观之，悉为膀胱血病涩滞，致气不化而小便不利也。蒲灰、滑石者，《本草》谓其利小便，消瘀血。蒲灰治瘀血为君，滑石利窍为佐。乱发、滑石、白鱼者，发乃血之余，能消瘀血，通关便，《本草》治妇人小便不利，又治妇人无故溺血。白鱼祛水气，理血脉，可见皆血剂也。茯苓戎盐者，即北海盐。膀胱乃水之海，以气相从，故盐味润下，佐茯苓利小便；然盐亦能走血，白术亦利腰脐间血，故亦治血也。三方亦有轻重，乱发为重，蒲灰次之，戎盐又次之。"

【病例与诊治】

郑姓，男，32 岁。患者 5 天来，发热，体温 38.3℃，口渴思饮，小便不畅，尿色深黄，有时夹有血尿，尿痛，尿频，少腹拘急。脉象滑数，舌苔黄腻。尿常规检查：红细胞（++++），脓细胞少量。病乃湿热下注，膀胱不利，邪在血分，治当清热利尿，佐以通淋化瘀。方拟蒲灰导赤散加味。

处方：蒲黄 3 克，滑石 12 克，生地 20 克，木通 5 克，竹叶 10 克，甘草 5 克，小蓟 15 克。连服 4 剂，发热渐退，体温 37.3℃，小便比之前通畅，血尿已止。尿检：红细胞（+）。湿热渐去，膀胱通利，原方去木通，加藕节，再服 3 剂，小便清利，邪热退清，病即痊愈。

（摘自《辽宁中医杂志》，1980 年）

12. 渴欲饮水，口干舌燥者，白虎加人参汤主之方见中暍中。

【精解导读】

本条论述热盛伤津消渴病的证治。由于肺胃热盛，热能伤气，亦能伤津，气虚不能化津，津亏无以上承，所以渴欲饮水，口干舌燥。水入能够滋润，虽热盛能消，但口干舌燥不解，此即上消之证。

治以白虎加人参汤，清热生津止渴。方中石膏、知母清热降火，清解肺胃大热；甘草、粳米益胃生津；人参补脾肺之气，气足则生津止渴。

【名典评注】

《医门法律》："此治火热伤其肺胃，清热救渴之良剂也。故消渴病之在上焦者，必取用之。东垣以治膈消，洁古以治能食而渴者。"

13.脉浮发热，渴欲饮水，小便不利者，猪苓汤主之。

🥤 猪苓汤方

猪苓去皮　茯苓、阿胶、滑石、泽泻各一两

上五味，以水四升，先煮四味，取二升，去滓，内胶烊消，温服七合，日三服。

【精解导读】

本条论述肺胃阴伤，小便不利的辨证论治。由于胃热阴伤，不能润燥，肺热津伤，不能通调水道，水气停留，水热互结，故脉浮发热，渴欲饮水，小便不利。

治以猪苓汤滋阴益血，渗利水湿。方中茯苓健脾生津，渗利水湿；阿胶补阴以生津；猪苓、泽泻、滑石利水清热。

【名典评注】

《金匮要略浅注补正》："此节猪苓汤证，是证发于肺经，肺主皮毛，而先见发热，是肺有热也。肺热津不布，故渴欲饮也。外热上渴，肺既受伤，不能通调水道，因而小便不利，是先病肺之虚热也，但当滋肺经之虚热为主，故用阿胶与滑石。"

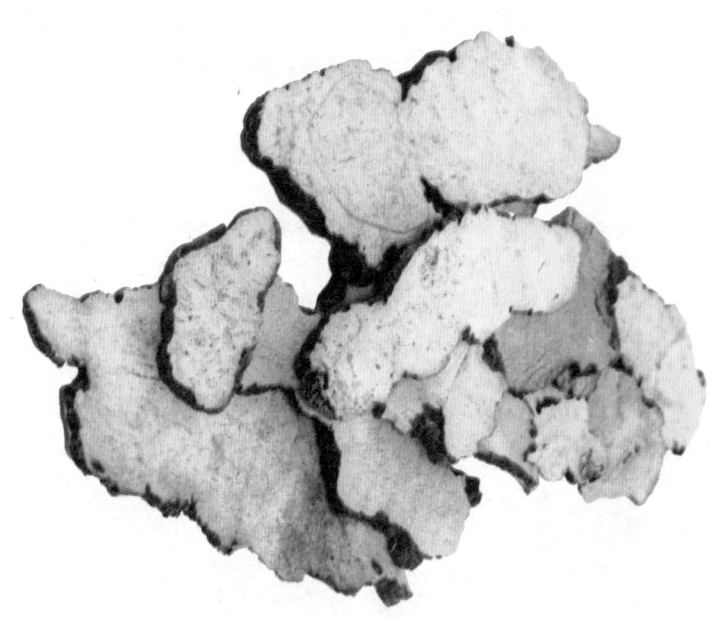

【病例与诊治】

某女性患者，30 岁。发烧，腰痛，尿道灼痛，尿急短赤，脉数，苔黄微腻质红，尿常规检查红细胞较多，乃下焦湿热，伤及阴络，气化失职，宜滋阴清热利湿佐通阳凉血之品。

处方：猪苓 12 克，泽泻 12 克，白术 9 克，云茯苓 15 克，桂枝 9 克，阿胶 12 克（烊化兑服），滑石 12 克，甘草梢 6 克，生地 12 克，血余炭 9 克，地肤子 9 克，芍药 9 克。

服上方 5 剂后，烧退，尿道灼热痛消失，腰痛已减，尿常规检查红细胞消失。

（摘自《赵锡武医疗经验》）

本章评析

本章论述消渴病的病因病机有肺胃津伤、胃热及肾虚等几方面。在辨证施治上，提出肾虚消渴，用肾气丸温暖肾阳；水湿痰饮内停的消渴，用五苓散温化水湿；阴虚燥热者，用文蛤散益阴制水；肺胃热盛者，用白虎加人参汤清热补气，生津止渴。

小便不利的辨证施治分为，因气化不行者，用五苓散温化水湿；肺胃热盛，水热互结者，用猪苓汤渗利水湿；上热下寒者，用栝楼瞿麦丸温阳行水，生津润燥；少腹瘀血者，用蒲灰散或滑石白鱼散消瘀利水；脾肾两虚者，用茯苓戎盐汤补虚利水。

淋病的辨证，可分肾阴亏虚火旺和胃热伤津等，以上方剂，可以辨证选用。

第十一章　黄疸病脉证并治

【导读】

　　1.论述了黄疸病的辨证论治。

　　2.论述了黄疸病的病因、病理、证候、分类、辨证和治则。

　　3.论述了黄疸病的治疗和方药。

　　4.根据黄疸不同的发病原因和证候，本章将黄疸细分为谷疸、酒疸、女劳疸论之。

【品评】

　　本章论述黄疸病的治疗方法。第 1 条至第 10 条论述了黄疸病的病因、病理、证候、分类和治疗方法，第 11 条、第 12 条阐述黄疸病的预后情况和治疗的困难与否，第 13 条至第 22 条阐述了黄疸病的治疗方法。

　　黄疸病通常是以面目一身黄染、尿色赤黄或大便灰白为主要特点。黄疸病又可分为湿热发黄、寒湿发黄、脉浮而黄、火劫而黄、燥结而黄、女劳而黄，以及虚劳发黄等。其中以湿热蕴结，胆汁失常所发生的黄疸最为常见。

　　根据黄疸不同的发病原因和证候状况，本章又有了谷疸、酒疸、女劳疸之名。谷疸是由脾胃湿热郁蒸，或寒湿郁结所致。酒疸是因饮酒过度，酒湿内蕴所引起的。女劳疸则是肾劳热在阴分所导致的。

　　1.寸口脉浮而缓，浮则为风，缓则为痹，痹非中风，四肢苦烦，脾色必黄，瘀热以行。

【注释】

　　寸口脉：在这里包括两手寸、关、尺。

　　痹非中风：痹是瘀阻不通的病机，非中风不遂之证。

【精解导读】

　　本条论述黄疸病的发病机制。脉浮则为风，当作有热理解。缓则为痹，当作有湿理解。湿热相合，痹郁于脾，脾主四肢，故四肢苦于热烦。脾土也，土色为黄，故湿热外现，一身尽黄，乃瘀阻之热所致，故曰"瘀热以行"。

【名典评注】

《金匮要略直解》："脉得浮缓者，必发黄，故伤寒脉浮而缓者，系在太阴。太阴者，必发身黄。今浮为风，缓为痹，非外证之中风，乃风热蓄于脾土，脾主四肢，故四肢苦烦，瘀热行于外，则发黄也。"

2.趺阳脉紧而数，数则为热，热则消谷，紧则为寒，食即为满。尺脉浮为伤肾，趺阳脉紧为伤脾。风寒相搏，食谷即眩，谷气不消，胃中苦浊，浊气下流，小便不通，阴被其寒，热流膀胱，身体尽黄，名曰谷疸。额上黑，微汗出，手足中热，薄暮即发，膀胱急，小便自利，名曰女劳疸，腹如水状，不治。心中懊侬而热，不能食，时欲吐，名曰酒疸。

【注释】

消谷：指能食善饥。

苦浊：苦，有甚的意思。浊，指湿邪而言，即胃里的湿热太甚。

薄暮：迫近日暮的时刻。

【精解导读】

本条进一步论述黄疸的病机及黄疸的分类。谷疸的病机是趺阳脉浮而数，数为胃中有热，胃热亢盛，故消谷善饥；紧为脾之寒湿，脾寒则运化不及，能食而不能运，故食后谷留即为腹满。胃热脾寒湿，以致中焦的转输和气化功能失常，而使湿热相搏结于中焦。此时若饮食入胃，反助其热，湿热上蒸，清阳之气不得上升，故出现头眩；水谷不消，湿热蕴郁更重，故胃中苦浊郁闭不舒，湿热下注膀胱，膀胱气化受阻，故小便不利，则尿黄而涩少。湿热不能排泄，必然郁滞于内，熏蒸肝胆，迫使胆汁外溢，故成谷疸病症。

"尺脉浮为伤肾，趺阳脉紧为伤脾"是对比女劳疸与谷疸的脉象差异而言，女劳疸是由于肾阴亏损，阴虚火旺，故尺脉见浮。谷疸是因脾停湿邪，化热下注，故而脉紧。

"阴被其寒，热流膀胱"是总结谷疸的病机。寒字当邪字体会，是说阴脏受邪，而热流膀胱的病理过程，也是谷疸发黄的要害。

女劳疸是因房室伤肾，阴虚火旺所致。肾劳而热，黑色上出，犹脾病而黄外见，故额上黑；肾热上行，而气通于心，则微汗出；手足心热，薄暮即发，病在阴而有热也；膀胱急者，为肾热所逼也；小便自利者，与湿无关也。此得之女劳，其疸色黑而目不黄，故与酒疸异也。若腹如水状，则不特伤阴，阳气亦随之而亡，故曰不治。酒、色伤人，可不慎欤。

酒疸是因饮酒过度，湿热郁蒸中宫，熏灼于心，所以心中懊憹而热。湿热内盛，升清降浊之机受阻，胃气上逆，故不能食，时时恶心欲吐。湿热熏蒸肝胆，胆汁外溢肌表而身黄，故名酒疸。

由上可知，谷疸、酒疸皆因于湿，湿性滞，故小便不利，而女劳疸则因于劳热，无关于湿，故小便自利。

【名典评注】

《金匮要略浅注》："此言跌阳脉，以明胃热脾寒，郁而成疸。又言肾脉浮，跌阳脉紧，为肾热脾寒，亦能郁而成疸。又归于膀胱之不化气，以膀胱主一身肌表，不化气则湿热无去路，而亦成疸。其病虽有各经之不同，而总以脾胃为主，故以谷疸结之。"

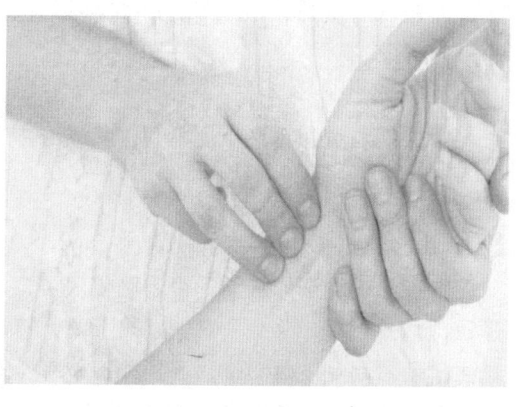

《金匮要略心典》："跌阳脉数为热者，其热在胃，故消谷；脉紧为寒者，其寒在脾，故满，满者必生湿，胃热而脾湿，亦黄病之原也。尺脉浮为伤肾者，风伤肾也；跌阳脉紧为伤脾者，寒伤脾也，肾得风而生热，脾得寒而生湿，又黄病之原也。湿热相合，其气必归脾胃，脾胃者，仓廪之官也；谷入而助其热则眩，谷不消而气以瘀，则胃中苦浊，浊气当出下窍。若小便通，则浊随溺去，今不通，则浊虽下流而不外出，于是阴受其湿，阳受其热，转相流被而身体尽黄矣。曰谷疸者，病虽始于风寒，而实成于谷气耳。"

3. 阳明病，脉迟者，食难用饱，饱则发烦，头眩，小便必难，此欲作谷疸。虽下之，腹满如故，所以然者，脉迟故也。

【注释】

食难用饱：不敢吃得太饱。

【精解导读】

本条论述阳明湿热欲作谷疸的病症。谷疸多属湿热，故脉来迟缓；湿热阻于中焦，消化不及，故食难用饱；饱则谷气郁滞不化，则见腹满。谷入增热，所以发烦。浊热上蒸，阻遏清阳，故见头眩。湿热下阻，三焦不利，故小便难。湿热既无外出之机，势必阻遏肝胆疏泄，乃为谷疸之由，治当利小便以祛湿，不可误用泻下以去实。因无实可下，故虽下之，而腹满如故。此虽言不可下之理，并亦为"虽下之"，指出了腹满的误诊。"所以然者，脉迟故也"是自注句，说明脉迟主湿而非燥。

【名典评注】

《金匮要略心典》："脉迟胃弱，则谷化不速；谷化不速，则谷气郁而生热，而非胃有实热，故虽下之而腹满不去。伤寒里实，脉迟者尚未可攻，况非里实者耶。"

4.夫病酒黄疸，必小便不利，其候心中热，足下热，是其证也。

【精解导读】

本条论述酒疸的辨证。由于耽嗜酒曲，以致湿热郁于中焦，脾胃不能升清降浊，湿热上蒸，故心中热。湿热下流，膀胱气化受阻，必见小便不利。湿热流注于下，故足下热。湿热不能外泄，郁蒸于内，故发黄。

酒疸的"足下热"与女劳疸的"手足中热"，两者颇相近似，酒疸是因湿热下注所致，故兼小便不利。女劳疸是肾虚有热引起，故小便自利。虽两证相近似，但机制不同，须加鉴别。

【名典评注】

《金匮要略直解》："小便利则湿热行，不利则热留于胃，胃脉贯膈下足跗，上熏胃脘则心中热，下流足跗则足下热也。"

5.酒黄疸者，或无热，靖言了了，腹满欲吐，鼻燥，其脉浮者先吐之，沉弦者先下之。

【注释】

靖言了了：指语言清晰，神情安静。

【精解导读】

本条论述黄疸的证治。由于湿热蕴郁脾胃，气机失常，病变可有在上、在中、在下之分。如果湿热尚未熏蒸于上，则心中无热，心神宁静，语言不乱；如果湿热中阻不行，浊气内聚，又向上逆，则腹满欲吐；湿热耗阴，上熏于肺，则鼻燥。本证为湿热居中，有向上向下之势。若脉浮者，湿邪趋向于上，因势利导，用吐法治之。若脉沉弦者，湿邪趋向于下，故用下法治之。

本条通过脉象论述黄疸病的证治方法。正气抗邪有向上向下的自然趋势，治则应因势利导，可收事半功倍之效。条文中有"先吐""先下"之说，言外之意，吐和下尚不能尽除其病，须再辨证治疗。

【名典评注】

《金匮要略论注》："然酒疸变证，亦有热去于心而无热，且靖言了了，其邪竟注于阳明而腹满欲吐鼻燥者。邪苟近上，脉必浮，宜吐之；邪苟近下，脉必沉弦，宜下之。盖治阳明唯有吐下两法也。曰先者倘有未尽之病，再消息也。"

6. 酒疸，心中热，欲呕者，吐之愈。

【精解导读】

本条论述酒疸欲吐的治法。由于湿热内阻中焦，气机不畅，湿热邪气上冲，故心中热，欲吐。因湿邪有向上之势，故用吐法，涌出病邪。

【名典评注】

《金匮要略论注》："酒疸心中热，方恶其结热不行，假使欲吐，正热邪欲出之机，故曰吐之愈。"

7. 酒疸下之，久久为黑疸，目青面黑，心中如啖蒜齑状，大便正黑，皮肤爪之不仁，其脉浮弱，虽黑微黄，故知之。

【注释】

心中如啖蒜齑状：如吃蒜齑样，心中有辛辣的灼热感。

爪之不仁：爪，当动词解，即搔抓皮肤时，对痛痒不敏感。

【精解导读】

本条论述酒疸误治的变证。酒疸尚未成实，而用下法，则下伤脾胃，胃伤则湿热更重，久而久之则由黄变黑，成为黑疸。黑疸者，血中湿盛而成瘀也，故目青面黑，大便色黑。若湿热互蒸，熏灼中焦，则心中如啖蒜齑状。血瘀则皮肤失禀，故爪之不仁。本病仍是湿热酒疸，故疸色虽黑，而带有微黄，与女劳疸相异。

根据临床观察，凡黄疸日久不退，而湿热甚者，皆能变为黑疸，亦不可不知。

【名典评注】

《金匮玉函经二注》："酒疸之黑，非女劳疸之黑也。女劳疸之黑，肾气所发也；酒疸之黑，败血之黑也。因酒之湿热伤脾胃，脾胃不利，阳气不化，阴血不运，若更下之，久久则运化之用愈耗矣。气耗血积故腐瘀，浊色越肌面为黑；味变于心，咽作嘈杂，心辣如啖蒜齑状；营血衰而行于皮肤，爪之不仁，输于大肠，便如黑漆。其目青与脉浮弱，皆血病也。"

8.师曰：病黄疸，发热烦喘，胸满口燥者，以病发时，火劫其汗，两热所得，然黄家所得，从湿得之。一身尽发热而黄，肚热，热在里，当下之。

【注释】

肚热：即腹中热。

【精解导读】

本条论述因用火劫引起发黄的证治。本病的初期为里有湿热，当用清热利湿之法。若误用火劫发汗以退其黄，则使在里之湿热不得解，反使火邪与郁热相合，则两热相得。邪热上壅，故发热烦喘，胸满口燥，然邪热虽盛，无热则不黄，故曰"然黄家所得，从湿得之"，使人"一身尽发热而黄，肚热"，此为黄疸的里热实证，故当下之。

【名典评注】

《金匮要略心典》："烦、满、燥、渴，病发于热，而复以火劫之，以热遇热，相得不解，则发黄疸；然非内兼湿邪，则热与热相攻，而反相散矣，何疸病之有哉。故曰：黄家所得，从湿得之，明其病之不独因于热也。而治此病者，必先审其在表、在里，而施或汗，或下之法；若一身尽热而腹热尤甚，则其热为在里，里不可从表散，故曰当下。"

9.脉沉，渴欲饮水，小便不利者，皆发黄。

【精解导读】

本条论述湿热黄疸的辨证。由于湿热郁滞于里，故脉见沉。渴欲饮水，是里有热邪，若热从燥化，则大便必硬；若热从湿化，则小便不利。热郁蒸邪无从外出，势必影响胆液排泄失常，而为黄疸。

【名典评注】

《金匮要略心典》："脉沉者，热难外泄，小便不利者，热不下出，而渴饮之水，与热相得，适足以蒸郁成黄而已。"

10.腹满，舌痿黄，躁不得睡，属黄家舌痿疑作身痿。

【注释】

舌痿黄：指舌黄而不红润。

【精解导读】

本条论述黄疸病属湿重于热的辨证。脾主腹，脾之脉又连舌本，若腹满舌痿黄，是脾有湿而不散；又躁不得睡，主胃有热而卧不安。湿热相加，病属黄家则何疑之有？

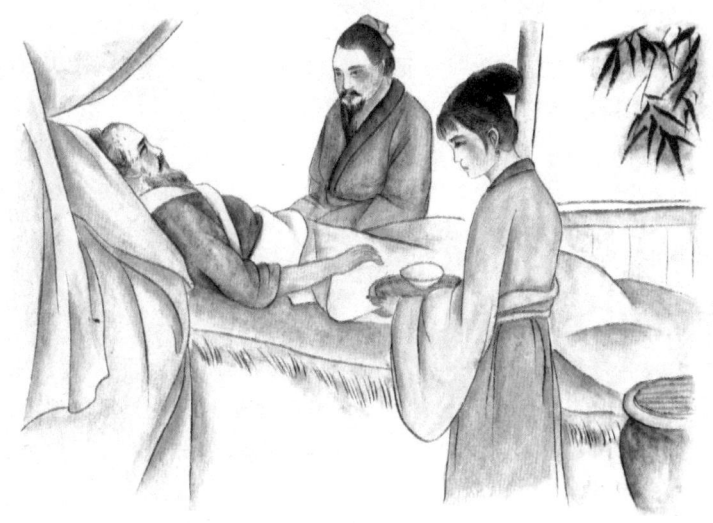

【名典评注】

《金匮玉函经二注》："若舌痿黄燥者亦有说。心脾脉络舌上下，凡舌本黄燥，即是内热，况舌痿乎？湿热结积虽不行肌表，然已见于舌，即属黄家也。"

11.黄疸之病，当以十八日为期，治之十日以上瘥，反剧为难治。

【精解导读】

本条论述黄疸的预后。黄疸是因脾湿为病。脾土在自然气候之中，旺于四季之末各十八天。所以此十八天为脾土之旺日，脾病在其气旺之时则容易治愈，故以十八天为期。也就是说，十八天之内治疗病势有所减轻，就容易治愈。如果十天之后，病情反而严重，则为邪盛正虚，由急性转为慢性，在治疗上就比较困难。

本条总述了黄疸的预后在时间上很重要，也表明争取及早治疗，以防日久正衰邪盛，难以痊愈之意。

【名典评注】

《金匮要略心典》："土无定位，寄旺于四季之末各十八日。黄者，土气也；内伤于脾，故即以土旺之数，为黄病之期。盖谓十八日脾气至而虚者当复，即实者亦当通也。治之十日以上瘥者，邪浅而正胜之，则易治；否则，邪反胜正而增剧，所谓病胜脏者也，故难治。"

12.疸而渴者，其疸难治；疸而不渴者，其疸可治。发于阴部，其人必呕；阳部，其人振寒而发热也。

【注释】

阴部：阴部为在里，阳部则为在表。

【精解导读】

本条论述黄疸的预后。黄疸病是湿热郁蒸之证。若疸而渴者，主里热重，热重则湿留，故为难治。反之，疸而不渴者，主里热式微，湿则无援，故易治愈。发于阴部，阴主里，里病则气逆，故其人必呕。发于阳部，阳主表，表有邪，则其人振寒而发热。

以上12条论述黄疸病的病机、分类、禁忌、预后和治疗原则等，故带有总论意义。

【名典评注】

《金匮要略心典》："疸而渴，则热方炽而湿且日增，故难治；不渴，则热已减而湿亦自消，故可治。阴部者，里之脏腑，关于气，故呕；阳部者，表之躯壳，属于形，故振寒而发热。此阴阳、内外、浅深、微甚之辨也。"

13. 谷疸之为病，寒热不食，食即头眩，心胸不安，久久发黄为谷疸，茵陈蒿汤主之。

🥄 茵陈蒿汤方

茵陈蒿六两　栀子十四枚　大黄二两

上三味，以水一斗，先煮茵陈，减六升，内二味，煮取三升，去滓，分温三服，小便当利，尿如皂角汁状，色正赤，一宿腹减，黄从小便去也。

【精解导读】

本条论述湿热谷疸的证治。本证由于脾胃湿热，湿热交蒸，营卫之气，壅塞不利，发热恶寒；湿困脾胃，不能运化，故不能食。若多进食，助其湿热，湿热内聚，不得下行，故心胸不安。湿热邪气上冲，故食即头眩。湿热阻遏气化，故尿黄而少。湿热无从排泄，持续日久，势必增盛，熏蒸肝胆，胆汁外溢，而成谷疸。

治宜茵陈蒿汤清利湿热。方中茵陈、栀子清利湿热，导邪下出，从小便而去；大黄泄热破结，使阳明瘀滞之热，从小便排出体外。三药相配，使二便通利，湿热下行，气机复常，诸症可愈。故方后注云"尿如皂角汁状""黄从小便去"。

【名典评注】

《金匮要略心典》："谷疸为阳明湿热瘀郁之症。阳明既郁，营卫之源，壅而不利，则作寒热；健运之机，窒而不用，则为不食，食入则适以助湿热而增逆满，为头眩心胸不安而已。"

14. 黄家日晡所发热，而反恶寒，此为女劳得之。膀胱急，少腹满，身尽黄，额上黑，足下热，因作黑疸。其腹胀如水状，大便必黑，时溏，此女劳之病，非水也，腹满者难治，硝石矾石散主之。

🥄 硝石矾石散方

硝石　矾石（烧），等分

上二味，为散，以大麦粥汁和服方寸匕，日三服。病随大小便去，小便正黄，大便正黑，是候也。

【精解导读】

本条论述女劳疸兼有血瘀的证治。阳明湿热的黄疸病，是日晡时发热，而女劳疸，日晡时则恶寒，恶寒便知非阳明热证。这是由于女劳伤了肾，肾与膀胱相表里，膀胱之气不能温煦于表，故恶寒。肾虚不能气化水腑津液，水停于心，故少腹满，膀胱急。少阴阴虚，故足下热，尺脉浮而盗汗。"额上黑"为肾色上出。此为阴分邪热不解，使瘀血内停，故腹满如水状，瘀血在于肠，故大便黑，时溏。此为女劳疸挟有瘀血之证，是女劳疸的变证。如病至后期，脾肾两败，肾不主水，脾不运化，出现水肿、腹胀满，多为预后不良，治疗亦很困难。

治宜硝石矾石散，行瘀清热治疸。方中硝石苦寒入血，软坚逐瘀，清热凉血；矾石消水湿，清热解毒；大麦厚胃益脾，消积进食，以缓硝石之烈。三药相合，共奏消瘀除热之功。

硝石矾石散是治女劳疸兼有瘀血者之要方，也可治疗其他类型的黄疸病，如张锡纯曰："《金匮》有硝石矾石散，原为治女劳疸之专方，愚恒借之以概治疸证皆效。"又曰："且西人谓有因胆石成黄疸者，而硝石矾石散，又善消胆石。有因钩虫成黄疸者，而硝石矾石散，并善除钩虫。"所以，本方可治各种黄疸病。

【名典评注】

《金匮要略心典》："黄家日晡所本当发热，乃不发热而反恶寒者，此为女劳肾热所致，与酒疸、谷疸不同。酒疸、谷疸热在胃，女劳疸热在肾。胃浅而肾深，热深则外反恶寒也。膀胱急，额上黑，足下热，大便黑，皆肾热之征，虽少腹满胀，有如水状，而实为肾热而气内蓄，非脾湿而水不行也。惟是证兼腹满，则阳气并伤，而其治为难耳。硝石咸寒除热，矾石除痼热在骨髓，骨与肾合，用以清肾热也。大麦粥和服，恐伤胃也。"

【病例与诊治】

薛姓，男，32岁。去年夏天患黄疸性肝炎，经用清热利湿药治疗，黄疸消退。病后失调导致肝区胀痛，常服舒肝理气药，疼痛稍轻。至冬再度出现黄疸，仍用中药调治。久服清热利湿退黄诸药，黄疸始终不退，有时虽退亦不尽；今春黄疸加深，经某医院检查，确诊为早期肝硬化。用西药治疗一段时间，症状未见减轻，面色灰滞而黑，巩膜黄染，食少，便溏，有时呈灰黯色，脘腹胀满，肝区胀痛不舒，有时牙龈出血。舌质右边有紫斑，舌苔白腻。此为《金匮要略》之女劳疸。病因湿热内蕴，熏蒸为黄疸，黄疸日久不愈，邪由气分进入血分，血瘀湿滞内郁为病。治当化瘀燥湿。仿硝石矾石散法，汤散并进，以希速效，若见腹水则不可治。

处方：明矾 3 克，硝石 3 克。研细胶囊装，分 3 次服，大麦粥汤送下。

另：柴胡 6 克，鳖甲 15 克（先煎），白芍 10 克，桃仁 6 克，红花 6 克，白术 12 克，茯苓 10 克，牛膝 10 克，茵陈 12 克。

每日 1 剂，连服 15 剂，黄疸渐退，面色灰黑渐转灰滞，脘腹胁部胀痛减轻，饮食增多，瘀湿有消退之机，脾气有来复之象。原方即效，当加减继服，再进 20 剂，黄疸基本消退，面色灰滞渐转红润，腹胁胀痛轻微，大便正常，食欲如常，血瘀湿滞，渐化将尽，脾气健运，病情日趋稳定，改用鳖甲煎丸与硝石矾石散常服，以善其后。嘱注意饮食起居，防病反复。

（摘自《辽宁中医杂志》，1980 年）

15. 酒黄疸，心中懊憹或热痛，栀子大黄汤主之。

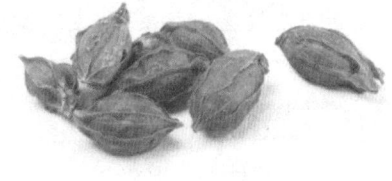

🥣 栀子大黄汤方

栀子十四枚　大黄一两　枳实五枚
豉一升

上四味，以水六升，煮取二升，分温三服。

【精解导读】

本条论述酒疸热重于湿的证治。由于饮酒过度，湿热聚于胃中，邪热内盛，上郁于心胸，气机不利，故心中懊憹而成热痛。

治宜大黄栀子汤，清利实热。方中栀子清在上之郁热，屈曲下行，利尿渗湿；大黄泄热破结，以利腑气；豆豉清宣膈上之蕴热；枳实行气消痞。四药相须，消散郁热，清利膈脘，则诸症可解。

本证为邪热偏盛于上，既有心中懊憹，发热疼痛，面目黄色鲜明，又有身热，烦躁不安，大便难，而小便不利等症。

栀子大黄汤的作用在于清除实热，与茵陈蒿汤作用相似，但同中有异。茵陈蒿汤证是湿热俱盛，并以腹满为主，所以方中用大黄二两，配茵陈通利湿热；栀子大黄汤证为热重于湿，且以心中懊憹为主，因此方中大黄用一两，配豆豉、栀子泄热除烦。

【名典评注】

《医门法律》："此治酒热内结，昏惑懊憹之剂。然《伤寒论》中有云'阳明病，无汗，小便不利，心中懊憹者，身必发黄，是则诸凡热甚于内者，皆足致此，非独酒也'。"

16. 诸病黄家，但利其小便，假令脉浮，当以汗解之，宜桂枝加黄芪汤主之。方见水气中。

【精解导读】

本条论述黄疸有表邪的证治。黄疸的病因，多为湿热郁蒸，气化失职，湿热不去而成。治以清利湿热，通利小便，方能达到退黄的目的，所以说，诸病黄家，但利其小便。治疗黄疸病大都如此。但也有内热不盛，表虚挟湿，寒湿外束，阳气不伸，湿邪内郁，而成黄疸者，常见脉浮汗出等症。当以发汗祛邪，解郁退黄为主，可用桂枝加黄芪汤治之。方中以桂枝汤解表透邪，调和营卫，舒展阳气；黄芪益卫以行表湿，合桂枝汤可为黄疸病的解表剂。桂枝加黄芪汤适用于表虚挟湿，内热不重之证。如表实而湿热内盛，则用麻黄连翘赤小豆汤为宜。

【名典评注】

《医宗金鉴》："诸黄家病，谓一切黄家病也。黄病无表里证，热盛而渴者，当清之，湿盛小便不利者，但当利其小便。假令脉浮则为在表，当以汗解之，宜桂枝加黄芪汤。于此推之，可知脉沉在里，当以下解之也。"

17. 诸黄，猪膏发煎主之。

猪膏发煎方

猪膏半斤　乱发三枚（如鸡子大）
上二味，和膏中煎之，发消药成，分再服，病从小便出。

【精解导读】

本条论述黄疸伤阴化燥的证治。凡湿邪郁于血分，久而生热，郁蒸气血不利，出现津枯血燥，皮肤黄而晦暗，即为阴黄，治当以猪脂润燥，发灰入血和阴，则黄色可去。

【名典评注】

《金匮要略心典》："此治黄疸不湿而燥者之法。按《伤寒类要》云：男子、女子黄疸，饮食不消，胃胀，热生黄衣，在胃中有燥屎使然，猪膏煎服则愈。《本草》：猪脂利血脉，解风热，乱发消瘀，开关格，利水道，故曰病从小便出。"

18. 黄疸病，茵陈五苓散主之一本云茵陈汤及五苓散并主之。

茵陈五苓散方

茵陈蒿末十分　五苓散五分方见痰饮中

上二味和，先食饮方寸匕，日三服。

【精解导读】

本条论述黄疸病湿重于热的证治。由于脾胃湿重热轻，湿郁热阻，上使肺气不得通调，下使膀胱津液不化，故见口渴、小便不利的津液不化之证。

治宜茵陈五苓散，行气利湿，清热退黄。方中茵陈清利湿热而退黄；五苓散化气利水，祛除湿邪。湿除热退，气机通畅，则诸症自解。

【名典评注】

《金匮要略编注》："此黄疸小便闭塞，气分实证通治之方也。胃中湿热相蒸则一，但有气血风寒之分，故后人有阴黄阳黄之别。盖胃为水谷之海，营卫之源，风入胃家气分，风湿相蒸，是为阳黄；湿热流于膀胱，气郁不化，则小便不利，当用五苓散，宣表里之邪；茵陈开郁而清湿热，则黄自退矣。"

【病例与诊治】

何某，女，45 岁。身目俱黄，但色不甚鲜明，腹部胀满，食少纳呆，心中烦，有时恶心，呕吐，口腻不和，渴不多饮，四肢乏力，溺黄。舌质稍淡，苔黄厚腻，诊脉弦缓尚有力。肝功能：黄疸指数 23 单位，硫酸锌浊度 25 单位，谷丙转氨酶 550 单位。脉证合参，乃湿重于热之"阳黄"，投以茵陈五苓散加味。

处方：茵陈 20 克，桂枝 4 克，猪苓 12 克，白术 12 克，泽泻 12 克，茯苓 18 克，栀子 9 克，黄柏 6 克，半夏 9 克，藿香 6 克，佩兰 6 克，枳壳 6 克，厚朴 6 克。

本方在茵陈五苓散的基础上加黄柏、栀子之苦寒以清热泻火，藿香、佩兰、半夏、厚朴以辛通苦降，辟秽化浊。

复诊：自诉服上药 8 剂，症状大有好转，唯大便稍结，口干苦。复查肝功能：黄疸指数 8 单位，硫酸锌浊度 18 单位，谷丙转氨酶 195 单位。原方去厚朴、桂枝之辛温，加滑石 15 克，取其甘寒，利尿清热，续服 8 剂，半月后询访，病告痊愈。

（摘自《湖北中医杂志》，1981 年）

19.黄疸腹满，小便不利而赤，自汗出，此为表和里实，当下之，宜大黄硝石汤。

🥣 大黄硝石汤方

大黄、黄柏、硝石各四两　栀子十五枚

上四味，以水六升，煮取二升，去滓，内硝更煮，取一升，顿服。

【精解导读】

本条论述黄疸病热盛里实的证治。由于湿热熏蒸脾胃，气机不畅，湿浊内壅，所以腹满。热盛湿阻，故小便不利而赤。"自汗出"为表和无病。此证为表和里实，治当泻下。

治宜大黄硝石汤清泄实热。方中大黄、硝石攻下瘀热，通便泄热；栀子、黄柏清热除燥湿，除湿退黄。诸药相配，清泄三焦实热，使湿热邪气从下泄去，故其病可愈。

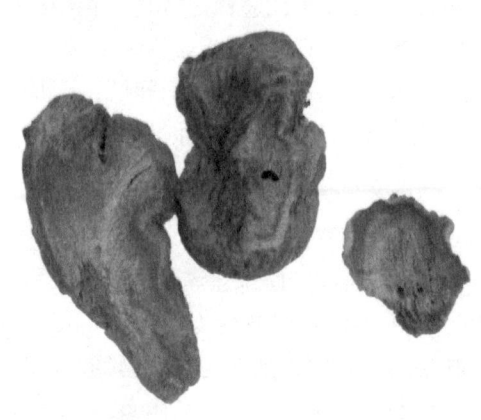

本证与大黄栀子汤证，同为邪热偏盛之证，但大黄硝石汤证是里热极盛，病情比大黄栀子汤证更为严重，所以方中苦寒泄泻之力为强。因此，大黄栀子汤证为邪热偏盛之轻证，而大黄硝石汤证是邪热偏盛之重证。

【名典评注】

《医宗金鉴》："李彣曰：腹满，小便不利而赤，里病也。自汗出，表和也。里病者，湿热内甚，用栀子清上焦湿热，大黄泻中焦湿热，黄柏清下焦湿热，硝石则于苦寒泄热之中，而有燥烈发散之意，使药力无所不至，而湿热悉消散矣。"

【病例与诊治】

郭某，男，48 岁。患者发病初期出现发热、恶寒、头眩恶心，继而但热不寒，唯头汗出，心下烦闷，口干渴欲饮，下腹胀满，两胁下胀拒按，大便

4日未解，一身面目尽黄，光亮有泽，小便短少，如栀子汁，脉滑数有力。肝功能：黄疸指数 52 单位，硫酸锌浊度 22 单位，谷丙转氨酶 480 单位，脉证合参，系热瘀于内，湿热熏蒸，热盛于湿之"阳黄"，遂投大黄硝石汤合茵陈蒿汤清泄胆胃湿热，更佐云苓、扁豆淡渗利湿健脾。

方用：茵陈 18 克，栀子 18 克，大黄 9 克，黄柏 9 克，芒硝 9 克，云苓 18 克，扁豆 18 克。

服 5 剂后，大便通利，小便转淡黄，腹部微胀等其他症状亦有好转。肝功能：黄疸指数 7 单位，硫酸锌浊度 15 单位，谷丙转氨酶 185 单位。上方微事增损，去芒硝、大黄，加柴胡 6 克、龙胆草 5 克以平肝、泄热，勿使乘土，续服 17 剂。三诊，诸症已愈，以栀子柏皮汤合参苓白术散，清余邪而调脾胃，续服 5 剂善后，半月后追访，已上班工作。

（摘自《湖北中医杂志》，1981 年）

20.黄疸病，小便色不变，欲自利，腹满而喘，不可除热，热必哕，哕者，小半夏汤主之方见痰饮中。

【精解导读】

本条论述黄疸病误治发生变证的治疗方法。由于脾气虚弱，湿多热少，湿浊内聚，脾虚不能温化，故见腹满，欲自利，小便色不变，皮表色淡黄而不枯燥。湿浊上壅，肺气不宣，则为喘逆。本证如果误用苦寒清泻之品，则损伤胃阳，胃气不降，湿浊不行，凝为痰饮，故上逆作哕。治以小半夏汤，温散寒饮，行郁除满，降逆止哕。待呕逆停止，再议黄疸之治。

【名典评注】

《金匮要略心典》："便清自利，内无热证，则腹满非里实，喘非气盛矣；虽有疸热，亦不可以寒药攻之，热气虽除，阳气则伤，必发为哕。哕、呃逆也。魏氏谓胃阳为寒药所坠，欲升而不能者是也。小半夏温胃止哕，哕止然后温理中脏，使气盛而行健，则喘满除，黄病去，非小半夏能治疸也。"

21.诸黄，腹痛而呕者，宜柴胡汤必小柴胡汤，方见呕吐中。

【精解导读】

本条论述黄疸病属肝邪犯胃的证治。由于肝旺乘脾，脾胃湿热郁结，蒸郁发热；湿热瘀滞胃肠，气机不顺畅，则见腹痛；胃气上逆，则呕。

治以小柴胡汤疏肝清热，健脾和胃，调畅气机，肝脾之气得运，则湿热可去、黄疸、腹痛、呕吐可愈。

本方适用于黄疸病，见胸胁苦满，头晕目眩，脘闷欲吐等症。若加栀子、茵陈，清透半表半里之邪，治黄之效更佳。

【名典评注】

《金匮要略论注》："邪高痛下，此少阳证也。是黄虽脾胃之伤，实少阳郁热，故以小柴胡汤仍去其本经之邪；但小柴胡主和解，此必黄之不甚而亦未久者也。"

【病例与诊治】

某男，52 岁，1977 年 1 月 10 日入院。患者于 1972—1976 年屡经胆囊造影及超声波检查，确诊为胆囊结石，但既往无剧烈绞痛及黄疸、风湿病史。1 月 3 日起，每天恶寒发热，体温达 38℃，并有剑突后贯穿至后背痛，9 日开始出现右膝痛，入院后左膝、左第一趾跖关节相继红肿热痛，活动障碍，口苦咽干，尿黄如茶，舌红苔黄浊，脉弦数。体温最高达 38.9℃，胆囊区轻压痛，墨菲征可疑。白细胞计数 10.4×10^9/L，中性粒细胞占 58%。黄疸指数 10 单位。血沉 58 毫米 / 小时，抗 "O" 625 单位。十二指肠液分析：白细胞（＋），血培养无菌生长。

中医诊断：①少阳病；②热痹。西医诊断：①胆道结石并感染；②感染性中毒性关节炎。

入院后服小柴胡汤合茵陈蒿汤加减：柴胡 12 克，黄芩 9 克，法半夏 9 克，生姜 2 片，大枣 4 枚，甘草 3 克，茵陈 30 克，栀子 12 克，川楝子 12 克，板蓝根 24 克。每日服 2 剂，肌肉注射中草药清热解毒（本院自制消炎号和鱼腥草注射液），14 日晨做十二指肠引流，当天体温降至 37.3℃，次日体温降至正常，诸关节红肿热痛骤然若失，上腹痛消失，仅行走时两膝关节无力为唯一主诉，以后用四逆散加减调理数日，痊愈出院。

（摘自《新中医》，1980 年）

22. 男子黄，小便自利，当与虚劳小建中汤 方见虚劳中。

【精解导读】

本条论述虚劳萎黄的证治。本证是由于脾胃虚寒，阴血亏损，阳气不足，阴虚内热，内热熏蒸，阳不温煦，气郁不畅，血不外荣，所以皮色萎黄，水湿尚能下流，故见小便自利。

治以小建中汤，调阴阳，和营卫，健运脾胃，开发生化之源，使气血充足，自能荣养肌肤，温和皮表，则萎黄之色可变。

【名典评注】

《金匮玉函经二注》："男子黄者，必由入内虚热而致也，反见小便自利，为中下无实热，唯虚阳浮沉为黄耳；故与治虚劳之剂补正气，正气旺则营卫阴阳和而黄自愈矣。"

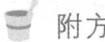 附方

瓜蒂汤　治诸黄方见㿂病中。

【精解导读】

本方治黄疸湿热凝结于上，而有上逆作呕之证。用瓜蒂汤因势利导，吐而去黄之法。据临床报道："各地对瓜蒂治疗急慢性肝炎、黄疸进行了一些临床观察。如第三军医大学报道用瓜蒂内服治疗 60 例慢性迁延性肝炎，不仅能改善症状，缩小肝脾肿大，而且退黄降酶效果好，对蛋白系统也有一定改善，获得较满意的近期疗效。湖南医学工业研究所对瓜蒂的抗肝炎有效成分进行了提取和分析……葫芦素 BE 的粗制剂治疗慢性肝炎，显效率为 46.6％，远期疗效亦较好，未见明显副作用。但民间直接服用甜瓜蒂过量（最多达 182 个），则引起了严重中毒，发生大量呕吐，腹痛，腹泻，甚至神志不清，中毒死亡的报道已有数起，应引起重视，尤其不可空腹服用。"

（摘自《上海中医药杂志》，1982 年）

必须注意，瓜蒂有毒，升举阳气，实证体强者可用。血虚肝旺者忌用，量宜小不宜大。

【名典评注】

《金匮要略心典》："案《删繁》方云：服讫，吐出黄汁，亦治脉浮欲吐者之法也。"

《备急千金要方》麻黄醇酒汤　治黄疸。

麻黄三两

上一味，以美清酒五升，煮取二升半，顿服尽。冬月用酒，春月用水煮之。

【精解导读】

本方治疗湿邪郁于肌肤，卫阳闭阻，表实无汗，热郁于内，而发黄疸。麻

黄醇酒汤发散表湿，开郁散热。方中麻黄辛温发汗，亦能利水，使湿热从汗而散，从下而去。醇酒温散，可助麻黄发汗，通行营卫。二药相须，使湿热可去，营卫可通，黄疸则愈。

【名典评注】

《金匮方歌括》："麻黄轻清走表，乃气分之药，主无汗表实证。黄疸病不离湿热之邪，用麻黄醇酒汤者，以黄在肌表营卫之间，非麻黄不能走肌表，非美酒不能通营卫，故用酒煮，以助麻黄发汗，汗出则营卫通而内蕴之邪悉从外解耳。"

本章评析

　　本章比较全面地论述了黄疸病，并将黄疸病分成谷疸、酒疸、女劳疸三种类型，而湿热黄疸为本章论述的重点。谷疸证候以食即头眩，心胸不安，脉迟，食难用饱，饱则烦眩等证为主；酒疸证候以心中懊憹，热痛，足下热为主；女劳疸的证候，可见日晡发热而反恶寒，膀胱急，小便自利，额上黑，足下热，大便必黑，时溏。此外，凡因湿热所致的黄疸均有小便不利，而女劳疸与虚劳发黄则小便自利为异。

　　黄疸病的治疗，无论是谷疸、酒疸、女劳疸，首先要辨证清楚，治方无误。如谷疸、酒疸要分清湿盛于热，热盛于湿或湿热俱盛等病情。如湿重者，可用茵陈五苓散，利水渗湿，清热退黄；热重者，可用栀子大黄汤，清利实热，或用大黄硝石汤，清泄实热；湿热俱盛者，可用茵陈蒿汤，清热利湿，通利气机。女劳疸，若兼有瘀血者，则宜用硝石矾石散，除浊散瘀。黄疸如脉浮表虚而自汗出者，可用桂枝加黄芪汤；表实无汗者，可用麻黄醇酒汤。黄疸兼有呕逆者，宜用小半夏汤；兼有腹痛呕吐者，可用小柴胡汤。如病邪在上者，宜用吐法，可酌情选用瓜蒂汤。因寒湿发黄者，宜用温中化湿法。萎黄病大肠燥结者，宜用猪膏发煎。虚劳萎黄者，应以小建中汤治之。辨证得法，则效如桴鼓。

第十二章　惊悸吐衄下血胸满瘀血病脉证治

【导读】

　　1.论述了惊、悸、吐、衄、下血和瘀血等病的辨证论治。

　　2.论述了惊悸的病机和脉诊。

　　3.论述了惊悸的辨证论治和方药。

　　4.论述了吐、衄、下血的脉证、鉴别、转归和治疗禁忌。

　　5.论述了瘀血的脉证和治法。

　　6.论述了吐、衄、下血的治疗方法。

【品评】

　　本章第1条论述了惊悸的病机和脉诊，第12条、第13条论述了惊悸的辨证论治和方药。第2条至第9条论述了吐、衄、下血的脉证、鉴别、转归和治疗的有关禁忌。第10条、第11条论述瘀血的脉证和治法。第14条至第17条论述吐、衄、下血的证治和方药。

　　惊是猝然临之而神志受惊的一种症状；悸是心内动，不能自主的一种症状。对于非外界刺激而内生的惊、悸，皆因气血虚弱不能养心，或痰热扰心导致的，两证通常情况下同时存在，所以联合起来称为惊悸。吐、衄、下血和瘀血，都是血液方面的病，从病因来说有寒热虚实的区别；从病位来说有或上，或中，或下的区别，故其治法也应随证而异。

　　1.寸口脉动而弱，动则为惊，弱则为悸。

【精解导读】

　　本条从脉象论述惊悸的病机。人之心气素虚，则心神内怯，猝遇非常之变，使气乱神荡，因而血气逆乱，则使寸口之脉动乱失序，而出现恐惧惊骇，故曰"动则为惊"。如果气血两亏，则心失所养，而见心悸不安，其脉弱而无力，故曰"弱则为悸"。

　　惊与悸虽是两证，有外触而发，自内而生之分，但从实质上讲，惊与悸都是因气血虚衰所致，不过有轻重之不同而已。并且，受惊以后亦可发生心悸，心悸时亦可发生惊恐。

【名典评注】

《金匮玉函经二注》："心者，君主之官，神明出焉，不役形，不劳心，则精气全而神明安其宅；苟有所伤，则气虚而脉动。动则心悸神惕；精虚则脉弱，弱则怔忡恐悸。盖惊自外物触入而动，属阳，阳变则脉动；悸自内恐而生，属阴，阴耗则脉弱。是病宜和平之剂，补其精气，镇其神灵，尤当处之以静也。"

2.师曰：尺脉浮，目睛晕黄，衄未止，晕黄去，目睛慧了，知衄今止。

【注释】

目睛晕黄：具有两义，一为病人目睛之色晕黄不亮，二为目睛视物晕黄不明。

目睛慧了：指由目睛晕黄变为目睛视物清晰。

【精解导读】

本条论述衄血证的预后。尺脉以候肾，由于肾阴虚，虚火浮动，故尺脉浮。由此推断，若因肝热上蒸于目，则目睛晕黄。似此虚火上炎，迫血妄行，可发生衄血之证。若衄后而晕黄不去，则热未尽出，故知衄仍未止。反之，若晕黄去，目睛视物慧了，则知肝肾虚火已敛，阴气已升，故知衄今止。

【名典评注】

《金匮要略心典》："尺脉浮，知肾有游火；目睛晕黄，知肝有蓄热，衄病得此，则未欲止。盖血为阴类，为肝肾之火热所逼而不守也。若晕黄去，目睛且慧了，知不独肝热除，肾热亦除矣，故其衄今当止。"

3.又曰：从春至夏衄者太阳，从秋至冬衄者阳明。

【精解导读】

本条从季节气候的变易论述衄血的辨证。手足太阳与手足阳明四经的经脉皆循行鼻位，故鼻衄与此四经有关。从春至夏，阳气升起，应发布于外。若外感风寒，客于肌表，阳气不能外达，郁而不伸，积于营分，则迫血上逆而衄血，故曰"从春至夏衄者太阳"，以太阳主表故也；从秋至冬，阳气沉降，气应内收，如阴虚内热，内热上炎，迫血上逆而致衄，故曰"从秋至冬衄者阳明"，以阳明主里也。总之，春夏衄血，多属外感病；秋冬衄血，多属内伤病。由此可知，春夏衄血多因外感风寒所致，秋冬衄血多由阴虚内热引起。

【名典评注】

《金匮玉函经二注》："《内经》：太阳为开，阳明为合，春夏气主生发，以开者应之，故邪气逼血从升发冲出；秋冬主收藏，以合者应之，故邪郁内极而后发出。衄为阳盛，独不言少阳，以太阳阳明二经，皆上交额中故也。"

4. 衄家不可汗，汗出必额上陷，脉紧急，直视不能眴，不得眠。

【注释】

额上陷：额上肌肉塌陷不起。

眴：音舜。形容眼珠转动。

【精解导读】

本条论述衄家误汗后的症状。衄家长期失血，若再发汗，既亡其阴，又伤其阳。阴阳两伤，则血脉空虚，故见额上塌陷；气血虚少，血脉不荣，则失去柔和之象，故血脉紧急；挈引目睛不和，故两目直视而不能动；汗为血液，血虚则不能养心潜阳，以致阳气不敛，故烦躁而不得眠。

【名典评注】

《金匮要略心典》："血与汗皆阴也，衄家复汗，则阴重伤矣。脉者血之府，额上陷者，额上两旁之动脉，因血脱于上而陷下不起也。脉紧急者，寸口之脉，血不荣而失其柔，如木无液而枝乃劲也。直视不眴不眠者，阴气亡则阳独胜也。经云：夺血者无汗，此之谓夫。"

5. 病人面无血色，无寒热，脉沉弦者衄；浮弱，手按之绝者，下血；烦咳者，必吐血。

【精解导读】

本条论述内伤出血的几种脉证。"面无血色，无寒热"是本条总纲，概括衄血、下血、吐血等证候。"面无血色"是失血之后，血虚不能上荣，以致面色㿠白。"无寒热"是说没有恶寒发热的表证。衄血、下血、吐血三种失血证，病机不同，脉象亦有所不同。病人脉见沉弦，沉以候肾，弦为肝脉，由于肾虚不能涵养肝木，肝旺气升，血从上逆，则为衄血；如脉见浮弱而按之绝者，夫浮为阳虚，弱为血虚，按之绝而不起，则主虚阳上浮，不能固摄下焦阴血之象，所以出现下血之证。如不见下血，而烦咳为甚者，是虚火扰动心肺，则必致吐血。

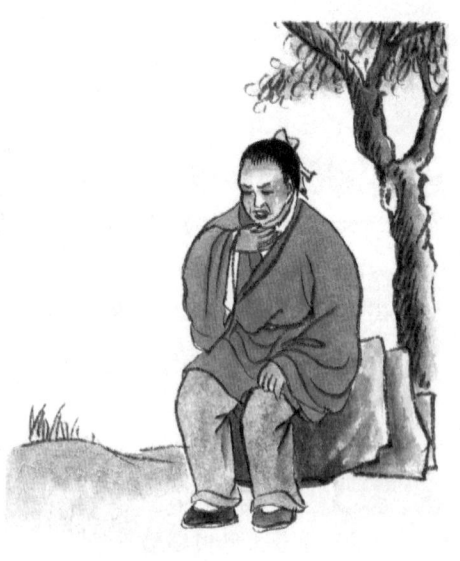

【名典评注】

《金匮要略直解》："病人面无血色，脱血之象也。《上纬》曰：男子脉虚沉弦，无寒热，时目瞑兼血开。今无寒热，而脉弦衄者，则与上证不殊，为劳证也。若脉浮弱，手按之绝者，有阳无阴也，故知下血。烦咳者，病属上焦也，故知吐血。"

6. 夫吐血，咳逆上气，其脉数而有热，不得卧者死。

【精解导读】

本条论述吐血、咳血等血证的预后诊断。由于阴虚火旺，迫血妄行，故吐血。吐血之后，阴血耗损，阳气独盛，故脉数而有热；虚热熏灼肺金，肺津枯竭，故咳逆上气；阳盛于上，不入于阴，故心烦不得卧。在吐血之后，出现脉数身热，咳逆上气，不得卧等症，是阴血更虚，而阳热更旺的反应。如此，吐血之后则阴血更虚，阳热之邪更旺，形成阴越虚而阳越亢的恶性因果，其预后则一定是险恶的，故曰"死"。

【名典评注】

《金匮要略心典》："脉数身热，阳独胜也；吐血咳逆上气不得卧，阴之烁也。以既烁之阴，而从独胜之阳，有不尽不已之势，故死。"

7. 夫酒客咳者，必致吐血，此因极饮过度所致也。

【精解导读】

本条论述酒客吐血的病机。酒客致咳，热伤肺也。肺被热伤，气不宣降，故咳逆也；久咳不已，必动血甚，故曰"必致吐血"，应禁酒，清肺热则愈。故又曰："此因极饮过度所致也。"

【名典评注】

《金匮要略论注》："此言吐血不必尽由于气不摄血，亦不必尽由于阴虚火盛，其有酒客而致咳，则肺伤已极，又为咳所击动，必致吐血，此非内因也，故曰极饮过度所致，则治之者，当以清酒热为主可知。"

8.寸口脉弦而大，弦则为减，大则为芤，减则为寒，芤则为虚，寒虚相击，此名曰革，妇人则半产漏下，男子则亡血。

【精解导读】

本条论述虚寒失血的脉象。本条可见于血痹虚劳篇。脉弦为阳气不足，阳气不足故曰"减"；脉大中空为阴血不足，阴血不足故曰"芤"。如此弦芤相合则脉革，革则主阴阳气血皆不足，必然导致阳虚不能固，阴虚不能守，从而引起女子半产漏下与男子亡血失精等病变。

【名典评注】

《金匮玉函经二注》："成无己谓减为寒者，谓阳气少也。芤为虚者，谓阴血少也。所谓革者，既寒且虚，则气虚血乖，不循常度，男子得之为真阳衰而不能内固，故主亡血。女子得之为阴血虚而不能滋养，故主半产漏下。此条出第二卷妇人证有旋覆花汤。"

9.亡血不可发其表，汗出则寒栗而振。

【注释】

栗：心里冷叫栗。

振：动也，指身体摇动。

【精解导读】

本条论述亡血误汗的变证。本条可见于《伤寒论·辨太阳病脉证并治》，亡血者，血已亡失，若再发汗，则又复伤阳气，阳气虚则恶寒而心栗；全身振动，如同发颤。

【名典评注】

《金匮要略心典》："亡血者亡其阴也；更发其表，则阳亦伤矣。阳伤者外不固，故寒栗；阴亡者内不守，故振振动摇。前衄血复汗，为竭其阴；此则并亡其阳，皆所谓粗工嘻嘻者也。"

10.病人胸满，唇痿，舌青，口燥，但欲漱水，不欲咽，无寒热，脉微大来迟，腹不满，其人言我满，为有瘀血。

【注释】

唇痿：痿，同萎，指口唇不华枯萎。

【精解导读】

本条论述瘀血的脉证。瘀血留滞，气机不畅，新血不生，血不外荣，故唇痿；瘀血之色见于舌，故舌青；瘀血停留，气不化津，不能上润，故口燥，但欲漱水，不欲咽。由于瘀血壅滞在下，气塞于上，则脉微大，胸满；瘀血内结于腹部深处，血行不畅，涩而不利，故脉来迟。由于瘀血结于腹部深处，所以望之腹虽不满，但病人却感觉胀满。"脉微大来迟"，实质是指脉象虽大，但脉势不足，故往来涩滞不利。

【名典评注】

《医宗金鉴》："今病人无寒热他病，唯胸满、唇痿、舌青、口燥、漱水不欲咽，乃瘀血之胸满也。唇、舌，血华之处也，血病不荣，故痿瘁色变也。热在血分，故口燥漱口不欲咽也。脉微大来迟，阴凝之诊，则当腹满，今腹不满，询之其人，言我满在胸不在腹也，与上如是之证推之，为有瘀血也。"

11.病者如热状，烦满，口干燥而渴，其脉反无热，此为阴伏，是瘀血也，当下之。

【精解导读】

本条论述瘀血当下之证。本证因瘀血不化，瘀郁化热，故病者如热状。由于热伏阴分，气机不畅，则烦满；瘀血不行，郁热伤阴，津少不润，则口干燥而渴。因本证是瘀血化热，内伏阴分，故其脉反无热。此为阴伏，是瘀血也，当用下法，宜用桃核承气汤、抵当丸之类。

【名典评注】

《医宗金鉴》："此承上文互详证脉，以明其治也。如热状，即所谓心烦胸满，口干燥渴之热证也；其人当得数大之阳脉，今反见沉伏之阴脉，是为热伏于阴，乃瘀血也。血瘀者当下之，宜桃核承气，抵当汤、丸之类也。"

12. 火邪者，桂枝去芍药加蜀漆牡蛎龙骨救逆汤主之。

桂枝救逆汤方

桂枝三两（去皮）　甘草二两（炙）　生姜三两　牡蛎五两（熬）　龙骨四两　大枣十二枚　蜀漆三两（洗去腥）

上为末，以水一斗二升，先煮蜀漆，减二升，内诸药，煮取三升，去滓，温服一升。

【注释】

火邪：指因火劫，如用瓦熨、烧针发汗之法。

【精解导读】

本条论述火劫致惊的治法。本证为太阳伤寒，医以火法迫劫出汗，以致损伤心阳，阳气不化津液成痰，迷于心官，故见烦躁、惊悸不安等症。

本证为心阳虚而痰浊内阻，治宜桂枝去芍药加蜀漆牡蛎龙骨救逆汤，敛阳镇惊，祛痰安神。方中桂枝、甘草扶助心阳；生姜、大枣调和营卫；蜀漆除痰化饮；牡蛎、龙骨收敛神气，安神定志，以治惊狂。诸药相合，使心阳奋起，痰浊消除，则惊止而神安。

【名典评注】

《金匮要略论注》："此方治惊，乃治病中之惊狂不安者，非如安神丸、镇惊丸等之镇心为言也……故标之为火邪者，见胸中者清阳之所居，乃火劫亡阳，致神明散乱，故以桂、甘、姜、枣宣其上焦之元阳，则燔火自息；惊则必有瘀结，故加蜀漆破血，疗胸中结邪；而以龙骨之甘涩平，牡蛎之酸咸寒，一阳一阴以交其心肾，而宁其散乱之神。若桂枝汤去芍药，病不在肝脾，故嫌其酸收入腹也。"

13. 心下悸者，半夏麻黄丸主之。

🥄 **半夏麻黄丸方**

半夏、麻黄等分

上二味，末之，炼蜜和丸小豆大，饮服三丸，日三服。

【精解导读】

本条论述寒饮心悸的证治。本病因脾不健运，寒饮内停心下，水气上凌于心，故心下动悸。同时，可有上闭肺气、中停胃中的喘息短气、头晕目眩、呕吐、心下痞等症。

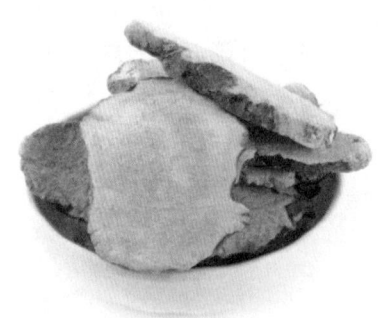

治宜半夏麻黄丸，一宣一降，以蠲饮邪。方中用麻黄宣通肺气，以散水邪；半夏和胃降逆，以蠲寒饮，俾阳气通，饮邪除则心悸可愈。然伏邪为有形之邪，必须抚剿兼施，以使缓缓而去，若操之过急，未有不伤正气者，故以小量丸剂为宜。

痰饮心悸，一般多用桂枝、茯苓通阳利水。本病为寒饮内盛，阳气闭郁之证，故以半夏麻黄丸宣阳蠲饮。由此可知，悸证不只是气血亏损引起，其中也有寒饮之患。

【名典评注】

《金匮要略心典》："此治饮气抑其阳气者之法。半夏蠲饮气，麻黄发阳气，妙在作丸与服，缓以图之，则麻黄之辛甘，不能发越津气，而但升引阳气，即半夏之苦辛，亦不特蠲除饮气，而并和养中气，非仲景神明善变者，其孰能与此哉。"

14. 吐血不止者，柏叶汤主之。

🥄 **柏叶汤方**

柏叶、干姜各三两　艾三把

上三味，以水五升，取马通汁一升合煮，取一升，分温再服。

【注释】

马通汁：即马溺，以白马者为良。

【精解导读】

本条论述吐血不止的证治。本证是因中气虚寒，气不摄血，血不归经而致上溢吐血。"吐血不止"这句话，是指吐血时多时少，时吐时停，持久不止，顽固不愈之意。

治宜柏叶汤，温经止血。方中柏叶止血，其性清肃而降，以制血之上逆；干姜、艾叶温中，暖气以摄血；马通汁育阴止血，能引血下行，且监干姜、艾叶之燥。四药共奏温中摄血止呕的功效。临床上如无马通汁，亦可用童便代替。

【名典评注】

《金匮要略论注》："吐血本由阳虚，不能导血归经，然血亡而阴亏，故以柏叶之最养阴者为君，艾叶走经为臣，而以干姜温胃为佐，马通导火使下为使，愚意无马通，童便亦得。"

【病例与诊治】

刘某，男，42岁，素有高血压史，经常头痛失眠。一日忽鼻衄频频量多，色鲜红，急送往某医院五官科治疗，血暂止。回家后又流血不已，延余诊治。症见：头胀目眩，舌紫苔略黄燥，脉弦。此系肝阳上亢，迫血妄行所致，宜滋阴凉血止血，急以自拟方生地侧柏叶汤加童便：生地30克，侧柏叶9克，炙艾叶6克，麦冬9克，杭芍9克，藕节5个，炮姜炭9克，炙甘草6克。加童便为引服1剂，衄血减少，再剂全止。

（摘自《云南中医中药杂志》，1980年）

15. 下血，先便后血，此远血也，黄土汤主之。

🥣 **黄土汤方**

甘草、干地黄、白术、附子（炮）、阿胶、黄芩各三两　灶中黄土半斤

上七味，以水八升，煮取三升，分温二服。

【注释】

远血：先大便，后出血，血来自直肠以上的部位，离肛门较远，称为远血。

【精解导读】

本条论述虚寒下血的证治。本证是因中气虚寒，脾阳不运，气不摄血而成

便血。大便下行，气亦下泄，血随之而下，故为先便后血之远血证。中气虚寒，气血来源不足，则面色㿠白，恶寒倦怠，腹痛喜按，舌淡脉弱等证，自在言外。

治宜黄土汤，温脾扶阳，补血摄阴。方中灶中黄土，一名伏龙肝，配白术、附子、甘草温中祛寒，健脾统血；阿胶、生地养血止血；黄芩清热凉血坚阴，防止温药动血。诸药相合，振奋脾阳，统血循行脉中，则便血自止。

黄土汤与柏叶汤同为中气虚寒不能摄阴的出血证，但病有轻重的不同。柏叶汤证，虚寒较轻，虽出血不止，但未伤正气，仅用干姜温暖中阳即可；黄土汤证为虚寒较重的出血证，故用附子扶阳以摄阴。

【名典评注】

《金匮要略心典》："下血先便后血者，由脾虚气寒，失其统御之权，而血为之不守也。脾去肛门远，故曰远血。黄土温燥入脾，合白术、附子以复健行之气；阿胶、生地黄、甘草以益脱竭之血，而又虑辛温之品，转为血病之厉，故又以黄芩之苦寒，防其太过，所谓有制之师也。"

【病例与诊治】

赵某，女，婚后初孕，患早期流产出血不止，索方求治，书加味黄土汤予以数剂而愈，后生一女。二孕又显流产先兆，又服前方数剂得保无恙，两女均甚健。

处方：熟地黄60克，桂圆肉30克，当归12克，黄芪18克，白术9克，附子9克，甘草9克，黄芩9克，鹿角胶30克，伏龙肝12克。

以上10味，以水12杯，先煮伏龙肝，取8杯去渣，再煎前8味取2杯，去渣入鹿角胶，再上火候胶化尽，分二次服。

（摘自《赵锡武医疗经验》）

16. 下血，先血后便，此近血也，赤小豆当归散主之方见狐惑中。

【注释】

近血：先血后便，血来自直肠的部位，离肛门较近，称为近血。

【精解导读】

本条论述湿热蕴结迫血下行的证治。由于湿热蕴结于大肠，迫血下行，故为先血后便之近血证。出血时，多带脓液，后世亦称脏毒。由于湿热蕴结于中，故大便不畅，而舌苔黄腻、脉弦数等证，亦势必然矣。

治以赤小豆当归散，清利湿热，排脓消肿，活血行瘀，使热除湿祛，下血之证可自止。

【名典评注】

《金匮要略心典》："下血先血后便者，由大肠伤于湿热，而血渗于下也。大肠于肛门近，故曰近血。赤小豆能行水湿，解热毒，当归引血归经，且举血中陷下之气也。"

17. 心气不足，吐血，衄血，泻心汤主之。

泻心汤方（亦治霍乱）

大黄二两　黄连、黄芩各一两
上三味，以水三升，煮取一升，顿服之。

【注释】

心气不足：这里是指心阴不足。

【精解导读】

本条论述热盛失血的证治。由于心阴不足，心火亢盛，迫血妄行而上溢，故见吐血、衄血。邪热亢盛，故有心烦不安，面赤舌红，烦渴便秘，脉数等证。

治以泻心汤，清热泻火。方中黄芩、黄连清热降火，泻心经热，心血自宁；大黄苦泻，引血下行，使气火下降，则血静而不妄行，此即前人所说"泻心即泻火，泻火即止血"之意。

【名典评注】

《金匮要略心典》："心气不足者，心中之阴气不足也。阴不足则阳独盛，血为热迫，而妄行不止矣。大黄、黄连、黄芩泻其心之热而血自宁。"

【病例与诊治】

张某，男，35岁，患鼻衄不止。症见：心烦，口渴饮冷，舌质红，苔黄腻，脉滑数。患者平素嗜酒成癖。四诊合参，证属肺胃火郁，治当清肺火，解郁热，投以仲景大黄黄连泻心汤。方用：大黄9克，黄连6克，黄芩9克。用开水浸泡，取汁分三次服，衄止则停服。上方服1剂，鼻衄即止。

（摘自《云南中医中药杂志》，1980年）

本章评析

　　本章论述了惊与悸的病情，举出了治疗之法，如桂枝去芍药加蜀漆牡蛎龙骨汤，其有通阳镇惊、祛痰安神的作用，以治火邪之惊狂；半夏麻黄丸，则有宣阳蠲饮的效果，以治疗寒饮凌心之悸。

　　在失血证中，有柏叶汤温经止血，可治吐血不止；黄土汤温脾摄血，可治远血；赤小豆当归散清利湿热，可治近血；泻心汤清热泻火，治心阴不足的吐衄。本章同时论述了吐衄、便血的禁忌和预后，以及瘀血的脉证特点。总的来说，治血虽仅有四方，但对血证的病因、病机以及辨证论治的方法已全面加以论述，并且写得很有层次，便于掌握。

第十三章　妇人妊娠病脉证并治

【导读】

　　1. 论述了妇人妊娠期内恶阻，妊娠素有症病、腹痛、下血、小便难、水气病以及安胎养胎的方法。

　　2. 论述了妊娠的脉证，妊娠有瘕病的脉证和方药。

　　3. 论述了妊娠腹痛，或腹痛下血并见的证候与治疗方法。

　　4. 论述了妊娠呕吐的方证。

　　5. 论述了妊娠小便难的辨证和方药。

　　6. 论述了妊娠安胎养胎的方药，以及伤胎的治疗方法。

【导读】

　　本章阐述妇人妊娠期内一般疾病的辨证论治。本章的重点是论妊娠期内的腹痛和下血。由于妊娠腹痛、下血均能导致流产，并极有可能影响胎儿的发育，因此，在这方面的论述也非常细致。

　　1. 师曰：妇人得平脉，阴脉小弱，其人渴，不能食，无寒热，名妊娠，桂枝汤主之方见下利中。于法六十日，当有此证，设有医治逆者，却一月，加吐下者，则绝之。

【注释】

　　绝之：禁绝医药之意。

【精解导读】

　　本条论述妊娠恶阻的辨证论治。妊娠恶阻，大都在妊娠 60 日左右出现。此时胎元初结，经血归胞养胎，胎气未盛，阴血不足，则尺脉小弱，其人口渴。阴血不足、胎热上逆，则不能饮食而恶心呕吐。寸、关脉象平和，身无寒热，知无他病，是妊娠反应，为恶阻现象。

　　治以桂枝汤滋阴和阳，调和营卫。方中桂枝调阳气；芍药养阴血；生姜、大枣、甘草调和脾胃，滋生气血。

如妇女在断经初期，医生不知是怀孕，认为是经闭不行而误治，在断经一个月后，就可出现此证。如更加上吐下泻的，则应当停止服药，细心观察病情变化，以免发生问题。

【名典评注】

《金匮悬解》："妇人得和平之脉，而尺脉小弱，其人渴，不能食，外无寒热表证，是名妊娠。《难经》：命门者，诸精神之所舍，元气之所系也。男子以藏精，女子以系胞。盖子宫者，少阴肾之位也，故脉见于尺。胎之初结，气血凝塞，不复流溢，故脉形小弱。胎妊方成，中气壅满，胃逆不降，故恶心呕吐，不能甘食；胃逆则金火皆升，是以发渴。桂枝汤甘草、大枣补其脾精，桂枝、芍药调其肝血，生姜降逆止呕，妊娠初治之良法也。于妊娠之法，六十日间当有此证，设有医治之逆者，却一月之内而见此证，加以吐下之条者，日期浅近而吐下大作，此中气之败，不关胎故，则调燮中气，绝其病本也。"

2. 妇人宿有癥病，经断未及三月，而得漏下不止，胎动在脐上者，为癥痼害。妊娠六月动者，前三月经水利时，胎也。下血者，后断三月衃也。所以血不止者，其癥不去故也，当下其癥，桂枝茯苓丸主之。

桂枝茯苓丸方

桂枝、茯苓、牡丹皮（去心）、桃仁（去皮尖，熬）、芍药各等分

上五味，末之，炼蜜和丸如兔屎大，每日食前服一丸，不知，加至三丸。

【注释】

衃：血凝不散。

【精解导读】

本条论述妊娠素有癥病的辨证论治。妇人本有癥病，月经照常来潮，现在经停受孕成胎，经断未到3个月，由于癥病阻于血脉，血不循常道，则漏下不止。癥瘤阻碍血脉运行，则脐上跳动不安。虽病在血分，亦属胎动。因瘀而漏下，故症积不去，则漏下不会停止，只有下去癥积，血脉正常运行，方可安胎。

治以桂枝茯苓丸，祛瘀化癥。方中桂枝温通血脉；芍药凉血活血；桃仁、丹皮活血化瘀；茯苓健脾以化湿浊，俾血利气畅则瘀消而癥行。然每日食前服一丸，亦慎之至也。

文中"妊娠六月动者，前三月经水利时，胎也"说明正常的妊娠胎动。经

停6个月有胎动，停经前3个月，经水是正常通利的，此时胎动，则知是妊娠而非病也。

文中"下血者，后断三月衃也"说明辨明癥积的依据。停经前3个月，月经就不正常，然后停经3个月，又漏下紫黑的瘀血，如兼见小腹跳动，则是癥积而非妊娠是没有疑问的了。

【名典评注】

《金匮要略心典》："癥，旧血所积，为宿病也。癥痼害者，宿病之气，害其胎气也。于法妊娠六月，其胎当动，今未三月，胎不当动而忽动者，特以癥痼害之之故。是六月动者胎之常，三月动者胎之变也。夫癥病之人，其经月当不利，经不利，则不能受胎；兹前三月经水适利，胞宫净而胎可结矣。胎结故经断不复下，乃未三月而衃血仍下，亦以癥痼害之之故，是血留养胎者其常，血下不止者其变也。要之，其癥不去，则血必不守，血不守则胎终不安，故曰当下其癥。桂枝茯苓丸下癥之力颇轻且缓，盖恐峻厉之药，将并伤其胎气也。"

【病例与诊治】

张某，女，38岁，于1978年3月10日就诊。

月经已闭止3个月，午后发烧，食欲减。诊见：形体枯槁，腹部按痛，曾经他医诊为血虚胃弱，血亏经闭，治以养血健胃舒肝之品，屡治罔效，病势渐重。且腹部膨隆显著，似妊娠五六月状，按之坚硬如石，推之不移，痛当少腹，诊其脉沉滑有力，右关更属明显，舌紫有瘀点。余曰：此胎兼症瘕也，恐有半产之虞。遵仲景桂枝茯苓丸方意，处以：桂枝15克，丹皮15克，芍药20克，桃仁15克，2剂，水煎服。服后，病情如故。再诊，于前方将桂枝增至25克，桃仁增至20克，再投2剂。服后，腹内雷鸣，翌晨大便2次，便色紫黑且硬，腹痛稍减。三诊：积块坚硬，固定不移，拒按，皮肤不润，舌边紫，苔厚而干，脉沉涩。又投原方2剂，丹皮增至35克。服后，下血盈盆，家人大惊。自此腹部膨隆消失，按之柔软，不再疼痛，食欲渐佳，但细扪脐下，仍有似鹅卵大一枚悸动。余曰此胎气也。调理渐安，至足月顺产一女婴。

（摘自《吉林中医药》，1981年）

3. 妇人怀娠六七月，脉弦发热，其胎愈胀，腹痛恶寒者，少腹如扇，所以然者，子脏开故也，当以附子汤温其脏方未见。

【注释】

少腹如扇：扇是动词，言少腹如扇风一样的寒凉感觉。

【精解导读】

本条论述妊娠阳虚寒盛腹痛的辨证论治。妇人怀孕六七个月，脉弦发热。有似表证，其胎愈胀而痛，腹部恶寒，甚至少腹阵阵作冷，状如被扇。所以然者，子脏开而不合，而风冷之气乘之，阳虚有寒，故脉见弦。阳虚气浮，故发热。

治以附子汤，温阳散寒，暖宫安胎。方中附子温阳气，散阴寒；人参补元气，振阳光；茯苓、白术健脾生新，补气补血；芍药和血又能敛阴，制附子之燥热，敛外浮之虚阳。

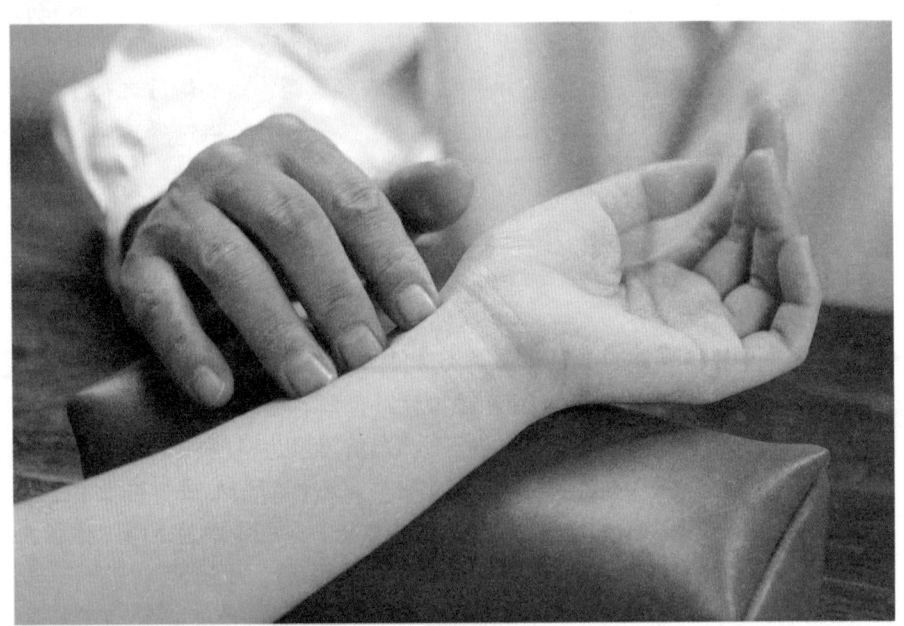

【名典评注】

《张氏医通》："妊娠脉弦为虚寒，虚阳散外，故发热，阴寒内逆故胎胀。腹痛恶寒者，其内无阳，子脏不能司闭藏之令，故阴中觉寒气习习如扇也。用附子汤以温其脏，则胎自安。"

【病例与诊治】

王某，女，35岁，经产妇。怀孕7个月，忽腹部疼痛，绵绵不休。经多方治疗，痛益甚。我诊时已月余，患者畏寒，腹部更甚，口中和，喜热饮，泛清涎，脉弦而无力。先以逍遥散加味以调气安胎，无效。不得已乃用《伤寒论》附子汤原方：附子 15 克，茯苓 15 克，党参 25 克，白术 25 克，白芍 15 克，连服 3 剂而愈。至期产一男，甚壮。

（摘自《辽宁中医杂志》，1980 年）

4. 师曰：妇人有漏下者，有半产后因续下血都不绝者，有妊娠下血者，假令妊娠腹中痛，为胞阻，胶艾汤主之。

芎归胶艾汤方

芎藭、阿胶、甘草各二两　艾叶、当归各三两　芍药四两　干地黄四两

上七味，以水五升，清酒三升，合煮，取三升，去滓，内胶，令消尽，温服一升，日三服，不瘥，更作。

【注释】

胞阻：证候名，胞中之气血不和，而阻其生化之能。

【精解导读】

本条论述妇人三种漏下的辨证论治。妇人下血，其中有三种证候：一为经水淋漓不断的漏下，一为半产后继续下血不止的漏下，一为妊娠胞阻下血的漏下。胞阻病，由于冲任脉虚寒，阴血不能内守，血液下漏，不能入胞以养胞胎，影响胞胎正常发育，故腹中作痛。妊娠下血腹中痛，称为胞阻之证。漏下和半产后下血不止的病机，也是因为冲任虚寒，阴血不能内守所致。

此三种漏下虽然不同，但都可以用胶艾汤补血固经，调其冲任而愈。方中阿胶养血止血；艾叶温经暖胞；当归、芎藭、地黄、白芍补血养肝，敛阴益营，以养胞胎；甘草调和诸药，缓中解急，共奏温暖胞宫、调补冲任之效。

【名典评注】

《金匮要略心典》："妇人经水淋沥及胎产前后下血不止者，皆冲任脉虚而阴气不能守也。是惟胶艾汤为能补而固之，中有芎、归，能于血中行气；艾叶利阴气，止痛安胎，故亦治妊娠胞阻。胞阻者，胞脉阻滞，血少而气不行也。"

【病例与诊治 1】

朱某，女，25 岁，1973 年 10 月 19 日诊。足月异位（臀）分娩后 40 天，

恶露不净，下腹部疼痛，纳差，舌质嫩尖红，苔薄黄，脉濡数。产后气血亏弱，胞宫瘀热未清，拟胶艾四物汤加减：炒芎藭、赤芍、白芍、炒党参、焦白术、淡黄芩、川续断、失笑散（包）各10克，益母草、生地、熟地、黄鱼鳔胶各12克，艾绒炭3克。服5剂，恶露已止，唯腹仍微痛，食欲未振，原方加谷芽，5剂而愈。

（摘自《浙江中医杂志》，1980 年）

【病例与诊治 2】

粟某，女，32 岁，1979 年 11 月 25 日就诊。

月经一月两潮已有一年余，西医诊断为功能性子宫出血。曾服"归脾汤""补中益气汤"数十剂，效果不显著。此次月经来潮，量多，色淡，质稀，至今十天仍淋漓不尽，身倦无力，头昏眼花，面色萎黄，身腰畏寒，腹胀腰酸，胃纳不佳，偶有心悸，手足麻木，下肢浮肿，舌体稍胖，舌质浅淡，舌苔薄白，脉沉细无力。辨证为肾虚冲任不固、血海不藏之患，方用胶艾四物汤（《金匮要略》）加味：

熟地 20 克，白芍 12 克，当归 12 克，杜仲 12 克，川续断 15 克，山茱萸 10 克，芎藭 3 克，茯苓 10 克，菟丝子 12 克，艾叶炭 10 克，阿胶 15 克（蒸兑）。

服药 5 剂，药见初效，守原方 15 剂，身倦腰酸、头昏诸症显著减轻。12 月份月经正常来潮一次，但量仍较多，三诊嘱每次月经干净后开始，服原方 5 剂，连续 3 个月。停药后观察半年，月经恢复正常。

（摘自《陕西中医》，1981 年）

5. 妇人怀妊，腹中疠痛，当归芍药散主之。

当归芍药散方

当归三两　芍药一斤　茯苓四两　白术四两　泽泻半斤　芎藭半斤
一作三两

上六味，杵为散，取方寸匕，酒和，日三服。

【注释】

疠痛：腹中绵绵而痛也。

【精解导读】

本条论述妊娠腹痛的辨证论治。妇人妊娠肝血虚而脾湿盛，则肝脾气血不和，故腹中拘急而绵绵作痛；湿邪不化则小便不利，下肢浮肿。

治以当归芍药散，养血疏肝，健脾利湿。方中重用芍药，平肝气以安脾胃，配合当归、芎藭调肝养血，以和血气；白术健脾燥湿，配合茯苓、泽泻渗湿利水，泄浊退肿。如此，则腹痛止，胎自安。

【名典评注】

《金匮要略论注》："疠痛者，绵绵而痛，不若寒疝之绞痛，血气之刺痛也。乃正气不足，使阴得乘阳，而水气胜土，脾郁不伸，郁而求伸，土气不调，则痛绵绵矣。故以归、芍养血；苓、术扶脾，泽泻泻其有余之蓄水，芎藭畅其欲遂之血气。不用黄芩，疠痛因虚，则稍挟寒也；然不用热药，原非大寒，正气充则微寒自去耳。"

【病例与诊治】

傅某，女，24 岁。1979 年 10 月分娩一男婴，生产时出血较多，产后两月仍有阴道不规则出血，淋漓不断，色淡。伴下腹疼痛，纳呆，精神萎靡不振，面黄肌瘦。妇科检查：子宫复位不良。给当归芍药散 2 剂。4 天后复诊，阴道出血极少，腹痛消失，嘱服第三剂当归芍药散加党参、黄芪。药后诸症消失，半年后随访未见复发。

（摘自《湖北中医杂志》，1982 年）

6. 妊娠呕吐不止，干姜人参半夏丸主之。

干姜人参半夏丸方

干姜、人参各一两　半夏二两
上三味，末之，以生姜汁糊为丸如梧子大，饮服十丸，日三服。

【精解导读】

本条论述妊娠胃虚寒饮呕吐的辨证论治。由于脾胃虚寒，水液凝滞，蓄为痰饮，浊阴上逆，则呕吐涎沫稀水。饮停中焦，常见脘闷不食，脉弦苔滑等症。

治以干姜人参半夏丸。方中干姜温中散寒，振奋中阳；人参健脾补正；半夏降逆止呕；生姜汁蠲饮降逆。此方可使中阳得振，寒饮蠲化，胃气顺降，则呕吐自止。

【名典评注】

《金匮玉函经二注》："此即后世所谓恶阻病也。先因脾胃虚弱，津液留滞，蓄为痰饮。至妊二月之后，胚化成胎，浊气上冲，中焦不胜其逆，痰饮遂涌，呕吐不已，中寒乃起。故用干姜止寒，人参补虚，半夏、生姜治痰散逆也。"

7.妊娠，小便难，饮食如故，当归贝母苦参丸主之。

当归贝母苦参丸方

当归、贝母、苦参等分

上三味，末之，炼蜜丸如小豆大，饮服三丸，加至十丸。

【精解导读】

本条论述妊娠小便难的辨证论治。妊娠小便难，饮食如故，说明病不在中焦而在下焦。由于妊娠血虚，下焦复有湿热，以致小便困难而不爽利。

治以当归贝母苦参丸。用当归和血润燥，贝母开结解郁，苦参清热利湿。三药合作，则肝疏血利，气开湿行，而小便自利。此方用于临床有意想不到的疗效。

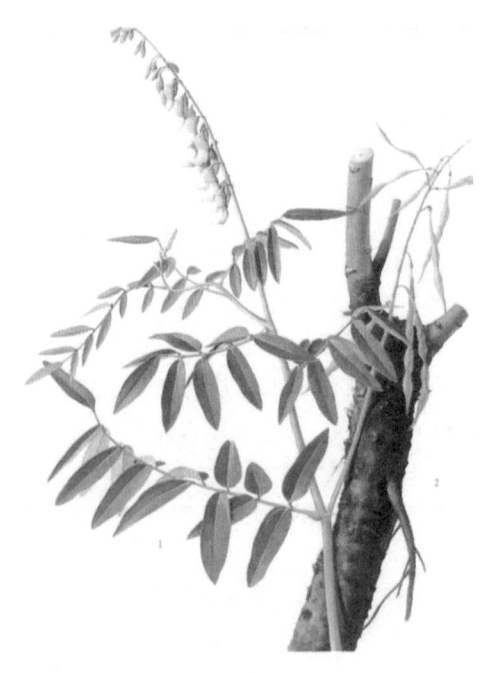

【名典评注】

《金匮要略方论本义》："妊娠小便难，饮食如故者，血虚生热，津液伤而气化斯不利也。主之以当归贝母苦参丸，当归生血，贝母清气化之源，苦参降血热之火，又为虚热之妊娠家立一法也。"

8.妊娠有水气，身重，小便不利，洒淅恶寒，起即头眩，葵子茯苓散主之。

葵子茯苓散方

葵子一斤　茯苓三两

上二味，杵为散，饮服方寸匕，日三服，小便利则愈。

【精解导读】

本条论述妊娠水气的辨证论治。妊娠有水气，往往由于怀孕之后，经络血脉不能畅行，气化受阻，所以小便不利。水气内停，溢于肌表，则身体浮肿而重。经络血脉不能畅行，水湿凝滞，阳气不达肌表，则洒淅恶寒。清阳不升，则头眩。辨证关键在于小便不利，切须注意。

治以葵子茯苓散通络利水。方中茯苓健脾化气，渗湿通络，利水祛湿；葵子滑窍行水，使水利湿去。葵子茯苓散使脉络畅行，水湿下利，所以小便一利，则诸症可愈。

【名典评注】

《金匮要略阐义》："妊娠有水气，水为阴湿之物，一身之阳悉为所遏，如肌肉之阳不运而身重，膀胱之阳不化而小便不利，卫阳不固护而洒淅恶寒，胃阳不升而头眩。葵子茯苓散主之者，葵子滑利通阳，茯苓淡渗通阳，阴湿之水邪下泄，诸阳皆得其通。"

9.妇人妊娠，宜常服当归散主之。

当归散方

当归、黄芩、芍药、芎藭各一斤　白术半斤

上五味，杵为散，酒饮服方寸匕，日再服。妊娠常服，即易产，胎无苦疾，产后百病悉主之。

【精解导读】

本条论述妊娠血虚而内热的养胎方法。妊娠之后，胎夺气血，肝血虚而生内热，脾气虚而生内湿，血虚与湿热交病，则症见身体瘦弱，内热心烦，头晕胸闷，食少恶心，腹痛，胎动不安，甚至流产等。

宜常服当归散，养血健脾，清化湿热。方中当归、芍药补肝养血，和血敛阴；芎䓖理血解郁，调达肝气；白术健脾化湿；黄芩清热坚阴，合奏安胎之效。

肝脾两虚之证，非几剂之功，故曰宜常服。

【名典评注】

《金匮要略阐义》："妊娠血以养胎，血为胎夺，虚而生热，是其常也。'宜常服'，谓不病亦宜常服也。当归、芍药，一动一静以养血，芎䓖调达肝阳，黄芩清热和阴，白术健脾胜湿，酒服方寸匕，从血分以和其肝脾也。"

【病例与诊治】

李某，女，27岁。婚后两年，孕三胎，均于孕后两个月左右流产，1976年7月来诊。经停40余月，微有恶心，头眩及轻微腹痛，无下血，脉濡滑而数，舌尖微红。为预防再次流产，给服当归散：当归10克，黄芩10克，炒白芍10克，芎䓖5克，白术10克，紫苏梗10克，青竹茹10克。服药20余剂，后足月妊娠。

（摘自《陕西中医》，1981年）

10. 妊娠养胎，白术散主之。

白术散方（见《外台秘要》）

白术四分　芎䓖四分　蜀椒三分（炒去汗）　牡蛎二分

上四味，杵为散，酒服一钱匕，日三服，夜一服。但苦痛，加芍药；心下毒痛，倍加芎䓖；心烦吐痛，不能食饮，加细辛一两、半夏大者二十枚，服之后，更以醋浆水服之；若呕，以醋浆水服之复不解者，小麦汁服之；已后渴者，大麦粥服之。病虽愈，服之勿置。

【注释】

醋浆水：一名酸浆水，古代饮料，有健胃清热的作用。

【精解导读】

本条论述脾虚寒湿的养胎方法。妊娠之后，胎夺气血，若肝经虚寒而血少，不能养胎，则胎动不安。脾经虚寒而生寒湿，寒湿中阻，则症见心腹时痛，呕吐清水痰涎等。

治以白术散，温暖肝脾，除湿安胎。方中蜀椒温脾暖肝，健胃养胎；芎劳疏肝和血；白术健脾化湿，牡蛎敛阴潜阳，能协蜀椒促进胃肠消化。

上证若属肝血涩少，阴血不利，腹内抑屈而苦痛者，则加芍药和其阴血；若瘀血阻滞，阴血不能下达胞胎，心下毒痛者，则加芎劳破瘀通络，运化胎血下行；若中焦寒湿停留，痰湿瘀滞，故胸满心烦，呕吐涎沫，腹痛不能饮食，则加细辛温化寒饮，散沉寒痼冷；如呕吐气逆则加半夏健脾化痰，和胃止呕；另用酸浆水和胃止呕。若服后呕不止，改用小麦汁之甘以和胃。若呕吐已止，胃中津液不足，口渴者，则服大麦粥补脾调中，生津止渴。

【名典评注】

《金匮要略阐义》："妊娠养胎，谓胎不长，当服药以养生长之机，非无故服药也。养胎之要，首重肝脾，肝为生血之源，土为万物之母，主以白术散者，芎劳利肝，白术培土，蜀椒以助肝阳，牡蛎以和肝阴，肝脾阴阳调和，则生气勃然矣。"

11. 妇人伤胎，怀身腹满，不得小便，从腰以下重，如有水气状，怀身七月，太阴当养不养，此心气实，当刺泻劳宫及关元。小便微利则愈见玉函。

【精解导读】

本条论述怀孕伤胎的辨证论治。妊娠7个月，手太阴肺经应当养胎，但是，心火气实，损伤肺阴肺气，肺不得降，既不能养胎，又不能通调水道，故胎动不安，腹满，小便不利，腰以下沉重而肿，如有水气。此证为心火气实，传于肺经，损伤胎气，故不可治肺，法当泻其心气，行其水气。心火降则肺气自行，小便通利则心气可降。用针刺劳宫以泻心气，刺关元以行水气。劳宫、关元二穴，孕妇慎用，深刺强泻可以落堕，故针法宜浅宜轻。

【名典评注】

《金匮要略直解》："七月手太阴肺经养胎，金为火乘，则肺金受伤而胎失所养，又不能通调水道，故有腹满不得小便，从腰以下有如水气状也。

劳宫穴在手心，厥阴心主穴也，泻之则火不乘金矣。关元穴在脐下，为小肠之募，泻之则小便通利矣，此穴不可妄用，刺之能落胎。"

本章评析

本章论述了妊娠期间疾病的辨证论治。

妊娠呕吐，阴血不足，胃虚有热者，可用桂枝汤，调和脾胃，生长气血；胃虚寒饮上逆者，可用干姜人参半夏丸，振奋中阳，蠲化寒饮。妊娠腹痛，阳虚寒盛者，可用附子汤，温阳散寒，暖宫安胎。若肝脾不调者，可用当归芍药散，养血疏肝，健脾利湿。妊娠下血，癥积漏下者，可用桂枝茯苓丸，祛瘀化癥，癥害去则其血自止。有冲任虚寒，不能摄血者，可用胶艾汤，补血固经，调其冲任。

妊娠小便不利与小便难二证中，小便难多属于气郁血虚，生热化燥，可用当归贝母苦参丸，和血解郁，清热润燥。小便不利多为气化受阻，可用葵子茯苓散，化气通络利水，使小便通利，水有去路，水气自消。

妊娠养胎，有肝血虚少，脾经湿热者，可用当归散，养血健脾，清化湿热。有肝血涩少，脾经寒湿者，可用白术散，温暖肝脾，除湿安胎。养胎大法重在调理肝脾。因为肝主藏血，血充则可以养胎，脾主化生气血，脾健则气血来源充足，从而达到养胎安胎的目的。

第十四章　果实菜谷禁忌并治

【导读】

1. 论述了果实菜谷等植物类食物的饮食卫生。
2. 论述了预防和治疗果实菜谷等食物中毒的方法和方药。
3. 论述了春夏秋冬四季饮食和病者、妊娠者饮食的禁忌等。
4. 论述了矾石、商陆、葶苈、水银、苦楝等药物用之不当引起的中毒症状。
5. 论述了误食各种不洁植物类食物而引起中毒的治疗方法和方药。

【品评】

本章条文较多，内容也很丰富，对于探索古人在饮食卫生方面的思想和预防、治疗食物中毒的方法及药物，以及指导临床实践是大有裨益的。

1. 果子生食生疮。

【名典评注】

《金匮要略直解》："诸果之实，皆成于夏秋，禀湿热之性，食之故令生疮。"

《医宗金鉴》："果生之性，多湿多热而有毒，或生食之，故令生疮，腹胀作泄。"

2. 果子落地经宿，虫蚁食之者，人大忌食之。

【名典评注】

《医宗金鉴》："凡果落地，隔夜尚不可食，而况虫蚁食者乎？见之者切不可食。"

3. 生米停留多日，有损处，食之伤人。

【名典评注】

《医宗金鉴》："凡食之物停留多日，或隔夜者，若有损处，即虫鼠所吃之余，皆有毒伤人。"

4. 桃子多食令人热，仍不得入水浴，令人病淋沥寒热病。

【名典评注】

《金匮要略直解》："桃实酸甘辛，生于春则味酸，成于夏则酸甘，成于秋则酸辛，其性热，故多食令人热也。若多食而入水浴，则酸味不得内泄，多令人癃，水寒之气因而外客，故令人寒热也。"

5. 杏酪不熟，伤人。

【名典评注】

《金匮要略直解》："古人杏酪以酒蜜酿成，亦有甘草生姜汁熬成者，以杏仁有毒，半生半熟皆能害人也，今人另有制法。"

6. 梅多食，坏人齿。

【名典评注】

《金匮要略直解》："梅实能致津液，津液出则骨伤，以肾主五液，齿为肾之标故也。"

7. 李不可多食，令人胪胀。

【注释】

胪胀：胪，指腹前肉，胪胀则指腹部胀满。

【名典评注】

《医宗金鉴》："李味酸涩，若多食，则中气不舒，故令人腹胀。"

8. 林檎不可多食，令人百脉弱。

【名典评注】

《金匮要略直解》："林檎酸涩而闭百脉，故多食令人百脉弱。"

9. 橘、柚多食，令人口爽，不知五味。

【名典评注】

《金匮要略直解》："橘柚味酸，能恋膈生痰、聚饮，饮聚膈上则令人口淡不知味。"

《金匮玉函要略辑义》："案时珍云：橘皮下气消痰，其肉生痰聚饮，表里之异如此。程注本之，但爽字未妥，《尔雅·释言》：爽，差也，忒也。《老子》五味令人口爽，乃为口失味之义。"

10. 梨不可多食，令人寒中，金疮、产妇，亦不宜食。

【名典评注】

《金匮要略直解》："梨性大寒，故令人寒中，寒能凝血脉，故金疮、产妇不宜食。"

11. 樱桃、杏多食，伤筋骨。

【名典评注】

《医宗金鉴》："樱桃、杏味酸性寒，若过食则伤筋骨。《黄帝内经》云：酸则伤筋。寒主伤肾，故伤筋骨。"

12. 安石榴不可多食，损人肺。

【名典评注】

《医宗金鉴》："安石榴味酸涩，酸涩则气滞，肺主气，宜利而不宜滞，滞则伤损矣，故不可过食也。"

13. 胡桃不可多食，令人动痰饮。

【名典评注】

《金匮要略直解》:"胡桃能润肺消痰,今令人动痰饮,何也?以胡桃性热,多食则煎熬津液而为痰饮矣。"

14.生枣多食,令人热渴,气胀。寒热羸瘦者,弥不可食,伤人。

【名典评注】

《金匮要略直解》:"生枣味甘辛气热,以辛热则令人渴;甘则令人气胀也。羸弱者内热必盛,而脾胃必虚,故弥不可食。"

食诸果中毒治之方

猪骨烧灰

上一味,末之,水服方寸匕。亦治马肝、漏脯等毒。

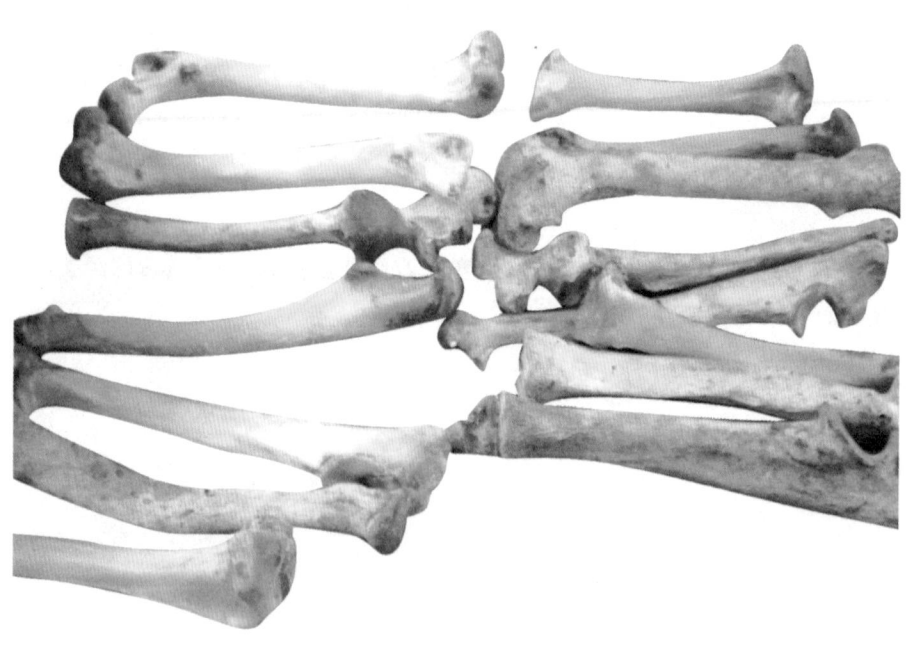

【名典评注】

《医宗金鉴》："以猪骨治果子毒，物性相制使然。治马肝毒者，以猪畜属水，马畜属火，此水克火之义也，治漏脯毒者亦骨肉相感之义耳。"

15. 木耳赤色，及仰生者勿食。菌仰卷及赤色者，不可食。

【名典评注】

《金匮要略直解》："木耳诸菌皆复卷，仰卷则变异，色赤则有毒，故不可食。"

16. 食枫柱菌而哭不止，治之以前方。

【名典评注】

《医宗金鉴》："李彣曰：心主笑，笑不止，是毒气入心也，以前方治之则解耳。"

17. 误食野芋，烦毒欲死，治之以前方其野芋根，山东人名魁芋，人种芋，三年不收，亦成野芋，并杀人。

【名典评注】

《医宗金鉴》："李彣曰：烦出于肺，烦乱欲死，故知毒气入肺也，亦用前方。"

蜀椒闭口者有毒，误食之，戟人咽喉，气病欲绝，或吐下白沫，身体痹冷，急治之方

肉桂煎汁饮之，多饮冷水一二升，或食蒜，或饮地浆，或浓煮豉汁，饮之并解。

【名典评注】

《金匮要略直解》："蜀椒气大热有毒，味辛麻，闭口者毒更甚。辛则戟人咽喉，麻则令人吐下白沫，身体痹冷也。冷水、地浆、豉汁，寒凉能解热毒。其桂蒜大热，而肘后诸方亦云解椒毒，不知其义，岂因其气欲绝，身体冷痹而用耶。"

《医宗金鉴》："……如桂与蒜，皆大辛大热之物，通血脉辟邪秽，以热治热，是从治之法也。冷水清凉解热，地浆得土气，以万物本乎土，亦莫不复归于土，见土则毒已化矣。饮豉汁者，吐以祛其毒也。"

18. 正月勿食生葱，令人面生游风。

【名典评注】

《金匮要略直解》："正月甲木始生，人气始发，葱能走头面而通阳气，反引风邪而病头面，故令生游风。"

19. 二月勿食蓼，伤人肾。

【名典评注】

《医宗金鉴》："蓼味辛散，辛能走肾，二月卯木主令，肾主闭藏，若食之则伤肾，故曰：勿食。"

20. 三月勿食小蒜，伤人志性。

【名典评注】

《金匮要略直解》："小蒜辛热有毒，三月为阳气长养之时，不可食此夺气伤神之物。"

21. 四月、八月勿食胡荽，伤人神。

【名典评注】

《金匮要略直解》："胡荽，荤菜也，辛芳之气损人精神，四月心火正王，八月肺将敛，以心藏神而肺藏魄，食此走散之物必能伤神也。"

22.五月勿食韭，令人乏气力。

【名典评注】

《金匮要略直解》："韭菜春食则香，夏食则臭（出寇宗奭）。脾恶臭而主四肢，是以令人乏气力。"

23.五月五日勿食一切生菜，发百病。

【名典评注】

《金匮要略直解》："五月五日为天中节，为纯阳日，人当养阳以顺令节，若食生菜则伐天和，故生百病。"

24.六月、七月勿食茱萸，伤神气。

【名典评注】

《金匮要略直解》："六七月阳气尽发，吴茱萸辛热，辛能走气，故伤神气。"

25.八月、九月勿食姜，伤人神。

【名典评注】

《医宗金鉴》："姜性热，味辛辣，八九两月，秋主收敛，过于辛散，故伤人之神。朱子晦庵云：秋食姜，夭人天年，谓其辛走气泻肺也。"

26.十月勿食椒，损人心，伤心脉。

【名典评注】

《金匮要略直解》："《内经》曰：九月十月，人气在心，椒能走气伤心，故伤心脉。"

27.十一月、十二月勿食薤，令人多涕唾。

【名典评注】

《金匮要略直解》："薤白气味冷滑，能引涕唾，非独十一月、十二月然也。"

28.四季勿食生葵，令人饮食不化，发百病，非但食中，药中皆不可用，深宜慎之。

【名典评注】

《金匮要略直解》："脾旺四季，生葵冷滑非脾所宜，发病之物，药饵中皆不宜也。"

29.时病差未健，食生菜，手足必肿。

【名典评注】

《金匮要略直解》："时病，热病也。热病新瘥而脾胃尚弱，食生菜则伤脾，故令手足浮肿。"

30.夜食生菜，不利人。

【名典评注】

《金匮要略直解》："夜食生菜，则易停留而难转化，不利于人也。"

31.十月勿食被霜生菜，令人面无光，目涩，心痛，腰疼，或发心疟，疟发时，手足十指爪皆青，困委。

【名典评注】

《金匮要略直解》："道藏云：六阴之月万物至此归根复命，以待来复，不可食寒冷以伐天和。生菜性冷，经霜则寒，寒冷之物能损阳气，食之能发上证。"

32.葱、韭初生芽者，食之伤人心气。

【名典评注】

《金匮要略直解》："萌芽含抑郁之气未伸，食之能伤心气。"

《金匮要略译释》："本草宗奭曰：葱主发散，多食昏人神。"

33. 饮白酒，食生韭，令人病增。

【名典评注】

《医宗金鉴》："酒多湿，韭性热，湿热相合，令人病增。"

34. 生葱不可共蜜食之，杀人。独颗蒜弥忌。

【名典评注】

《金匮要略直解》："孙真人曰：葱同蜜食令人利下，独蒜气味辛臭，与蜜更不宜也。"

35. 枣合生葱食之，令人病。

【名典评注】

《金匮要略直解》："枣与葱食，令人五脏不和。"

36. 生葱和雄鸡、雉、白犬肉食之，令人七窍经年流血。

【名典评注】

《医宗金鉴》："李彣曰：此皆生风发火之物，若合食则血气更淖溢不和，故七窍流血。"

37. 食糖、蜜后四日内，食生葱、韭，令人心痛。

【名典评注】

《金匮要略直解》："蜜与葱、韭、蒜皆相反，虽食蜜后四日内尤忌之，相犯乃令人心痛。"

38.夜食诸姜蒜葱等，伤人心。

【名典评注】

《金匮要略直解》："人之气昼行于阳，而夜行于阴，夜食辛物以扰乎阳，则伤上焦心隔之阳气也。"

39.芜菁根，多食，令人气胀。

【名典评注】

《金匮要略直解》："芜菁即蔓菁也，多食动气（出寇宗奭）。"
《医宗金鉴》："此言不可过食，若过食则动气而胀也。"

40.薤不可共牛肉作羹，食之成瘕病。韭亦然。

【名典评注】

《金匮要略直解》："薤、韭、牛肉皆难赴化之物，积而不消，则为瘕。"

41.莼多食，动痔疾。

【名典评注】

《医宗金鉴》："莼性滑有毒，滑而易下，故发痔病。"
《金匮要略译释》："莼音纯，蔬类植物，江浙湖泽中，产生最多，菜椭圆形，有长柄，浮于水面，嫩者可食，《别录》列为下品。"

42.野苣不可同蜜食之，作内痔。

【名典评注】

《金匮要略直解》："野苣，苦荬也。性苦寒能治痔，与蜜同食，复生内痔，物性相忌，则易其性也。"

43. 白苣不可共酪同食，作䘌虫。

【名典评注】

《金匮要略直解》："白苣苦寒，乳酪甘寒，合食停于胃中则生蚀䘌。"

44. 黄瓜食之，发热病。

【名典评注】

《金匮要略直解》："黄瓜动寒热，虚热天行热病后，皆不可食（本孟诜）。"

45. 葵心不可食，伤人；叶尤冷，黄背赤茎者，勿食之。

【名典评注】

《医宗金鉴》："葵心有毒，背叶反常亦有毒，不可食。"

46. 胡荽久食之，令人多忘。

【名典评注】

《医宗金鉴》："胡荽辛温开窍，久食耗心血，故令人多忘。"

47. 病人不可食胡荽及黄花菜。

【名典评注】

《医宗金鉴》："胡荽耗气，黄花菜破气耗血，皆病人忌食。"

48. 芋不可多食，动病。

【名典评注】

《医宗金鉴》："芋滞有毒，多食则脾困而胀生，故戒多食。"

49. 妊妇食姜，令子余指。

【名典评注】

《医宗金鉴》："余指，手多一指也。姜形类指，物性相感如此。"

50. 蓼多食，发心痛。

【名典评注】

《金匮要略直解》："孙真人曰：黄帝云，食蓼过多有毒发心痛，以气味辛温故也。"

51. 蓼和生鱼食之，令人夺气，阴核疼痛。

【名典评注】

《医宗金鉴》："生鱼鲜属合食，则相犯夺气也。阴核痛，亦湿热致病耳。"

52. 芥菜不可共兔肉食之，成恶邪病。

【名典评注】

《金匮要略直解》："芥菜昏人眼目，兔肉伤人神气，合食必为恶邪之病。"

53. 小蒜多食，伤人心力。

【名典评注】

《金匮要略直解》："小蒜辛温、有小毒，发痼疾，多食气散则伤心力。"

食躁或躁方

豉
浓煮汁饮之。

【名典评注】

《医宗金鉴》："食躁或躁者，即今之食后时或恶心，欲吐不吐之病也，故以豉汤吐之。"

钩吻与芹菜相似，误食之杀人，解之方　《肘后》云：与茱萸、食芹相似。

荠苨八两

上一味，水六升，煮取二升，分温二服。钩吻生地傍无他草，其茎有毛，以此别之。

【名典评注】

《医宗金鉴》："太阴之精，名曰钩吻，入口则死。葛洪云：钩吻生处，无他草，茎上有毛。"

《金匮要略译释》："按：钩吻即水莽草，与芹菜相似，有大毒。荠苨即甜桔梗，能解钩吻之毒。"

菜中有水茛菪，叶圆而光，有毒。误食之，令人狂乱，状如中风，或吐血，治之方。

甘草

煮汁服之，即解。

【名典评注】

《金匮要略直解》："荠苨、甘草解百药毒。"

春秋二时，龙带精入芹菜中，人偶食之为病。发时手青腹满，痛不可忍，各蛟龙病治之方。

硬糖二三升

上一味，日两度服之，吐出如蜥蜴三五枚，瘥。

【名典评注】

《医宗金鉴》："芹菜生江湖陂泽之涯，蛟龙虽云变化莫测，其精哪能入此，大抵是蜥蜴虺蛇之类，春夏之交遗精于此故耳。且蛇嗜芹，尤为可证。按《外台秘要》云：蛟龙子生在芹上，误食入腹变成龙子，饴粳米杏仁乳饼煮粥食之，吐出蛟子大验。张机用硬糖治之，考《本草》并无硬糖，当是粳米、饴糖，无疑。二物味甘，甘能解毒是也。"

《金匮玉函要略辑义》："刘熙释名云：馆之清者曰饴，形怡怡然也；稠者曰饧，强硬如饧也。时珍云：古人寒食多食饧，故医方亦收用之。明硬糖即是饧，程注殆妄矣。"

食苦瓠中毒，治之方

黎穰

煮汁，数服之，解。

【名典评注】

《医宗金鉴》："《风俗通》云：烧穰可以杀瓠。又云：种瓜之家不烧漆，物性相畏有如是也。人过食苦瓠，吐利不止者，以黍穰汁解之，本诸此。"

《金匮要略译释》："苦瓠即苦菜，黎穰即黍茎。"

54. 扁豆，寒热者，不可食之。

【名典评注】

《医宗金鉴》："扁豆性滞而补，如患寒热者忌之。"

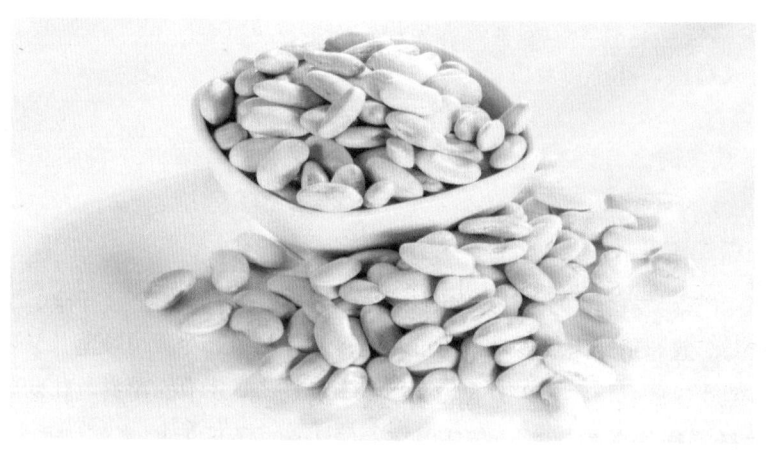

55. 久食小豆，令人枯燥。

【名典评注】

《金匮要略直解》："小豆逐津液，利小便，津液消减，故令肌肤枯燥。"

56. 食大豆屑，忌啖猪肉。

【名典评注】

《金匮要略直解》："大豆壅气，猪肉滞膈，故忌之，小儿十岁以下尤忌。"

57. 大麦久食，令人作癣。

【名典评注】

《医宗金鉴》："李彣曰：癣疥同，盖麦入心，久食则心气盛而内热。《内经》曰：诸疮疡皆属心火，故作癣。"

58. 白黍米不可同饴蜜食，亦不可合葵食之。

【名典评注】

《金匮要略直解》："黍米令人烦热，饴蜜令人中满，故不可同食。黍米合葵食成痼疾，亦不可合食。"

59. 荞麦面多食之，令人发落。

【名典评注】

《金匮玉函要略辑义》："案本纲荞麦，一名荍（音翘）麦。《千金》《黄帝》云：荞麦作蔲和猪羊肉热食之，还过八九，顿作热风，令人眉须落，又还生仍稀少，泾邻已北，多患此疾。今荞麦翅，人多食之，未有发落者，此必脱和猪羊肉等字，程、《金鉴》并云：荍字有误，当详之，盖失考耳。"

60. 盐多食，伤人肺。

【名典评注】

《金匮要略直解》："盐味咸能伤肾，又伤肺，多食发哮喘，为终身痼疾也。"

61. 食冷物，冰人齿。食热食，勿饮冷水。

【名典评注】

《医宗金鉴》："寒热相搏，脾胃乃伤。"

62. 饮酒，食生苍耳，令人心痛。

【名典评注】

《医宗金鉴》："酒性纯阳，苍耳味苦有毒，苦先入心，饮酒以行其毒，故心痛。"

63. 夏月大醉汗流，不得冷水洗着身，及使扇，即成病。

【名典评注】

《金匮要略直解》："夏月大醉，汗流，浴冷水即成黄汗。扇取凉，即成漏风。"

64. 饮酒大忌灸腹背，令人肠结。

【名典评注】

《金匮要略直解》："毋灸大醉人，此灸家所必避忌也。"

65. 醉后勿饱食，发寒热。

【名典评注】

《医宗金鉴》："醉则肝、胆之气肆行，木来侮土，故曰：勿食饱，发寒热。"

66.饮酒食猪肉，卧秫稻穰中，则发黄。

【名典评注】

《金匮要略直解》："饮酒而食肉则腠理开，卧稻穰中则湿热入，是以发黄也。"

67.食饴，多饮酒，大忌。

【名典评注】

《医宗金鉴》："谚云：酒家忌甘，此义未详。"

68.凡水及酒，照见人影动者，不可饮之。

【名典评注】

《金匮要略直解》："此涉怪异，宜不可饮。"

69.醋合酪食之，令人血瘕。

【名典评注】

《金匮要略直解》："醋酸敛而酪黏滞，令作血瘕。"

70.食白米粥，勿食生苍耳，成走疰。

【名典评注】

《金匮要略直解》："白米粥能利小便，苍耳子能搜风，小便利而食搜风之物虚其经络，反致走注疼痛。"

《诸病源候论》："走注候：注者，住也。言其病连滞停住，死又注易傍人也。人体虚受邪气，邪气随血而行，或淫奕皮肤，去来击痛，游走无有常所，故名走注。"

71. 食甜粥已，食盐即吐。

【名典评注】

《金匮要略直解》："甘者令人中满，食甜物必泥于膈上，随食以盐，得咸则涌泄也。"

72. 犀角箸搅饮食，沫出及浇地坟起者，食之杀人。

【名典评注】

《医宗金鉴》："《抱朴子》云：犀食百草及众木之棘。故知饮食之毒，若搅饮食沫出者，必有毒也。浇地坟起者，此怪异也，故食之杀人。"

饮食中毒，烦满，治之方

苦参三两　苦酒一升半

上二味，煮三沸，三上、三下服之，吐食出即瘥，或以水煮亦得。

【名典评注】

《医宗金鉴》："苦参味苦，苦酒味酸，酸苦涌泄而去其毒，烦满自除。"

又方

犀角汤亦佳。

【名典评注】

《医宗金鉴》："中毒烦满，毒在胃中，犀角解胃中毒。"

贪食，食多不消，心腹坚满痛，治之方

盐一升　水三升

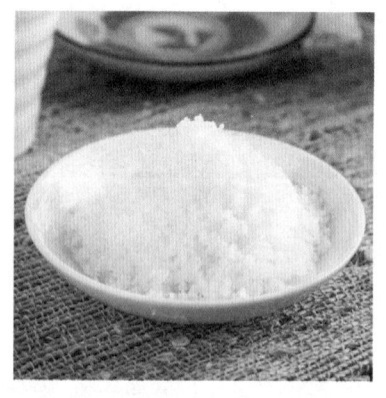

上二味，煮令盐消，分三服，当吐出食，便瘥。

【名典评注】

《医宗金鉴》："盐咸能软坚，又能涌泄，坚满自除。"

73. 矾石生入腹，破人心肝，亦禁水。

【名典评注】

《金匮要略直解》："矾石伤骨蚀肉，内用必伤心肝也。矾得水则化，故亦禁水。"

74. 商陆，以水服，杀人。

【名典评注】

《金匮要略直解》："商陆有大毒，能行水而忌水服，物性相恶而然也。"

75. 葶苈子傅头疮，药成入脑，杀人。

【名典评注】

《医宗金鉴》："葶苈大寒，虽能傅疮杀虫，然药气善能下行，则疮毒亦内攻入脑矣，故杀人。"

76. 水银入人耳，及六畜等，皆死。以金银着耳边，水银则吐。

【名典评注】

《医宗金鉴》："水银大毒，入耳则沉经坠络，皆能死人。以金银着耳门，引之则吐出，此物性感召之理，犹磁石之引针也。"

77. 苦楝无子者，杀人。

【名典评注】

《医宗金鉴》："苦楝有雌雄两种，雄者无子，根赤有毒，服之使人吐不能止，时有至死者；雌者有子，根白微毒，可入药（本宗奭）。"

78. 凡诸毒，多是假毒以投，无知时宜煮甘草荠苨汁饮之，通除诸毒药。

【名典评注】

《医宗金鉴》："凡诸毒多借饮食以投毒，而服毒之人原自不知，若觉之则时时煮甘草荠苨汤饮之，以二物能解草石百毒也。"

《金匮要略论注》："此总结前诸毒之伤人，谓一线之毒何能伤人，乃假些微毒气渗入元气，元气反为毒气作使，至不可疗。所谓星星之火势极燎原，亦唯以甘寒如甘草荠苨，培其本气为主，而兼与消解毒气，自无不愈，故为通治诸毒之药。见诸解毒药不若此二味之精当，然亦可悟解毒之药概取甘凉矣。"

本章评析

本章重点论述了果实菜谷等食物的饮食卫生，以及预防和治疗上述食物中毒的方法和方药。指出瓜果、蔬菜、米谷等食物，如有不成熟的，被虫蚀过的，或日久而变质，或过饱食之，都能伤人正气而引起各种疾病。因此，健康者要注意饮食卫生，病者和孕妇更须注意，以防疾病因饮食影响而恶化，这样才能有利于健康长寿。

本章治疗食物中毒的方药，除涌吐毒邪外出，用豉、盐、苦参配苦酒外，主要是用甘草、荠苨、硬糖等甘寒之品以解毒邪。尤其是甘草配荠苨具有培扶正气，清解毒邪之功，故为通除诸毒之方药。

本章内容非常广泛，较完整地反映了古人在饮食卫生方面的思想和方法。特别是治疗食物中毒的方法，如甘凉解毒之法、涌吐毒邪之法、冷服解毒药等治则和服药方法，都是中医抢救食物中毒的精华部分，值得深入研究和探讨，以便更好地运用于临床实践，造福于广大人民群众。